非脊柱疼痛介入影像学

——介入医师指导用书

Radiology of Non-Spinal Pain Procedures

—— A Guide for the Interventionalist

非脊柱疼痛介入影像学
——介入医师指导用书

Radiology of Non-Spinal Pain Procedures
—— A Guide for the Interventionalist

原　　著　Mubin I. Syed

　　　　　Azim Shaikh

主　　审　倪家骧　周翔平

主　　译　杨汉丰　杜　勇

副 主 译　徐晓雪　谢建平　宁　刚

译者名单（按姓氏笔画排序）

　　　　　宁　刚　刘　东　严志汉　杜　勇

　　　　　李　杨　李　兵　杨汉丰　杨国庆

　　　　　沈　江　张　刚　张　青　陈志仁

　　　　　郑后军　赵　晖　徐晓雪　曹　骁

　　　　　韩福刚　谢建平

北京大学医学出版社

FEI JIZHU TENGTONG JIERU YINGXIANGXUE — JIERU YISHI ZHIDAO YONGSHU

图书在版编目（CIP）数据

非脊柱疼痛介入影像学：介入医师指导用书 /（美）赛义德，（美）谢赫原著；杨汉丰，杜勇主译 .—北京：北京大学医学出版社，2016.1
书名原文：Radiology of non-spinal pain procedures ： a guide for the interventionalist
ISBN 978-7-5659-1055-5

Ⅰ . ①非 … Ⅱ . ①赛 … ②谢 … ③杨 … ④杜 … Ⅲ . ①疼痛—介入性治疗 Ⅳ . ① R441.1

中国版本图书馆 CIP 数据核字（2015）第 046741 号

北京市版权局著作权合同登记号：图字：01-2014-5548

Translation from English language edition:

Radiology of Non-Spinal Pain Procedures: A Guide for the Interventionalist

by Mubin I. Syed and Azim Shaikh

Copyright © 2011 Springer Berlin Heidelberg

Springer Berlin Heidelberg is a part of Springer Science+Business Media

All Rights Reserved

Simplified Chinese translation Copyright © 2015 by Peking University Medical Press.

All Rights Reserved.

非脊柱疼痛介入影像学——介入医师指导用书

译　　者：杨汉丰　杜　勇
出版发行：北京大学医学出版社
地　　址：（100191）北京市海淀区学院路 38 号　北京大学医学部院内
电　　话：发行部 010-82802230；图书邮购 010-82802495
网　　址：http ://www.pumpress.com.cn
E - mail：booksale@bjmu.edu.cn
印　　刷：北京佳信达欣艺术印刷有限公司
经　　销：新华书店
责任编辑：董采萱　　责任校对：金彤文　　责任印制：李　啸
开　　本：889mm ×1194mm　1/16　印张：13.25　字数：390 千字
版　　次：2016 年 1 月第 1 版　2016 年 1 月第 1 次印刷
书　　号：ISBN 978-7-5659-1055-5
定　　价：78.00 元

中文版序

现代疼痛临床医学自 20 世纪 60 年代在美国设立疼痛门诊开始，神经阻滞一直是疼痛治疗的基本技术。神经阻滞由麻醉技术演变为临床多个学科日常采用的通用治疗技术，推动了临床疼痛诊疗学的快速发展，并以此为基础衍生出微创介入疼痛治疗技术。神经阻滞疗法作为一类微创技术，将原来的治疗方法学从药物治疗和手术治疗的两分天下变为三雄分立的局面。最近 20 年来快速传播的疼痛微创介入技术就是结合了影像学引导的神经阻滞技术的延伸。CT、X 线或超声引导下的治疗使神经阻滞更为精巧高效。

随着"可视化""精巧镇痛"等理念的深入，影像医学包括 X 线、CT、MRI、超声、核医学等在疼痛疾病的诊断及介入治疗中日益得到广泛运用，可以说，临床疼痛学更是一门多学科互相渗透、交叉的新兴边缘学科。许多医生开始离开现有的麻醉、影像、骨科、康复等专业，转向从事疼痛微创介入治疗。他们要在较短的时间内掌握疼痛疾病的影像学诊断并熟练运用影像设备引导穿刺定位，迫切需要参考书，但目前国内尚缺乏一部关于疼痛介入影像学方面的综合性专业参考书。杨汉丰教授和杜勇教授组织翻译的这本书将为他们掌握疼痛介入治疗提供及时的帮助。

本书较全面和详细地介绍了各种影像学检查方法，注重提高读者的影像学诊断能力，引导读者从影像学的微细变化中，分析和追踪引起疼痛的病因和疼痛治疗的靶点，这是疼痛专科医生的基本功。

本书阐述了影像介入治疗方法，涵盖各种疼痛微创介入手术的适应证、禁忌证及并发症的影像诊断知识。从疼痛神经阻滞技术的基础理论知识、局部解剖、相关的生理功能和影像断层解剖，到穿刺路径选择，都进行了系统介绍。采用微创介入方法治疗疼痛，发生穿刺性并发症在所难免，这也使人畏步不前。本书详细注释出穿刺途径中应避免伤及哪些重要结构，有助于初学者在进行神经阻滞治疗过程中减少并发症的发生，引导医生重视治疗过程中运用影像学手段提高治疗的安全性，这也是本书的临床实用性所在。

本书配图众多且清晰、精美，图片的标示和注解详尽，方便初学者快速了解相应的解剖与影像知识，掌握介入操作技术的要点，是一本直观的指南性参考书。

杨汉丰教授和杜勇教授长期从事影像学专业和介入治疗，又较早重视影像引导下的疼痛微创介入治疗技术的改进，是我国少有的出身影像学专业的疼痛微创介入专家。在国外访问和进修学习后，他们一直在努力将影像学进展与疼痛诊疗学进展相结合，试图通过引进国际先进的临床技术成果推动我国疼痛微创介入技术的普及和水平的提高。我相信他们在繁忙的临床工作之余组织翻译的本书可以引入国际先进的技术和理念，帮助疼痛介入医生尽快掌握成熟的影像学知识，提高技术水平。随着对这项技术的不断消化吸收，本书的临床价值一定能够体现。

倪家骧

2015 年 10 月于首都医科大学宣武医院

译者前言

疼痛学是一门新的学科，是现代医学科学的一个组成部分。在我国，经卫生主管部门同意，疼痛科成为独立的临床科室虽然仅七年余，但近年来得到了迅速发展。疼痛治疗更是涉及内科、外科、神经科、妇产科、肿瘤科和皮肤科等多个临床学科。随着"可视化""精巧镇痛"等理念的深入，影像医学包括 X 线、CT、MRI、超声、核医学等在疼痛疾病的诊断及介入治疗中日益得到广泛运用，可以说，临床疼痛学更是一门多学科互相渗透、交叉的新兴边缘学科。

大多数疼痛介入治疗医生不是影像科医生，而且大多数的影像科医生也并不太了解疼痛介入治疗过程。然而，疼痛介入治疗医生在制订疼痛介入治疗方案之前及随访过程中需要得到大量的影像学信息。虽然目前国内已有一些关于疼痛介入治疗方面的专著，但是尚缺乏一部关于疼痛介入影像学方面的综合性专业参考书。在此背景下，译者读到这本书后，确实感觉到这是一本非常好的从影像学的角度关注疼痛介入治疗的参考书。

本书主要用于帮助疼痛介入医生合理利用各种影像学检查方法，包括影像介导方法，进行各种疼痛介入手术的适应证、禁忌证及并发症的影像诊断。本书的特点是以特定部位疼痛阻滞技术为基础，从局部解剖、功能到影像断层解剖及穿刺路径选择进行系统介绍，同时详细注释出穿刺途径中应避免伤及哪些重要结构，并一一列出相应阻滞技术的适应证、禁忌证和并发症。全书共配图达 300 余幅，包括 3D 解剖图、断层解剖图以及 X 线、超声、CT、MRI 图片，图片清晰、精美，标示、注解详尽，可使初学者快速了解相应的解剖与影像学知识，迅速掌握介入操作技术的要点。

此外，本书也可以帮助影像学诊断医生了解许多疼痛介入治疗程序。其所选择的编排格式将确保读者能够快速参考某一特定的介入术式。本书根据解剖部位分 8 章，即影像学引言、头颈部、胸部、腹部、盆腔、四肢概述、上肢及下肢。这是一本指南性参考书，它并不力求囊括疼痛介入治疗中可能遇到的每一种特定疾病，但几乎包括了各种非脊柱疼痛介入治疗术式。

我们相信本书可以帮助疼痛介入医生尽快掌握相关的影像学知识，也能帮助影像学医生了解各种非脊柱疼痛介入治疗过程。译者在翻译过程中力求尊重原文，并尽力使文句符合中文习惯，但由于英文水平和专业水平有限，翻译中难免存在错误，恳请国内外同道给予批评、指正。

杨汉丰　杜勇

致 谢

我们对 Talal Akhter, Judy Crable 和 Robin Osborn, DO 给予的特别援助表示谢意。

我们也要感谢我们家庭给予的耐心和支持。

还要特别感谢 Dr. Mubin Syed 的夫人 Afshan Syed 及其父亲 Ibrahim Syed 先生。

目 录

1 影像学引言

众所周知，任何一种介入治疗技术都离不开对影像学的全面了解。在过去几年里，随着影像学技术的进展，介入治疗的广度及深度得到了极大发展。所以，介入工作者有必要了解不同成像技术的基本知识，包括各种成像的优点和缺点以及放射解剖学知识（特别是断层解剖）。这些知识有助于我们在实际操作中确定适当的适应证，选择适当的导引方法，并对患者可能发生的并发症进行有效评估。

1.1 X 线平片及透视

X 线平片及透视（plain film radiographs and fluoroscopy）是介入手术中最常见的成像方式，有助于对特定目标进行多角度观察。X 线成像原理是由于 X 射线直接穿透不同密度的物质而产生的灰阶图。包括 5 种基本密度：

- 空气——X 线片上显示为黑色。
- 脂肪——X 线片上显示为黑色。
- 骨骼——X 线片上显示为白色。
- 金属——X 线片上显示为明亮的白色。
- 软组织、水——X 线片上显示为不同程度的灰色。

透视是利用 X 射线进行连续、实时的显像。其优点包括快速、简便易用、能够进行复杂角度的显示，但最主要特点是实时显示；其缺点包括组织对比差、不能直接显示软组织结构、电离辐射以及需要使用对比剂时潜在的过敏反应。对比剂常用于血管造影、关节造影、泌尿生殖系统造影及消化道造影。

1.2 CT

CT（computed tomography）检查几乎在所有医院广泛应用，其成像速度快、视野宽、不依赖于技术员。X 线探测器所接收的 CT 值用 HU

（Hounsfield）单位表示不同灰阶（灰、黑、白），再通过计算机重建得到断层图像。使用碘对比剂增强扫描有利于增加 CT 诊断的灵敏度。当代螺旋 CT 可进行二维、三维图像重建。其优点包括：快速、运动伪影小（相对于 MRI）、简便易用、断层成像有更好的软组织分辨率（相对于 X 线平片、透视）、可显示血管及神经。不但增强了影像介导治疗的安全性，也有助于对存在解剖变异患者或肥胖患者进行介入操作。

CT 的缺点包括：高花费及高电离辐射（相对于 X 线平片、超声）、过敏反应（使用碘剂增强扫描）、介入操作速度慢（相对于 X 线透视）、需多针操作或再次置入导致操作时间延长、难以完成复杂角度操作。

1.3 MRI

MRI（magnetic resonance imaging）也广泛应用于住院、门诊患者。它具有软组织分辨力高、多平面成像的特点，但是检查费用高、扫描速度慢（幽闭恐怖症、运动伪影）。检查期间患者暴露于强大的磁场下，并有射频波通过。氢（hydrogen）质子吸收射频波的能量，并以不同角度发生共振；一旦射频波能量消失后，H 质子就产生弛豫。由这种弛豫或衰减产生的射频波可以通过接收线圈检测到。检测到的 H 质子数量及部位可转化成数值信号，最终通过计算得到断层图像。

T1 加权成像（T1WI）通过接收质子弛豫早期信号获得，脂肪呈高信号，水呈低信号，解剖分辨力比 T2WI 高。

T2 加权成像（T2WI）在质子弛豫晚期获得，水、脂肪均呈高信号。与 T1WI 图像相比，其组织对比度更佳，更有助于确认病变。

质子加权成像介于 T1WI 和 T2WI 之间。它对骨骼肌肉系统成像有重要作用，能够鉴别骨髓、透明软骨、纤维软骨（半月板）及液体。

T1WI 使用钆对比剂增强，能够提高病变诊断的敏感性。与 CT 使用的碘对比剂相比，使用剂量更小且更安全。

脂肪饱和或抑制序列常规用于 T2WI 及质子加权成像，也可用于 T1WI 增强检查以抑制脂肪信号，有利于提高诊断潜在病变的灵敏度。脂肪和病变在 MRI 增强、T2WI、质子加权成像上均可表现为高信号，因此抑制脂肪信号有利于发现潜在的病变。STIR 序列是另一个常用抑制脂肪信号的 MRI 技术。

磁共振血管成像（magnetic resonance angiography，MRA）有助于血管的显示。

MRI 的优点包括：软组织分辨力高、多平面成像、无电离辐射，如果使用 MRI 介导，可采用任一角度成像。MRI 的缺点包括：价格高（相对于 CT）、扫描时间长、引导介入可利用度低。部分患者 MRI 成像应用受限制，如脑动脉夹闭、电子设备（起搏器、ICDs、脊髓电刺激）置入、眼球内外的金属异物、近期行过冠状动脉支架置入术后等。

1.4 超声

超声（ultrasound）检查几乎应用于所有医院，相对于 CT 和 MRI 更便宜。除此之外，还可实时成像。超声成像主要是利用探头产生的高频声波穿透患者身体，并通过同一探头间歇地接收反射回来的声波；这些信息再转换成数字信号，最后经计算机处理后形成断层超声图像。

超声波通过物体后，根据不同声阻的物质可产生散射、反射、吸收。探测器探测到反射回来的声波信息转化成图像。水的回声是液性暗区（黑色），软组织的回声是灰色，相邻结构边界是高回声（白色），空气是强回声（白色）。多普勒超声还用于辨别血管性结构。

超声的显著优势在于：便宜（相对于 CT 和 MRI）、应用广泛、无电离辐射、实时成像、直接显示血管和神经可以增加介入操作的安全性、允许复杂角度和多平面成像、便携、骨骼肌肉系统的显示（在评价肌腱与神经方面与 MRI 互补）。缺点：操作者依赖性、要求技术熟练、视野小、对胸部和骨骼的评估欠佳、肥胖患者应用受限。

1.5 核医学

核医学（nuclear medicine）也在医院内广泛应用，但在疼痛治疗中应用不多。口服或者静脉给予放射性核素，经组织摄取（通常基于代谢）分布于体内。病理类型不同，核素摄取可表现为相对增强或者减弱。核医学的优点包括：评价生理状态比如炎性过程的敏感性高；其缺点包括：解剖定位差、特异性低。所以，核医学常需与其他检查方法相结合，进行临床性综合评价。

1.6 本书概述

本书目的是为介入医生介绍影像学的合理利用，包括影像学介导，影像学对适应证、禁忌证及并发症的诊断。对涉及的介入术式相关断层解剖进行介绍，也阐述了某一特定影像介导下手术中，应避开的细小解剖结构及细节。

本章根据解剖部位分以下章节：头和颈部、胸部、腹部、盆腔、上肢和下肢。

在四肢部分章节中，由于大多数相关结构较为表浅，因此断层解剖未再强调。如果某一特定介入操作常用于治疗某一临床疼痛综合征，其临床表现也进行介绍；如这一操作仅用于局部麻醉，就不介绍相关临床表现。

众所周知，感染及凝血障碍是所有介入治疗操作的禁忌证，故对每一个具体治疗操作未再列出。注射部位的每一个局部感染均可成像显示，而凝血障碍是不能为影像学所能成像的禁忌证。

如果对于某一特定介入治疗操作过程并发症是特异的，其并发症均具体列出。可发生于任何一个介入操作的并发症包括：出血（血肿）、感染、缺血/梗死（可由血管内注射、血栓、栓子、剥离、痉挛引起）、局麻药中毒/过敏、双硫仑反应（酒精使用后）、神经损伤/神经炎（疼痛、感觉减退、感觉迟钝、感觉异常和运动异常等）、带状疱疹复发、肌腱破裂（肌腱直接注射）、皮肤或黏膜腐烂。

** 强调该疾病可进行成像。可理解为一种疾病临床表现为某一综合征，其潜在病理表现其实可以进行影像学成像，如颈椎神经根病** 可以成像，表现为颈椎病或椎间盘疝出（疝出型髓核突/HNP）。

申明：本书并不是介绍如何完成某一注射的介

入操作手册。本书也无意详尽任何一种临床决定过程包括确定什么时间完成注射等。事实上，有些疾病常常不适合注射治疗，更好的选择可能是推荐患者去选择明确的外科治疗。除此之外，在注射治疗前，应制订保守治疗方案包括休息、非甾体类抗炎治疗、物理治疗、自我环境调节等。本书也不是一本怎样完成诊断检查的手册。许多疾病的诊断需依靠患者的既往史、临床体检，而影像学检查不一定是必要的。当患者对初始治疗无反应时，需影像学检查明确诊断。影像学检查也不一定是首选诊断方法。例如，在诊断或排除某种病变时，肌电图或关节镜检查可能是更合适的检查方法。

（郑后军、杜勇、谢建平、杨汉丰）

2 头部和颈部

下面将介绍用于头、颈部的不同影像检查方法的优缺点。

CT（美国影像学院，American College of Radiology，ACR）对鼻旁窦的良恶性病变较为敏感，能很好地评价恶性肿瘤的淋巴转移及骨骼侵犯，也已证实对肿瘤远处转移灶的检查非常有效。CTA可用于颈动脉和椎动脉夹层的评价，而 PET/CT 是检查肿瘤最敏感的检查方法。

MRI（ACR）对头颈部的软组织分辨率高。鼻塞患者中 MRI 能够对新生物、炎症和鼻窦内肿瘤进行准确鉴别。MRI 诊断三叉神经痛（脑神经 V 神经根出口区域受血管源性压迫）也非常敏感。偏头痛被证实可能与大脑有关。MRI 对炎症诊断较 CT 更为敏感，包括眼部带状疱疹。此外，MRI 对舌、口腔、上腭和颅底恶性肿瘤向颅内延伸，以及恶性肿瘤神经周围及颅内侵犯等的评价也优于 CT。MRA 还能显示颈动脉和椎动脉的夹层（表现与丛集性头痛相似）。

当 CTA、MRA 评价颈动脉和椎动脉夹层有疑问时，血管造影就尤为重要。血管造影可有效检测假性动脉瘤这一并发症。

PET（American Head and Neck Society；Coleman）：PET/CT 用于临床怀疑恶性，而 CT、MRI 检测阴性的患者。在颈部转移肿瘤原发灶不明的患者中，FDG 检查能鉴别出 20%～40% 的原发肿瘤。PET 和 CT 对初期淋巴结病有相似的诊断准确率。PET 与 CT 和 MRI 相比，对检测肿瘤复发有更高的诊断准确率（可用于随访观察）。PET 对颈部肿瘤分期、远处转移、肿瘤治疗反应的评价更为敏感。但肿瘤直径小于 3～4mm 时此方法受限。此外，PET 可能会出现假阳性，如炎症、肌肉活动及骨愈合，应有效鉴别伪影。

超声有助于可触及肿块（甲状舌管囊肿、鳃裂囊肿、囊性水瘤、唾液腺肿瘤、脓肿、颈动脉体瘤、血管肿瘤及甲状腺肿瘤）的定性。超声也能对血管进行实时、双模成像。

2.1 蝶腭神经阻滞

2.1.1 解剖

蝶腭神经节（sphenopalatine ganglion）是人体最大的副交感神经节，藏于翼腭窝内，距离鼻腔外侧壁 1～9mm，靠近蝶腭孔，位于翼管和圆孔的前方（图 2.1）。蝶腭神经节经翼腭神经悬挂于三叉神经第 2 支（V2，即上颌神经），向后发出翼管神经（由岩大神经及岩小神经组成），并穿过翼管。翼管神经包括发自颈上神经节的交感神经纤维，其通过

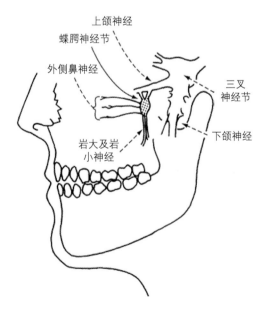

图 2.1 蝶腭神经节解剖及其直接连通神经（Raj et al.）

5

蝶腭神经节后进入泪腺和鼻／腭黏膜。

蝶腭神经节下方发出腭大神经和腭小神经，上后外侧发出鼻神经和咽神经。

蝶腭神经节的副交感神经纤维由上涎核发出，而后穿行于面神经中构成岩大神经，岩大神经和岩深神经形成翼管神经，蝶腭神经节的副交感根是翼管神经，此神经从后方进入神经节，起自脑桥下部特异性泪腺核的节前纤维与面神经的感觉根一起形成岩大神经，后者与岩深神经一起形成翼管神经，这些节前纤维与蝶腭神经节细胞形成突触联系。翼管神经终止于蝶腭神经节，节后神经纤维分布于鼻黏膜及经 V 2 至泪腺。节后纤维自蝶腭神经节发出后，加入上颌神经颧神经支，进入颧颞神经，最终加入眼神经的分支泪腺神经，为泪腺提供分泌纤维。

翼腭窝由上颌骨体、蝶骨翼突和腭骨围成，尖向下的三棱锥体形间隙，其内有许多重要结构相互通连。翼腭窝的顶壁为蝶窦，外界为颞下窝，内侧缘为上腭骨，前缘为上颌窦。

三叉神经第二支经圆孔穿出，其位于翼腭窝的上内侧偏后方；翼管神经通过翼管穿出，位于翼腭窝的下外侧偏后方；上颌动脉在翼腭窝内穿行。

在中鼻甲后方（蝶腭孔），蝶腭神经节由薄层鼻外侧黏膜与鼻腔间分隔。蝶腭神经节经腭大、小管与口腔相交通，腭大、小管内含有腭大神经及腭小神经。神经节通过翼管、圆孔、破裂孔与颅腔相交通。

2.1.1.1 功能

蝶腭神经节为终末副交感神经节，节前副交感神经纤维来源于岩大神经（面神经分支），经翼管神经与神经节形成突触。节后交感神经到达后，经翼管神经（来源于岩深神经），经过蝶腭神经节但不形成突触。

节后副交感神经轴突通过腭大神经、腭小神经、鼻腭神经、翼腭神经和颧神经穿出，提供分泌运动神经支配腭部及鼻腔黏膜腺、泪腺和咽鼓管后方鼻咽部黏膜腺。

2.1.1.2 注射部位

可采用多种路径包括：侧路法（颧弓上及颧弓下法）、沿中鼻甲鼻咽后部鼻腔局部法以及腭大孔法。

2.1.2 断层解剖：侧路法

2.1.2.1 穿刺针要经过哪些结构？

穿刺经过包括颞下窝内的结构（颧弓下咀嚼肌间隙），再进入翼腭窝（适合颧弓下路径）。该路径恰位于下颌骨冠突上方。也可选用经鼻或经口腔（经腭大管进入蝶腭孔）法。这种穿刺方式路径包括（图 2.5 及图 2.6）：

- 颈深筋膜浅层
- 咬肌
- 颞肌／颞肌腱
- 翼外肌
- 翼静脉丛（Harnsberger et al. 2006a）
  – 位于翼外侧突内侧及外侧 [http://www.emory.edu/ANATOMY/Anatomy Manual/fossae.html]
- 上颌骨后脂肪垫（Buccal 间隙）
- 颌内动脉（Harnsberger et al. 2006b）
  – 走行于咀嚼肌间隙内前内侧、翼肌外侧，终止于翼腭窝内。
- 翼腭窝（Harnsberger et al. 2006c）

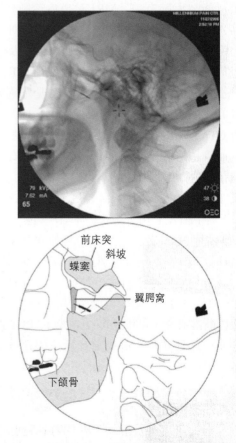

图 2.2 侧面透视，翼腭窝像"倒立的花瓶"

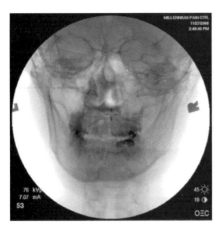

图2.3 前后位透视：穿刺针尖位于鼻外侧壁

– 通过上颌骨和翼外板之间的翼上颌裂与咀嚼肌间隙相交通。

2.1.2.2 穿刺针应避开哪些结构？

翼静脉丛：非常突出，分布于翼外肌内、外侧表面。避开穿刺可能比较困难，但静脉血管压力较低，因此穿刺后出现血肿可能性低。

上颌动脉：上颌动脉起点在腮腺内，并在翼外肌外侧（常见），咀嚼肌间隙前内侧穿行，终止于翼上颌裂移行为蝶腭动脉。经颧弓下路径时，可采用钝头针尖法避免损伤上颌动脉。

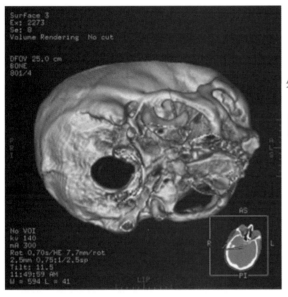

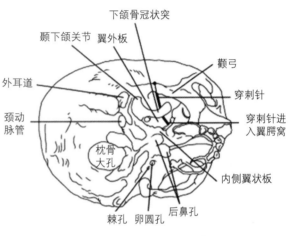

图2.4 重建CT图像显示位于翼腭窝内的穿刺针（Vallejo et al. 2007）（彩图见书后插页）

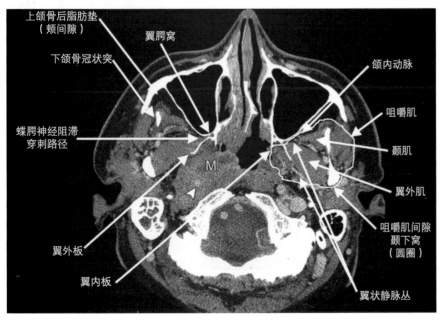

图2.5 CT图示蝶腭神经阻滞穿刺针道。穿刺针路径已标出，并标有相关解剖结构。在右侧咽部黏膜间隙内显示一肿块（M），包裹颈内动脉（箭头）（Gupta et al. 2007a）

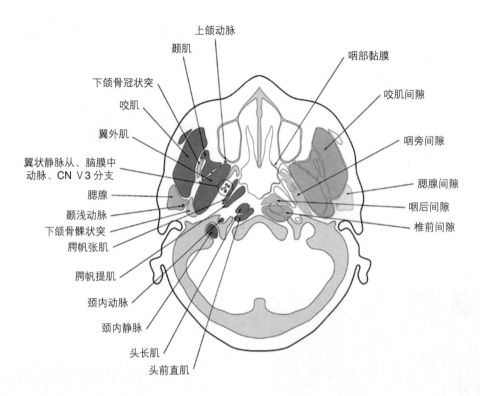

上颌动脉
颞肌
咽部黏膜
下颌骨冠状突
咬肌间隙
咬肌
翼外肌
咽旁间隙
翼状静脉丛、脑膜中
动脉、CN V3分支
腮腺间隙
腮腺
咽后间隙
颞浅动脉
椎前间隙
下颌骨髁状突
腭帆张肌
腭帆提肌
颈内动脉
颈内静脉
头长肌
头前直肌

图 2.6 经上颌窦上部平面的轴位解剖结构。左侧显示解剖结构，右侧显示解剖间隙。CN：脑神经（Gupta et al. 2007a）（彩图见书后插页）

眶下裂：如果穿刺过深，可能损伤眼眶内结构包括眼球。

2.1.2.3 影像学 / 放射学

CT 和透视检查方式可以相互结合（Vallejo et al. 2007）（图 2.2 至图 2.6）。

2.1.3 适应证

头颈部介入常见适应证如下：
- 蝶腭神经痛——Sluder（蝶腭）神经痛是指眼睛、鼻区的疼痛，伴耳部放射痛。岩大浅神经（greater superficial petrosal nerve，GSPN）是耳部放射痛最有可能的传导路径。对蝶腭神经痛（特发性）做出诊断之前最关键的是排除鼻窦的良、恶性疾病（Weissman 1997）
- 鼻旁窦感染[**]——引起蝶腭神经节刺激——有争议
- 鼻内畸形[**]——鼻中隔偏曲、鼻中隔骨刺和鼻甲肥大
- 血管舒缩综合征
- 三叉神经痛[**]

- 头颈部癌[**]——舌和口底癌（鼻内入路）（Varghese et al. 2002）
- 致死性中线性肉芽肿[**]（鼻内入路）（Saade and Paige 1996）
- 偏头痛[**]（图 2.7）及丛集性头痛——影像检查有助于排除可能导致类似于丛集性头痛的器质性病灶（如带状疱疹、鼻窦炎、蛛网膜下腔出血、三

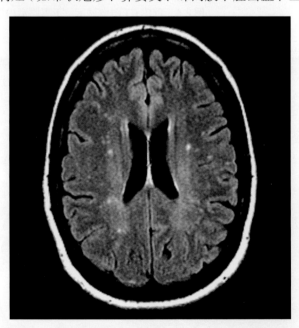

图 2.7 患者，偏头痛，脑白质 T2 信号增加（Fazekas et al. 1992）。

叉神经痛、海绵窦脑膜瘤、动静脉畸形、垂体瘤及鼻咽癌等）（Sargeant 2007; Mendizabal 2005）

- 不典型面痛
- 眼部带状疱疹[**]（图2.8）

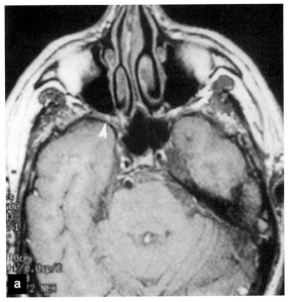

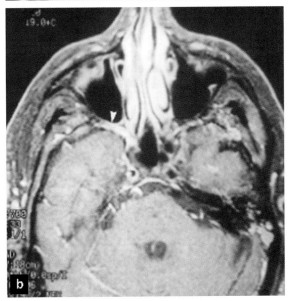

图2.9 （a）轴位T1WI（600/33/2）MRI显示右侧翼腭窝浅淡但正常脂肪高信号明确消失（箭头），提示肿瘤；（b）轴位脂肪抑制T1WI增强扫描显示右侧翼腭窝过度异常强化（箭头），提示肿瘤（Ginsberg and DeMonte 1998）

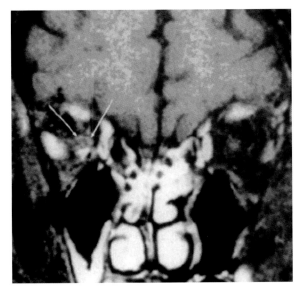

图2.8 患者，68岁，右侧眼部带状疱疹，冠状T1WI（600/20，两次激励）脂肪抑制增强扫描显示右侧视神经毛糙、围绕右侧视神经边缘强化（箭头）（图片选取自Tien et al. 1993）

2.1.4 禁忌证

禁忌证可能主要包括翼腭窝受侵[**]（禁忌证针对经皮穿刺法，不针对经鼻方式）（图2.9）（Varghese and Koshy 2001）。

2.1.5 并发症

主要包括6个并发症：①感染[**]；②鼻出血[**]（如果伴有假性动脉瘤，可通过血管造影显示）；③血肿——翼腭窝表面大量的静脉丛和上颌动脉刺穿[**]（图2.10和图2.11）；④感觉减退，感觉迟钝，或者上颚、上颌、咽后部麻木；⑤失明——由于穿刺针刺入眶下裂；⑥腮腺损伤。

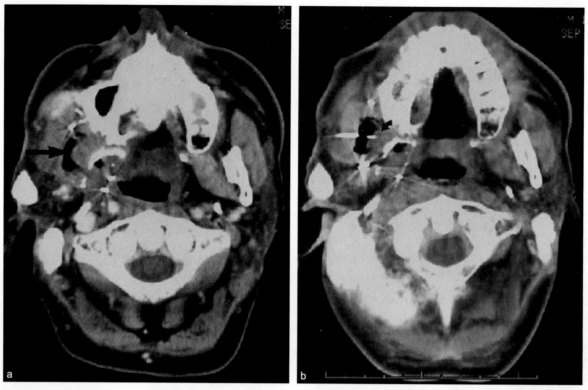

图2.10 CT 导向细针活检。(a)对比增强 CT 轴位扫描显示咬肌间隙内一局限性软组织肿块(箭)。病灶周围气体为外科手术后组织缺损,且与口腔相通;(b)轴位 CT 平扫显示一根直径为 22Ga 的穿刺针针尖位于异常软组织肿块前部(弯箭),该区域两次采样

图2.11 组织学检查显示仅为炎性改变。(a、b)颌内动脉分支(颊动脉)的假性动脉瘤。a.选择性右侧颈外动脉造影,侧位投照,显示颌内动脉远端轻度不规则,其远端颊部分支局限性扩张;b.同一部位延迟成像显示5mm 的假性动脉瘤充盈(箭)(Walker et al. 1996)

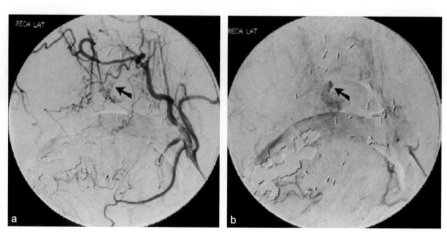

(郑后军、杨国庆、徐晓雪、张刚、杨汉丰)

2.2 上颌、下颌神经阻滞

2.2.1 上颌神经阻滞（图 2.12）

2.2.1.1 解剖

上颌神经（V2）起源于三叉神经节，经过海绵窦，穿圆孔出颅。上颌神经经过翼腭窝，通过眶下裂到达眶区，经眼眶底部的眶下沟及眶下管出眶下孔进入面部，称为眶下神经。

2.2.1.2 功能

上颌神经是纯感觉神经，其接受眼裂和口裂之间皮肤和黏膜的感觉，包括上唇、鼻、鼻腔、鼻窦、硬膜、颞及颧外侧区域、上颌牙。

2.2.1.3 注射部位

上颌神经阻滞的经典穿刺部位是外侧入路法，在下颌骨冠状突后方经下颌切迹。上颌神经阻滞常根据体表解剖标志进行，并可引出感觉异常（图2.12）。

2.2.1.4 断层解剖

穿刺针要经过哪些结构? 上颌神经

穿刺针首先进入颞下窝（颧骨下咀嚼肌间隙），

而后到达翼腭窝即穿刺路径终点（适用于颧弓下法），该穿刺途径正好位于下颌骨冠状突的上方（图2.13 和图 2.14）。

颧弓上途径（suprazygomatic approach）也可将翼腭窝作为目标点进行穿刺（图 2.15）。

此外，经鼻或经口穿刺途径也经常使用，只是多为口腔医师使用（使用翼腭管进入蝶腭孔或上颌骨结节周围两种途径）。

穿刺颞下窝路径中的结构（位于颧弓下咬肌间隙）包括：

- 颈深筋膜浅层
- 咬肌

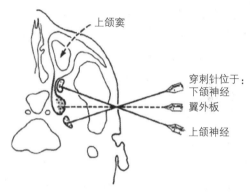

图 2.13 经下颌切迹水平头面部横断图，显示穿刺针位于下颌神经、翼外板及上颌神经。当穿刺触及翼外板后，应轻度回缩，再向后推进直至滑过翼板（Raj et al.）

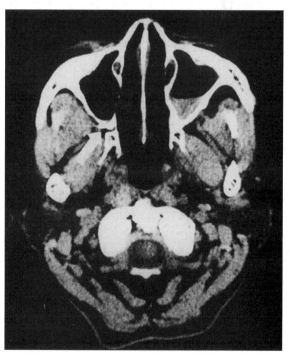

图 2.14 头部轴位 CT，图中箭头显示穿刺针尖位于翼腭窝入口处（Okuda et al.2000）

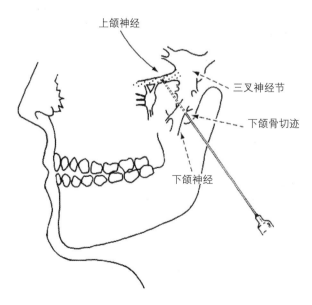

图 2.12 患者，上颌神经穿刺，穿刺针通过下颌切迹进行穿刺（Waldman 2001a）

图 2.15 （a）经颧弓上途径上颌神经阻滞。皮丘正好位于颧弓上缘。（b）针位于翼腭窝内（Okuda et al. 2000）

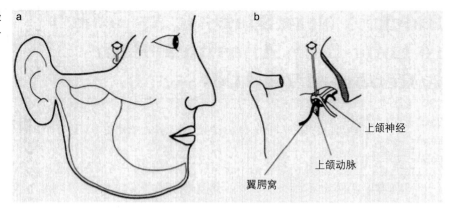

- 颞肌 / 腱
- 翼外肌
- 翼静脉丛（Harnsberger et al. 2006a）
- 位于翼外板的内、外侧 [http://www.emory.edu/ANATOMY/Anatomy Manual/fossae.html]
  - 上颌骨后脂肪垫（buccal space）
  - 颌内动脉（Harnsberger et al. 2006b）
- 在咬肌间隙内，经翼状肌外侧向前内侧走行，末段进入翼腭窝内。
  - 翼腭窝（Harnsberger et al. 2006c）
- 通过位于上颌骨与翼外板之间的翼上颌裂与咬肌间隙相连通。

穿刺针需要避开哪些结构？

翼静脉丛：颞下窝内，颞肌与翼内、外肌之间，为面深部较大的静脉丛，收纳上颌动脉分布区的静脉血，最后形成上颌静脉。有时候可能难以避开穿刺，但静脉结构压力较低，因此穿刺后形成潜在血肿可能性小。

上颌动脉：上颌动脉起点在腮腺内，通常在翼外板外侧咬肌间隙前内侧穿行，末段经翼突上颌裂内移行为蝶腭动脉。采用颧弓下途径时，避免损伤上颌动脉较为困难，可使用钝的尖头针或小心抽吸进针。

采用颧弓上途径可有效地避开上颌动脉。这是因为与上颌神经相比，上颌动脉在翼腭窝内更靠近腹侧。此外，采用此途径，穿刺点距翼腭窝距离更短（图 2.15）。

眼眶导静脉

脑脊液间隙：穿刺针不能超过翼外板内侧 1.5cm。

眶 / 视神经后部：避免翼腭窝穿刺太靠头侧，或过深而进入眶下裂注射。

咽：如果穿刺针穿刺太向后且有空气吸入（Raj et al. ）。

各种影像介导方法的优缺点

- 透视
- 快速
- 简单
- 可采用复杂角度
- 准确性和可靠性稍低（与 CT 相比）

透视通常不能很好显示翼腭窝与圆孔的相互关系，故常难以保证可靠的神经阻滞（Okuda et al. 2000）。

- 增强 CT
- 准确
- 安全
- 增强扫描能够准确显示血管结构
- 通过外侧入路法，可以准确避开肿瘤（与透视导向法相比）
- 可靠 / 更有效
- 更容易显示解剖变异
- 采用复杂角度较困难
- 与透视相比较慢
- CT 和透视可联合使用（Vallejo et al. 2007）。

各种检查方法用于诊断（适应证、禁忌证和并发症）的优缺点。

（请参见第 2 章头颈章节开始部分，第 5 页列出了各种影像检查方法的优缺点。）

（郑后军、杨国庆、徐晓雪、张刚、杨汉丰）

2.2.2　下颌神经阻滞

2.2.2.1　解剖

下颌神经（V 3）（图 2.16）为混合性神经，起源于三叉神经节，经卵圆孔出颅。

2.2.2.2　功能

下颌神经由感觉和运动神经纤维组成，其支配如下：

- 下颌舌骨肌及二腹肌
- 舌前 2/3 的黏膜
- 颊部内侧黏膜（颊黏膜）
- 下颌牙龈和牙齿
- 颞区皮肤
- 耳郭（廓）
- 下唇及颏部
- 咀嚼肌
- 鼓膜张肌及腭帆张肌

2.2.2.3　注射部位

经典技术是利用或不用透视进行体位标记。穿刺针穿过下颌切迹，穿向翼外板后缘后方（参见图 2.16 和图 2.17）。

2.2.2.4　穿刺针要经过哪些结构？下颌神经

在穿刺针到达翼外侧板前，下颌神经阻滞与上颌神经阻滞穿刺路径基本一致，而后穿刺方向向后调整（图 2.18）。

2.2.2.5　应避开的结构

穿刺应避开的结构与上颌神经阻滞一样，但其穿刺进入脑脊液和眼眶的风险相对更小。

2.2.2.6　各种影像介导方法的优缺点

各种影像介导方法的优缺点类似于上颌神经阻滞。

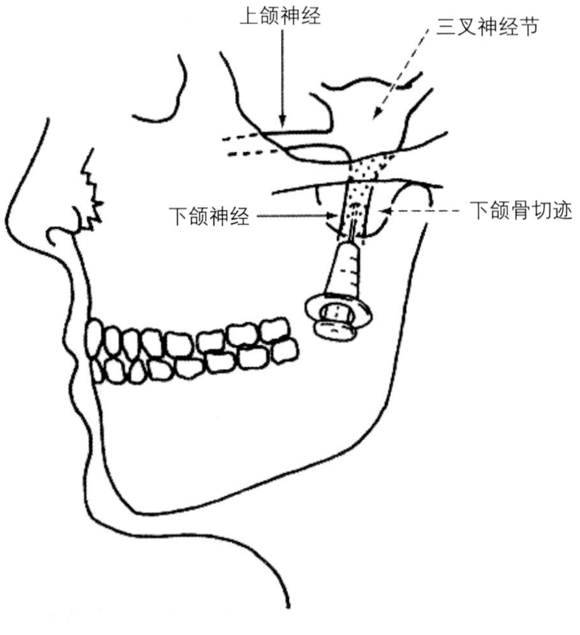

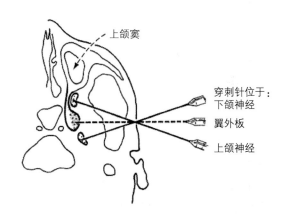

图 2.17　经下颌切迹水平头面部横断图，显示穿刺针位于下颌神经、翼外板及上颌神经。当穿刺针触及翼外板后，应轻度回缩，再向后推进直至滑过翼板（Raj et al.）

图 2.16　经下颌骨切迹进行口外下颌神经阻滞时穿刺针进入点（Waldman 2001a）

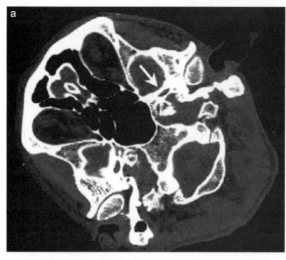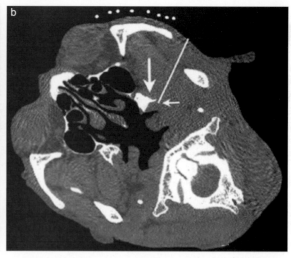

图 2.18　头颅轴位 CT。(a)箭头显示卵圆孔，在患者 CT 图像上该孔用以确认神经出颅的标志；(b)CT 图像可确定穿刺到靶区（小箭头）最短最安全的路径（白线）（图 b 在图 a 的尾侧）。下颌神经出卵圆孔后即位于翼外板后缘（大箭头），该处作为穿刺靶点（ Koizuka et al. 2006 ）

（郑后军、杨国庆、徐晓雪、张刚、杨汉丰）

2.2.3　影像介导下上颌神经和下颌神经的联合阻滞

透视——可显示圆孔用于上颌神经定位，卵圆孔用于下颌神经定位。

CT——可显示上颌神经通过圆孔出颅，下颌神经通过卵圆孔出颅。

MRI——可直接显示神经（图 2.19 和图 2.20 ）（ Barakos et al. 1991 ）。

2.2.3.1　适应证（ Waldman 2001a ）

影像介导下的上颌神经和下颌神经联合阻滞主要适应证包括：急性疼痛急症、急性带状疱疹（星状神经节阻滞难治性）[**]（图 2.22 ）、肿瘤[**]（图 2.21 ）、三叉神经痛[**]、丛集性头痛（蝶腭神经节阻滞难治性）以及牙关紧闭症。

2.2.3.2　禁忌证（ Waldman 2001a ）

相对禁忌证是外科手术后导致的解剖结构改变。

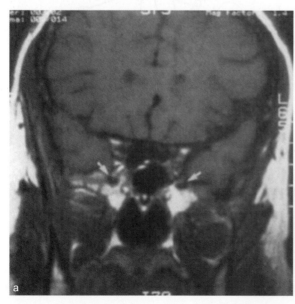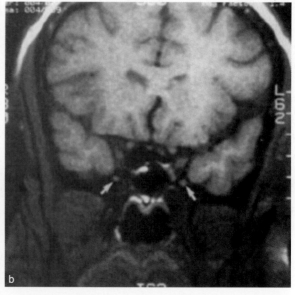

图 2.19　(a)冠状位 T1WI(600/20) 图像，化学位移伪影导致三叉神经的上颌神经分支部分显示模糊，因其走行穿过圆孔；(b)脂肪抑制后，化学位移伪影消除，可更好显示三叉神经的第二分支（箭头)(Barakos et al. 1991)

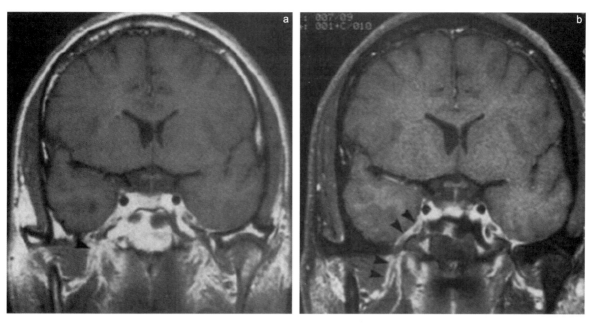

图 2.20 （a）冠状位 T1WI 对比增强（600/20）扫描。三叉神经的下颌支强化的神经束膜很难与周围脂肪组织（箭头）区分开。（b）冠状位 T1WI 脂肪抑制序列成像。注意皮下及板障内脂肪组织信号得到均匀抑制。在脂肪抑制后，包绕三叉神经的神经束膜得以清晰显示（箭头）。注意强化的是神经束膜而非正常神经本身（Barakos et al.1991）

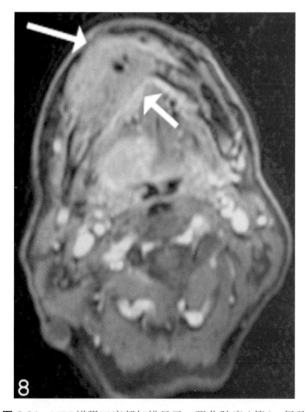

图 2.21　MRI 增强口底部扫描显示一强化肿瘤（箭），侵及右侧下颌骨及邻近皮下组织，该肿块与舌根右侧相连。注意下颌骨受侵跨过中线（Yousem et al. 2006）。该癌性肿块将导致疼痛，可通过下颌神经阻滞进行治疗

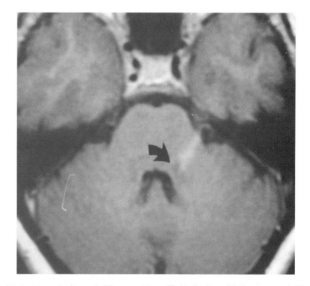

图 2.22　患者，女性，33 岁，带状疱疹，轴位 T1WI 自旋回波 MRI 增强扫描显示三叉神经沿脑桥走行区强化，而在三叉神经感觉主核区呈低信号（箭头）（Kamel and Toland 2001）

2.2.3.3　并发症

　　上颌神经和下颌神经联合阻滞的并发症包括：唇部疱疹及带状疱疹复发[**]、术后感觉迟钝包括痛性麻木、面部不对称、Horner 综合征、面部瘀斑或血肿[**]、眼部巩膜下血肿[**]以及脑膜中动脉损伤（下颌神经阻滞）。

（郑后军、杨国庆、曾浩、张刚、徐晓雪）

2.3 三叉神经节阻滞：治疗三叉神经痛

2.3.1 解剖

三叉神经是脑神经（CN）中最大的神经。三叉神经的节前神经纤维（进入区根部）起源于脑桥中部偏上外侧方，包含粗大的感觉神经根和较小的运动神经根。三叉神经节前纤维在后颅窝内向前沿岩骨上面前行，而后在颅中窝岩骨尖端（Meckel 腔）进入三叉神经节。海绵窦、滑车神经及视神经构成神经节的内侧界、颞叶下表面构成其上界、脑干为其后界。节后神经分为三支：V1（眼神经经眶上裂进入眼眶）、V2（上颌神经经圆孔出颅，跨过翼腭裂及眶下裂进入眼眶）、V3（下颌神经经卵圆孔走向下颌）。

2.3.2 功能

三叉神经提供感觉神经支配面部和口腔，还支配口腔的咀嚼肌、鼓膜张肌、腭帆张肌、下颌舌骨肌以及二腹肌前腹。

2.3.3 临床表现

三叉神经痛（trigeminal neuralgia）表现为单侧面部、前额、颌部或者任何面部结构（如眼睛、唇、鼻）的阵发性剧痛。

2.3.4 病因

病因包括血管压迫（小脑上动脉及动脉瘤）[**]、创伤[**]（根管）、肿瘤[**]、桥小脑角蛛网膜囊肿[**]、多发性硬化[**]以及带状疱疹后遗神经痛[**]。

2.3.5 鉴别诊断

鉴别诊断包括丛集性头痛、鼻窦炎[**]、颞颌关节综合征[**]、非典型面部疼痛综合征、牙源性疼痛[**]、急性青光眼以及颅内动脉瘤[**]。

2.3.6 注射部位

穿刺针进针部位位于嘴角外侧缘（图 2.23）。而后沿下颌内侧缘在下颌骨和口腔黏膜之间进针，可用示指放入患者口腔内侧以固定穿刺针，防止穿刺针在到达卵圆孔前刺破口腔黏膜进入口腔。透视介导下穿刺针到达下颌骨后缘后方，再穿入卵圆孔。在侧位片上，针尖不应超过前床突尖及后床突尖的连线（图 2.24 至图 2.26）。

2.3.7 断层解剖

2.3.7.1 穿刺针要经过哪些结构？

- 前方入路：穿刺针首先穿过皮肤和筋膜，再进入颊间隙（buccal space）、通过上颌骨后脂肪垫的下部（位于颊肌和咬肌之间）。也可能穿过颞肌内侧缘。而后穿过翼外肌达到卵圆孔，其位于翼外板外侧邻近。
- 也可采用卵圆孔外侧入路，与下颌神经阻滞路径类似（Krol and Arbit 1988）。

2.3.7.2 穿刺针应避开的结构（Kaplan et al. 2007）

应注意避开如下结构：
- 视神经
- 眶下裂（针损伤 CN Ⅲ 和 / 或 Ⅳ）
- 鼻睫神经或损伤供血动脉
- 折返脑膜动脉（为滑车神经营养血管）
- 支配咬肌的运动神经
- 展神经（CN Ⅵ）
- 岩浅大神经
- 膝状神经节（如果进针在中窝内过深，进入

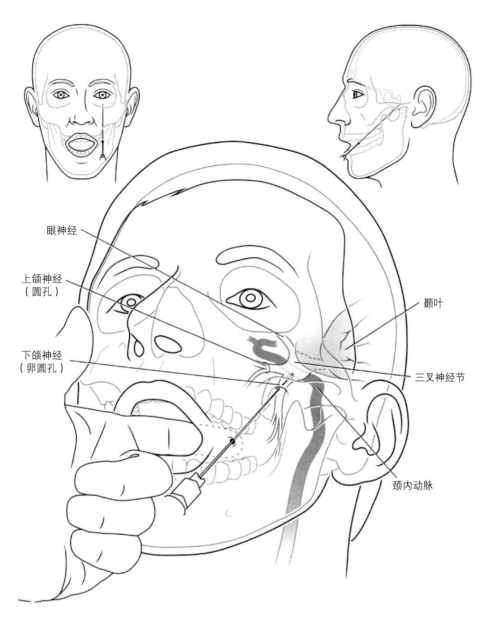

眼神经

上颌神经
（圆孔）

下颌神经
（卵圆孔）

颞叶

三叉神经节

颈内动脉

图 2.23　三叉神经节阻滞治疗三叉神经痛（Neal 2007）

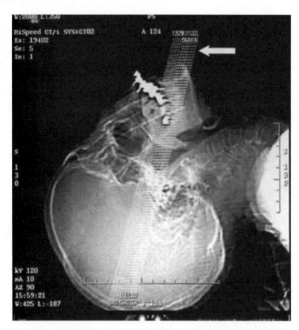

图 2.24　定位像上显示患者颈部伸直且 CT 扫描机架角度设置为与颅底垂直。图中箭标示白色扫描线，提示 CT 扫描机架为倾斜扫描（Sekimoto et al. 2005）

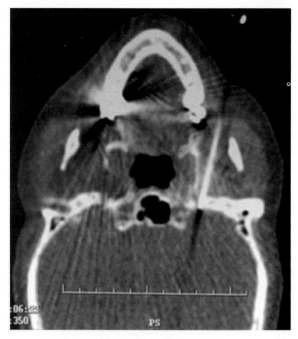

图 2.26　CT 透视下穿刺针沿预设路径进针（Sekimoto et al. 2005）

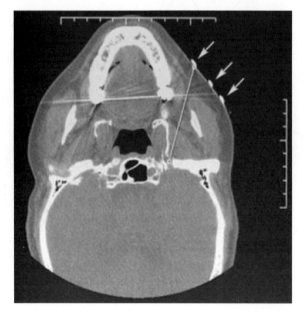

图 2.25　在 CT 图像上设计最安全及最短穿刺路径。图中箭显示定位标志（Sekimoto et al. 2005）

颞骨岩部）

- 颈动脉和海绵窦
- 海绵窦和翼丛之间吻合血管
- 脑膜中动脉

2.3.7.3　影像学 / 放射学

透视：穿刺靶点位于卵圆孔的后上方。在骨质

疏松或者解剖变异患者，准确定位卵圆窝可能较为困难。此外，使用透视失败率约为 15%。

CT：三叉神经节是位于 Meckel 腔内的解剖结构，但在 CT 上不能直接显示。卵圆孔可直接见到。可结合 CT 及透视进行实时穿刺操作。CT 三维容积再现技术有助于卵圆窝定位。

MRI：MRI 有助于各种选择三叉神经节治疗适应证的诊断，包括动脉血管压迫或 AVMs 所致的三叉神经痛，偏头痛或者脑神经侵犯。MRI 是排除其他原因导致丛集性头痛最好的检查方法，也是诊断中颅窝及咀嚼肌间隙出现并发症（血肿）的最佳方法（图 2.27 至图 2.29）（Horiguchi et al. 2005）。

2.3.8　适应证

三叉神经节阻滞的常见适应证（双星号提示可对病理进行成像）包括三叉神经痛[**]、多发性硬化[**]、肿瘤对神经直接侵犯[**]、癌性疼痛[**]、丛集性疼痛、非典型面痛以及蝶腭神经阻滞失败。

2.3.9　并发症

三叉神经阻滞并发症包括（双星号提示可成像

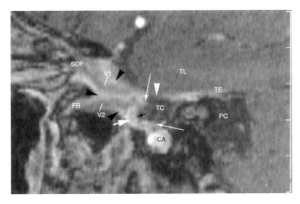

图 2.27 患者，男性，53 岁，矢状位经右侧 Meckel 腔层面 3D 时间飞跃成像。强化的三叉神经节（粗白箭）显示位于 Meckel 腔的前缘，与硬脑膜壁（白箭头）相连。神经节（细白箭）的上下分支也清晰显示。在三叉神经池（trigeminal cistern，TC）内未能显示感觉根。眼神经（V1）及上颌神经（V2）呈低信号线样结构，周围由海绵窦外侧壁及沿下壁由明显强化的静脉管道（黑箭头）所包绕。V2 进入圆孔（foramen rotundum，FR），同进 V1 经过眶上裂（superior orbita fissure，SOF）。CA，颈动脉，PC，桥前池，TE，小脑幕，TL，颞叶（Yousry et al. 2005）

疾病）（Kaplan et al. 2007）：

- 三叉神经分布区域出现麻木、感觉减退、感觉迟钝（三叉神经营养综合征）——出现率 29% ~ 63%
- 鼻睫神经损伤导致角膜异常（3% ~ 15%）
- 咀嚼功能降低（咀嚼肌支配神经损伤）
- 单纯疱疹病毒复发（27% ~ 94%）[**]
- 血肿——翼腭窝血供丰富，可出现严重的眼球血肿[**]，也可发生球后血肿[**]
- 明显血肿[**]，球后也可能出血[**]
- 出血进入颞窝（颞下区静脉穿刺）[**]
- 脑脊液漏或瘘[**]
- 视神经损伤致失明
- 动眼神经麻痹
- 极罕见的脑神经损伤如 CN VII、CN VIII、CN XII[**]
- 颈动脉海绵窦瘘[**]
- 颈外动脉瘘[**]
- 脑膜炎[**]（Ward et al. 2007; James et al. 1995）

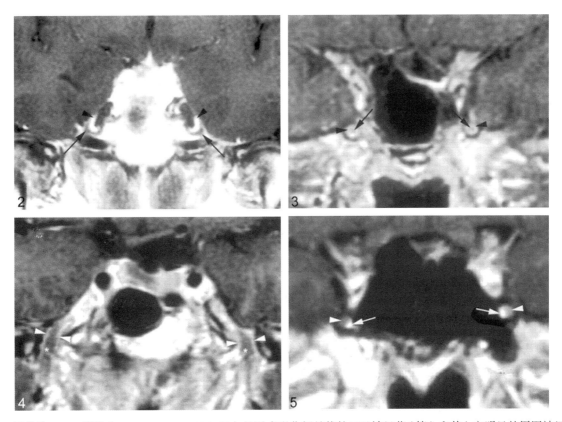

图 2.28 冠状位 T1WI 增强（TR/TE/NEX：400/15/2）显示未强化新月状的三叉神经节（箭）和其上方明显的周围神经静脉丛（箭头）。静脉丛和神经节均是对称的（Williams et al. 2003）

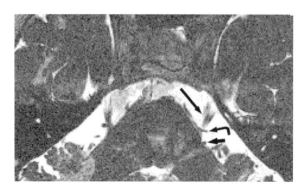

图 2.29　患者，女性，55 岁，三叉神经痛，小脑前下动脉及静脉导致神经血管压迫。轴位 3D-CISS MRI（12.25/5.9，70° 翻转角）显示小脑前下静脉（弯箭）和小脑前下动脉（短直箭）在神经根进入区已经压迫左侧的三叉神经（长直箭）。这一征象在外科手术时得到证实（Yoshino et al. 2003）

（郑后军、杨国庆、张勇、张川、徐晓雪）

2.4　枕神经阻滞：治疗枕部神经痛

2.4.1　解剖

枕大神经源于 C_2 神经根，枕小神经源于 C_2 和 C_3 神经根。第三枕神经起于 C_3 神经根后支的内侧感觉支，它穿过头夹肌、斜方肌，走行于枕大神经内侧。枕大神经受压的常见部位包括寰枢关节、C_1 后弓和 C_2 以及神经穿越斜方肌肌腱处（图 2.30 和图 2.31）。

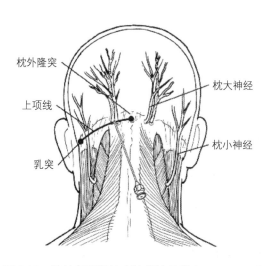

图 2.30　枕神经阻滞治疗枕部神经痛（Weiss 2007）

枕外隆突
上项线
乳突
枕大神经
枕小神经

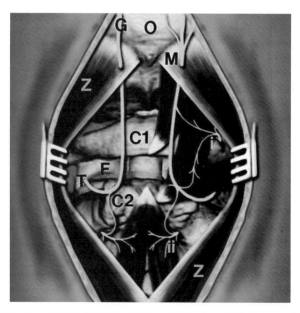

图 2.31　枕区及上颈椎后视图，显示枕大神经走行（G）与可能受到压迫的部位：F 由于寰枢关节疾病；M 为枕大神经穿越斜方肌腱（Z）部位；T 为枕大神经穿入寰枢椎腱膜（用半透明亮蓝色描绘）；以及 C_1 后弓和 C_2 椎体之间。注意枕大神经（G）和 C_1 神经（i）及 C_3 神经（ii）之间相通。O，枕骨。（Kapoor et al. 2003）（彩图见书后插页）

2.4.2　功能

枕小和枕大神经提供上颈部和枕部头皮的感觉支配。

2.4.3　临床表现

枕神经痛（occipital neuralgia）为慢性头痛，可表现为剧痛、烧灼性痛及搏动性疼痛，可呈间歇性发作。头痛可累及眉毛和 / 或眼睛后方，常为单侧性。头痛亦可呈感光性，头皮可有压痛。患者对疼痛的描述可类似于偏头痛或丛集性头痛。

2.4.4　病因

病因包括创伤如挥鞭样损伤[**] 或枕小和 / 或枕大神经震荡性损伤。C_2 或 C_3 神经根肿瘤[**]、反复劳损、上位颈椎的类风湿关节炎[**] 和骨关节炎[**]、颈椎病、疝出型椎间盘突出[**]、C_1～C_2 小关节突炎[**]、黄韧带增厚[**]；颈椎退变引起的枕大或枕小神经或

C_2 和 C_3 神经根压迫[**]；由变异的、扩张的椎动脉[**]或小脑后下动脉引起的血管压迫[**]；Arnold–Chiari I 型综合征[**]（枕骨大孔综合征）、痛风[**]、糖尿病、动脉炎[**]或感染[**]。

2.4.5 鉴别诊断

鉴别诊断包括紧张性头痛、丛集性头痛、偏头痛和纤维肌性疼痛。

2.4.6 注射部位

在枕外隆突与乳突之间假想连线（上项缘水平），枕大神经位于连线内 1/3 处，枕小神经位于中外 1/3 交界处。在这些部位可进行相应神经的皮下阻滞（图 2.30 和图 2.32 ）。

2.4.7 断层解剖

2.4.7.1 穿刺针要经过哪些结构？

针进入皮肤并穿过斜方肌，而后经过包绕斜方肌的颈深筋膜浅层，穿过颈深筋膜深层，再穿过半棘肌和头夹肌、头直肌，最后到达枕骨基底部（图 2.32 ）。

2.4.7.2 穿刺针应避开哪些结构？

穿刺针应避免损伤以下结构：

- 枕下静脉丛（枕下区各肌层之间复杂的浅静脉网）
- 髁导静脉（经枕髁髁管连接枕下静脉丛与乙状窦）
- 枕动脉（神经位于动脉内侧）
- 椎动脉

2.4.7.3 影像学 / 放射学

X 线平片：与 CT 或 MRI 相比敏感性较差，对枕神经阻滞适应证评价无太多帮助。

透视：是最佳的引导技术。但枕部解剖标志通常较为明显，因此临床常无需透视。

超声检查：尸体研究表明超声可直接显示枕神经，超声下靶向定位神经的近侧部分，位于头下斜肌尾侧，神经发出分支之前（ Curatolo and Eichenberger 2007 ）。超声也可用于定位枕动脉。

CT：可用于评估上位颈椎病变。当枕小和枕大神经皮下阻滞失败时，CT 也可用于引导 $C_2 \sim C_3$ 神经阻滞。

MRI：可用于颅内病变排除及颈椎评价。除检测蛛网膜下腔出血和骨皮质受袭 / 病变，MRI 均优于 CT。

2.4.8 适应证

常见的适应证如下（双星号表示可成像的病变）：头痛（紧张性、血管性以及颈源性）、枕神经痛、颈椎小关节炎[**]（图 2.33 ）和肌筋膜疼痛。

比较少见的适应证包括：Arnold–Chiari 畸形[**]（图 2.34 ）、肿瘤（原发性和继发性）[**]和感染（乳突及椎管内）[**]。

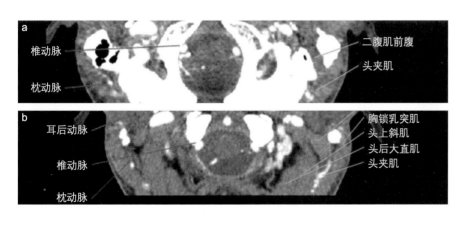

图 2.32 （a）图示在枕骨下方平面枕动脉、枕部头皮肌肉组织；（b）图示在枕髁平面枕动脉、枕部头皮肌肉组织。[http://www.e-anatomy.org/anatomy/human-body/head-neck-face/skull-face.html]（ courtesy of e-Anatomy - Micheau A, Hoa D, www.imaios.com ）

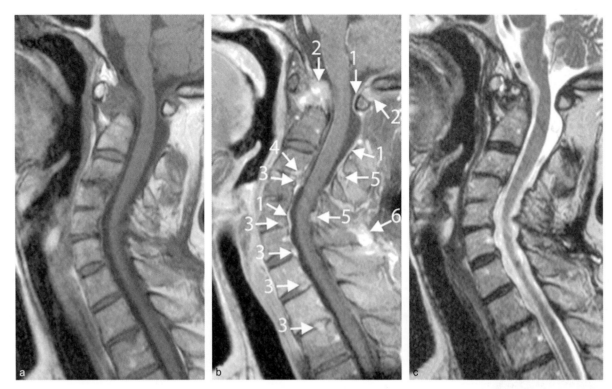

图 2.33 患者，女性，69 岁，类风湿关节炎 31 年，矢状位快速自旋回波平扫及增强 MRI。T1 加权（500/7）（a）和 T2 加权（3398/150）（c）图像显示 C₁~C₂、C₃~C₄ 至 C₆~C₇ 水平椎管狭窄，可能是由于 C₁~C₂ 血管翳、半脱位以及椎间盘变性和黄韧带肥大引起。（b）钆增强 T1 加权 SPIR 脂肪抑制图像（500/7）显示脑脊液外周的浅表脊膜强化（箭 1）及深层结构强化。深层组织强化表现为在 C₁~C₂ 的骨质结构及血管翳强化（箭 2）、前方的椎间盘（箭 3）和 C₃、C₄ 水平的骨质结构（箭 4）强化，后方的黄韧带和棘间韧带强化（箭 5）。深层结构增强大多与椎管狭窄在同一水平。注意项韧带的强化（箭 6）（Kroft et al. 2004）

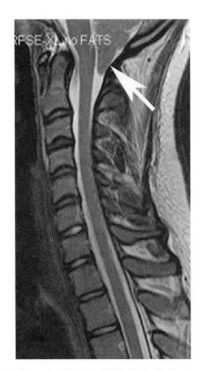

图 2.34 矢状 T2 加权 MRI 显示无症状的 Chiari Ⅰ 型患者。箭头所示为突出的小脑扁桃体延长至枕骨大孔下缘以下（Hofkes et al. 2007）

2.4.9 禁忌证

主要具体的禁忌证是枕骨下份颅骨切除术 **（图 2.35 和图 2.36）。

2.4.10 并发症

少见的并发症包括药物注入枕动脉内，以及枕骨下部手术切除患者枕下注射会发生全脊麻。

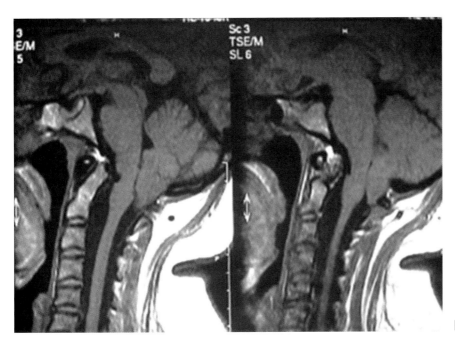

图 2.35 疝出的小脑扁桃体至 C_1 层面

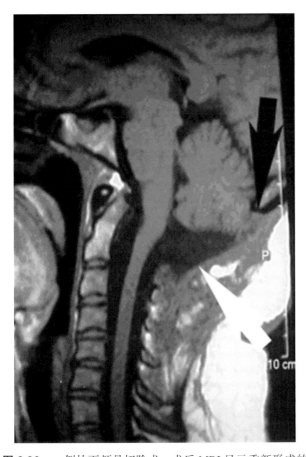

图 2.36 一例枕下颅骨切除术。术后 MRI 显示重新形成的小脑延髓池，注意枕骨下部正处于小脑的中部水平。白色箭头指向枕大池，黑色箭头指向枕骨下缘（Silva et al. 2005）

2.5 颈丛阻滞

2.5.1 解剖

颈丛由 C_1 ~ C_4 的腹侧支形成，它位于胸锁乳突肌深面，提肩胛肌、中斜角肌外侧，由椎前筋膜包绕，与第 XI、XII 脑神经及交感神经干之间存有连接。颈丛沿颈后三角在胸锁乳突肌后缘位置表浅。颈丛形成 4 个皮支和 1 条肌肉支。颈丛包括深、浅两部分（图 2.37）。

2.5.2 功能

颈丛皮支包括：枕小神经，提供枕部头皮外侧部分感觉支配；耳大神经，提供耳区感觉支配（耳后区）；颈横神经，提供颈部腹侧感觉支配；锁骨上神经，提供肩部、上胸部和肩胛上区感觉支配（图 2.37）。

颈袢提供颏舌骨肌、胸骨甲状肌、甲状舌骨肌、胸骨舌骨肌和肩胛舌骨肌的运动神经。膈神经提供膈肌运动神经。第 XI 脑神经支配胸锁乳突肌和斜方肌。

（李兵、杨国庆、陈清生、严高武、徐晓雪）

图 2.37 颈浅丛神经阻滞——解剖
和技术（Brown 1992）

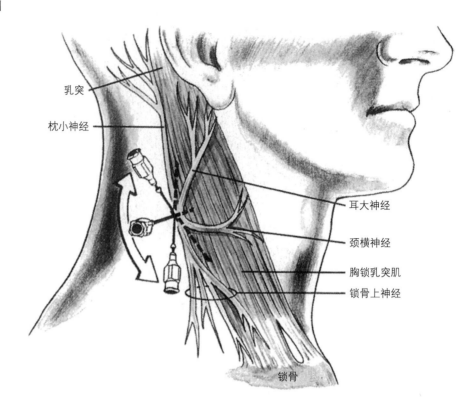

乳突

枕小神经

耳大神经

颈横神经

胸锁乳突肌

锁骨上神经

锁骨

2.5.3 注射部位

颈浅丛注射部位选在胸锁乳突肌后缘中点，深度约为肌肉厚度的一半，位于肌肉后缘上、下方（图 2.37）。颈深丛注射可选用前入路法，注射点可选择沿乳突和 C_6 横突（Chassaignac 结节）之间的连线，针接近 $C_2 \sim C_4$ 横突（图 2.38 至图 2.41）。

2.5.4 断层解剖：颈浅丛神经阻滞

2.5.4.1 穿刺针要经过哪些结构？

针穿过皮肤，进入颈阔肌后缘，在胸锁乳突肌后缘穿越颈深筋膜的浅层进入颈后间隙，然后针尖到达颈深筋膜深层（包围肩胛提肌）的表面（图 2.41a 和图 2.41b）。

2.5.4.2 穿刺针应避开哪些结构？

必须小心以避免伤及第XI脑神经（副神经），它走行于颈椎后间隙底，为斜方肌提供运动支配；该神经位于枕三角内，枕三角由胸锁乳突肌前内侧、

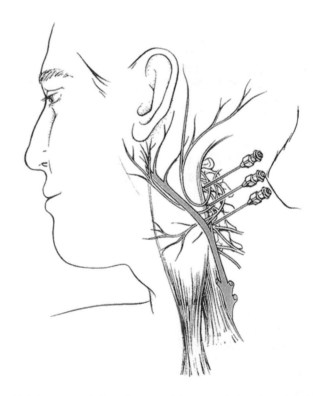

图 2.38 颈深丛神经阻滞——解剖图。从右到左，穿刺针位于 C_2、C_3 和 C_4 的横突沟内（Carron et. al. 1984）

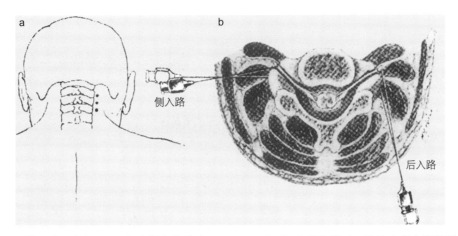

图 2.39 "颈深神经阻滞"后入路(Kappis)和侧方入路(Heidenheim)。(a)后入路时,进针点离中线旁开 3cm,针尖向前直至接触到椎小关节,然后回抽针并略向外侧重新插入针,直至针"离开"横突外侧缘,然后注射局部麻醉剂。侧方入路时,从上方乳突至下方 C_6 横突的画一条线,标示出颈椎横突的位置;(b)然后,使用两或三根针,使针尖触及第二、第三和第四颈椎横突的侧缘,注入麻醉剂(Winnie et al. 1975)

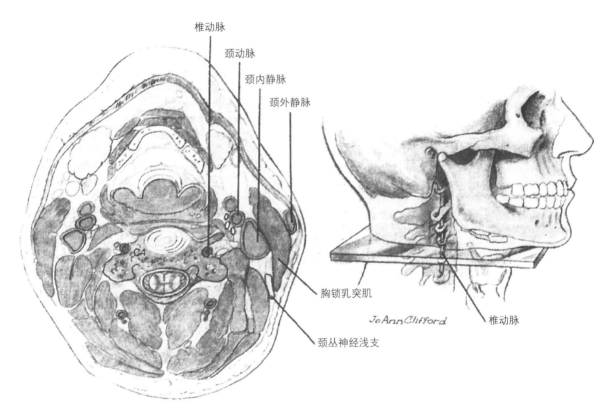

椎动脉
颈动脉
颈内静脉
颈外静脉

胸锁乳突肌

颈丛神经浅支

椎动脉

JoAnn Clifford

图 2.40 颈丛的横截面解剖:胸锁乳突肌中间层面(Brown 1992)

斜方肌的后外侧及肩胛舌骨肌下缘构成。也应注意避免伤及肩胛背神经,它发自臂神经丛(C_4 和 C_5 脊神经),提供菱形肌及肩胛提肌的运动支配。另外,也应避免伤及颈内静脉和颈外静脉(图 2.40 至图 2.41)。

2.5.5 断层解剖:颈深丛阻滞外侧入路

2.5.5.1 穿刺针要经过哪些结构?

针进入皮肤,穿过胸锁乳突肌和颈深筋膜的浅层(颈深筋膜浅层包绕胸锁乳突肌),然后穿过中斜

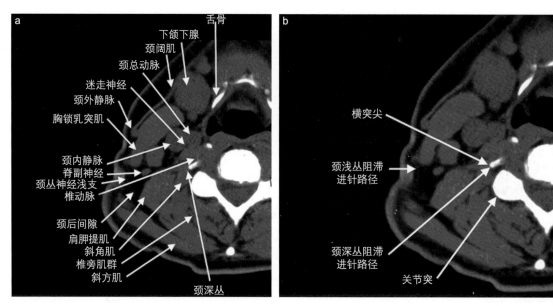

图 2.41 （a）颈丛横断面 CT 解剖图像：胸锁乳突肌中部层面（与图 2.38 相同的平面）；（b）CT 图像示颈丛神经阻滞进针途径

角肌和 / 或前斜角肌（两条肌在横突前结节前交叉），直到触及横突前结节（横突外侧面）（图 2.38 至图 2.39 以及图 2.41）。

2.5.5.2　穿刺针应避开哪些结构？

应注意避免伤及位于横突孔内的椎动脉。在横突前方注入局麻药的量也应限制，过多会导致压迫颈动脉鞘和麻醉第 IX 和 X 脑神经。避免进入椎间孔内，以防止造成硬膜外或蛛网膜下腔阻滞，甚至脊髓损伤。也应避免损伤位于前斜角肌腹侧的膈神经。

2.5.6　断层解剖：颈深丛阻滞后入路

与外侧入路相比，后入路在技术上较为困难，但当无法选择外侧入路时可能尤为重要，比如颈部肿瘤时（Waldman 2001b）。

2.5.6.1　穿刺针要经过哪些结构？

针进入皮肤，穿过斜方肌和颈深筋膜浅层（包绕斜方肌），再达颈深筋膜深层，然后进入后椎旁肌肉，接着穿过后、中斜角肌，直至触及横突外侧缘。

2.5.6.2　穿刺针应避开哪些结构？

进针路径上，应避免伤及位于前、中斜角肌之间臂丛神经根。

2.5.7　影像学 / 放射学（Jacobsen et al. 2006）

超声：可以有效定性各类可触及的肿物（甲状舌管囊肿、鳃裂囊肿、囊性水瘤、唾液腺肿瘤、脓肿、颈动脉体瘤、血管瘤、甲状腺肿瘤），能够实时以及采用多普勒模式显示血管。

CT：是肿瘤 / 淋巴结肿大首选的影像检查方法。在评估骨皮质方面优于 MRI，CT 有助于癌症分期，包括包膜浸润、淋巴结外扩散等（图 2.42）。检测椎动脉、颈动脉损伤推荐使用 CTA。

MRI：MRI 评价颅内病变优于 CT，尤其是后颅窝梗死，对于检测恶性结节向上扩展（颅内扩散）也有价值。虽然 MRI 能检测骨髓浸润，但它不能像 CT 一样检测骨皮质破坏。MRA 对检测椎动脉及颈动脉损伤也有帮助。

2.5.8　适应证

以下是常见的适应证（两个星号表示可成像的病变）（Smoker and Harnsberger 1991; Holliday et al. 1995; Parker and Harnsberger 1991）：

● 感染（结核）侵及颈部淋巴结引起疼痛（图

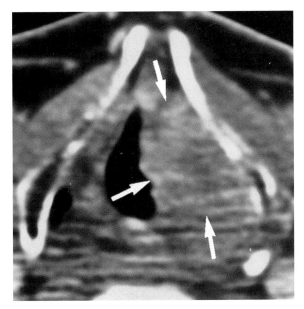

图 2.42 T3 声门上型喉癌患者的横断 CT 图像，治疗前图像显示肿瘤（箭）位于左侧假声带及喉旁间隙区域（Hermans et al. 2000）

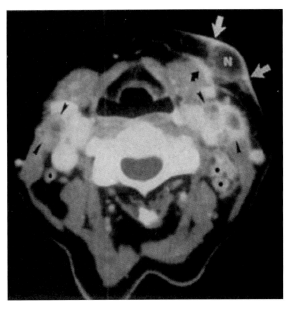

图 2.43 多间隙兔热病（multispatial tularemia）。增强 CT 扫描示颈部表浅间隙（N）内一巨大化脓结节，伴邻近皮肤（白箭）及皮下的颈阔肌（黑箭）增厚及强化，双侧颈动脉鞘（箭头）颈深链内可见化脓性淋巴结肿大，在颈后间隙（点）内也可见到体积较小、反应性的脊柱副淋巴结（Smoker, 1991）

2.43 ）

- 喉癌喉切除后和／或放射治疗后疼痛
- 下颈部或侧颈部外科手术有关的疼痛
- 颈部切开术后[**]
- 肿块切除术后[**]
- 肿瘤[**]
- 甲状舌管囊肿[**]
- 鳃裂囊肿[**]
- 甲状腺手术[**]
- 甲状旁腺或淋巴结[**]
- 颈部血管手术，包括颈动脉和舌动脉血管结扎，颈动脉内膜切除术[**]
- 咽癌和转移[**]
- 急性感染或肿瘤[**]、动脉瘤[**]压迫颈丛引起枕部及耳后神经痛
- 呃逆

2.5.9 禁忌证

主要且唯一禁忌证为严重的呼吸系统疾病，因为可能存在膈神经阻滞（膈肌麻痹），尤其进行双侧颈丛阻滞时。

2.5.10 并发症

可能出现的并发症较多，包括：

- 局部麻醉剂注射入血管内
- 注射入颈内或颈外静脉（全身性毒性反应、血管壁撕裂引起血肿及空气栓塞）[**]
- 椎动脉损伤，由动脉夹层[**]、血栓形成[**]和／或梗死[**]导致惊厥、呼吸暂停、可逆性全盲，引起意识丧失
- PICA 闭塞（Wallenberg 综合征）[**]
- 压迫颈动脉鞘，特别在伴有颈动脉疾病时[**]
- 注入硬膜外或蛛网膜下腔导致双上肢和胸部麻醉，伴双侧膈神经麻痹
- 脊髓损伤[**]
- 反复性的喉返神经阻滞，单侧颈丛神经阻滞时发生率为 2%～3%[**]
- 迷走神经阻滞
- 双侧舌下神经阻滞
- 双侧膈神经阻滞[**]
- 第 IX 或第 X 脑神经阻滞，或联合咽丛阻滞

- 双侧星状神经节阻滞
- 枕部头痛

（李兵、杨国庆、郭家川、杨冬均、徐晓雪）

2.6 星状神经节阻滞

2.6.1 解剖

星状神经节位于 C_7 横突及第 1 肋的腹侧、椎动脉内侧、锁骨下动脉及肺尖的上方（图 2.44）。

2.6.2 功能

星状神经节提供头部、颈部、上肢和心脏的交

感神经支配，它还接收经椎旁交感神经干的传入纤维。星状神经节参与交感神经介导的疼痛（如复杂性区域疼痛综合征）。

2.6.3 注射部位

透视：前入路穿刺采用 C_6 和 / 或 C_7 的椎体与横突交界区（图 2.45）。

CT：前外侧入路时，针尖穿刺至第 1 肋骨头部附近（图 2.46）。

2.6.4 断层解剖：前入路

2.6.4.1 穿刺针要经过哪些结构？

穿过皮肤后，针穿过颈阔肌和舌骨下带肌（由颈深筋膜浅层包绕），再穿过颈深筋膜中层包围的颈部内脏间隙，针也可能穿过甲状腺和颈深筋膜中

图 2.44　星状神经节阻滞横断位示意图。针定位在椎体沟内，即横突与椎体交界处的浅凹。注意在横突孔内的椎动脉、穿出的神经根及颈动脉（Rathmell 2006）

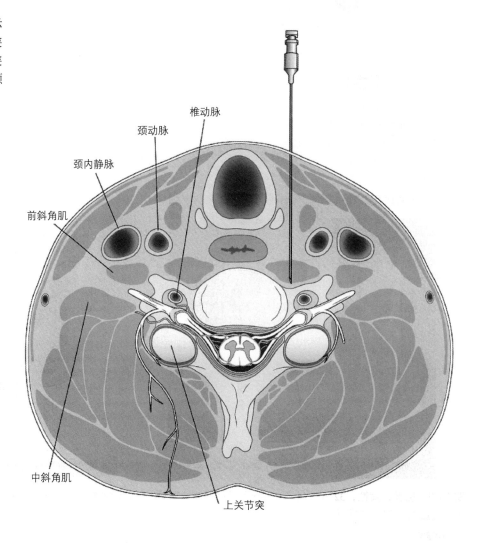

颈动脉
椎动脉
颈内静脉
前斜角肌
中斜角肌
上关节突

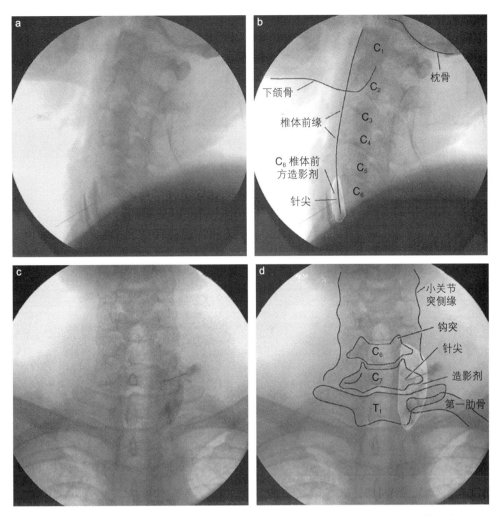

图 2.45　（a、b）在 C_6 水平行星状神经节阻滞术的颈椎侧位 X 线平片。（a）将针置于 C_6 椎体前缘，已注入 X 线对比剂（180mg/ml 的碘海醇 1.5ml），可见对比剂沿 C_6 椎体前外侧面扩散至邻近椎体。可见少量对比剂分布在更表浅层面，为针尖固定于椎体之前置入的。（b）标识图。（c、d）在 C_7 水平行星状神经节阻滞的颈椎后前位 X 线平片。（c）针位于 C_7 横突与椎体交界处，正好位于 C_7 钩突下方。在 C_7 水平进行星状神经节阻滞时，需特别注意，针尖要位于钩突下方或更内侧，以避开椎动脉，因在许多人缺乏 C_7 横突前面骨质结构的保护。注入造影剂（180mg/ml 的碘海醇 1.5ml）后，再注入 10ml 0.25% 的布比卡因，可见对比剂沿 C_6 ~ T_2 的椎体前外侧面扩散。（d）标识图（Rathmell 2006）

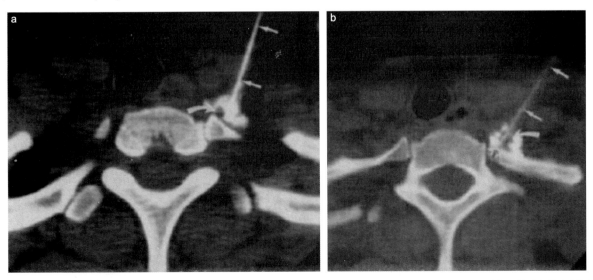

图 2.46　患者，女性，32 岁，行 CT 引导下星状神经节阻滞术。（a）CT 图像显示针（直箭）和星状神经节（弯箭）周围的高密度造影剂。（b）CT 图像显示针全程（直实线箭）、针尖（开放箭）位于第 1 肋骨头，造影剂包围星状神经节（弯箭）（Erickson and Hogan 1993）

层后缘进入咽后间隙。针要保持在颈动脉鞘内侧，然后穿过颈深筋膜深层（椎旁间隙椎前间隙），然后穿过颈长肌，触及 C_6 横突前结节（Chassaignac's tubercle）（图 2.47）。

2.6.4.2　穿刺针应避开哪些结构？

应避免以下结构：颈动脉（颈动脉鞘）、椎动脉（横突孔）、食管（气管的左后侧）、膈神经（前斜

角肌前方）、喉返神经（气管食管沟）（图 2.47 和图 2.50）。

2.6.4.3　影像学 / 放射学

透视：可精确引导针穿刺至 C_6 横突水平位置，有许多人 C_7 横突骨质缺如，因此，在 C_7 水平进针可能会进入椎动脉。动脉造影有助于上肢动脉供血不足的评估。

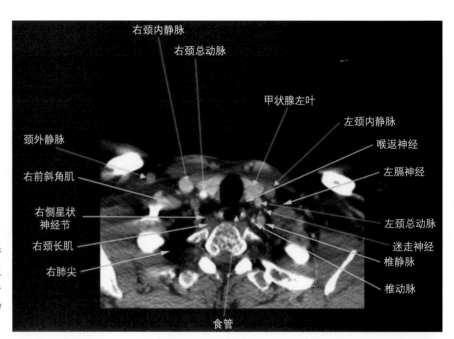

图 2.47　CT 显示在星状神经节阻滞平面的重要解剖结构。与臂丛神经阻滞平面的解剖结构类似（图片修改于 http://www.urmc.rochester.edu/smd/Rad/neuroanatomy/neck_anatomy.htm）

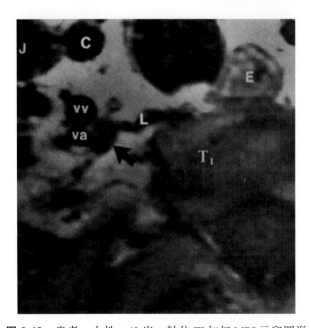

图 2.48　患者，女性，42 岁，轴位 TI 加权 MRI 示卵圆形星状神经节（箭）达第 1 肋头侧。C，颈总动脉；J，颈内静脉；vv，椎静脉；va，椎动脉；L，颈长肌；E，食管；T_1，椎体（Hogan and Erickson 1992）

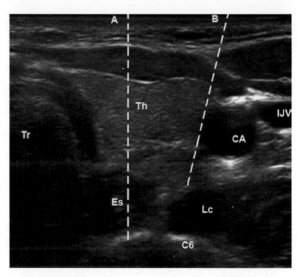

图 2.49　超声显示左侧星状神经节。A，进针路径选择气管旁前入路（透视引导）；B，超声引导进针路径；TR，气管；ES，食管；Th，甲状腺；LC，颈长肌；CA，颈总动脉；IJV，颈内静脉（Narouze et al. 2007）

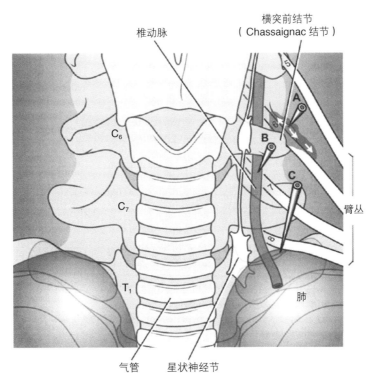

图 2.50　星状神经节阻滞并发症。星状神经节传递到达或接受来自上肢、头部和颈部的交感神经纤维。星状神经节由上胸神经节和颈下神经节融合形成（在许多个体中两个神经节仍然是独立的），因其形而得名。星状神经节位于第 1 肋骨头表面，T_1横突与钩突接合部，恰好位于肺尖后内侧及椎动脉内侧，操作容易伤及这两个结构。星状神经节阻滞通常取在 C_6 或 C_7 水平，应避免气胸，注入一定量的药液将沿椎前筋膜向下扩散至星状神经节（常用量 10ml）。当未采用 X 线引导时，操作者应触及 C_6 前结节和横突，而后将其置入。如采用影像介导，就可更简单、更安全地将针穿刺至 C_6 或 C_7 椎体钩突的下方。针置入位置不正确可能会导致：A，局麻药扩散至邻近脊神经，此处脊神经形成臂丛；B，损伤椎动脉或动脉内注射；C，气胸。局麻药也可向近侧沿着脊神经进入硬膜外间隙（Rathmell 2006）

　　CT（Erickson and Hogan 1993）：静脉注射对比剂可准确识别血管结构（椎动脉和颈动脉鞘）。CT也可识别食管，可避开一些重要神经如膈神经、喉返神经以及脊髓 / 神经根，也可避免气胸。CT 有助于排除其他来源的上肢疼痛，如怀疑骨性疾病。在诊断梅尼埃病时，颞骨 CT 有助于排除其他内耳疾病。

　　超声：采用左侧入路时，超声可识别食管，也可准确识别颈动脉、椎动脉、甲状腺上动脉等血管结构（图 2.49）。但是，它不能监测对比剂的扩散，不能像 CT 或透视一样防止鞘内注射或喉返神经损伤。

　　核医学骨扫描：有助于评估复杂性区域疼痛综合征（反应性交感神经营养不良）（图 2.51）。

　　MRI：MRI 有助于排除其他原因引起的上肢疼痛。在临床诊断梅尼埃病时，内听道 MRI 有助于排除其他内耳疾病。并可对星状神经节直接成像。

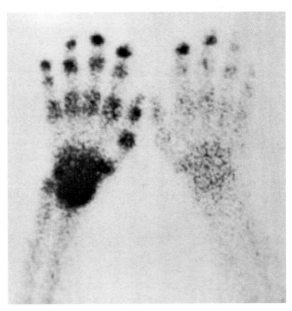

图 2.51　患者，应用 RSDS，骨扫描典型表现，在患手关节周围核素摄取增加，另一只手的两个远端指间关节摄取增加为骨性关节炎（Kozin et al. 1981）

2.6.5 适应证

以下是星状神经节阻滞常见的适应证：
- 交感神经介导的疼痛综合征（交感神经营养不良或复杂性区域疼痛综合征）（Schweitzer et al. 1995）
- 血管疾病[**]
- 雷诺病[**]
- 雷诺现象[**]
- 冻伤
- 血管痉挛[**]
- 闭塞性血管疾病[**]
- 栓塞性血管疾病[**]
- 硬皮病[**]
- 涉及上肢、胸部、头部和颈部的慢性疼痛综合征
- 幻肢痛
- 佩吉特病[**]
- 肿瘤性疾病
- 放疗后神经炎[**]
- 糖尿病性神经病
- 脑神经障碍引起的疼痛（三叉神经痛以及贝尔麻痹）[**]
- 带状疱疹后遗神经痛/急性带状疱疹[**]
- 严重顽固性心绞痛[**]
- 多汗症
- 梅尼埃综合征[**]
- 血管性头痛

2.6.6 禁忌证

星状神经节阻滞的禁忌证包括心肌梗死[**]、心动过缓、青光眼、对侧气胸[**]以及对侧肺功能不全或对侧肺缺如[**]。

2.6.7 并发症（Neal et al. 2007）

以下是星状神经节阻滞少见的并发症：
- 喉返神经及膈神经阻滞[**]
- 臂丛神经阻滞
- 气胸[**]
- 癫痫大发作（generalized seizure）
- 全脊麻
- 严重低血压
- 短暂性闭锁综合征
- 气管旁血肿[**]
- 椎动脉注射引起动脉/栓塞或梗死[**]（Makiuchi et al. 1993）（见图 2.52）

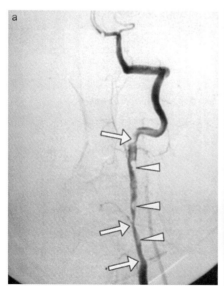
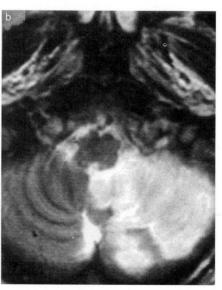

图 2.52　患者，男性，37 岁，伴头晕、共济失调（患者 17），左侧椎动脉不规则狭窄和多个充盈缺损。（a）左侧椎动脉前后位造影显示 V 2 段较长节段不规则狭窄（箭）和多个充盈缺损（箭头），它代表壁内或腔内血栓；左侧后下小脑动脉闭塞。（b）轴位 T2 加权 MRI 示大片状高信号区，代表多发梗死，梗死累及左后下小脑动脉供血区和小脑中脚，这种表现提示栓塞性梗死（Shin et al. 2000）

（李兵、杨国庆、沈江、王兴林、徐晓雪）

2.7 臂丛阻滞：治疗臂丛神经病

2.7.1 解剖

臂丛（Brachial Plexus）是一个复杂神经系统，它源于 C_4 至 T_1 神经根，它在颈部位于锁骨后方，第 1 肋骨头侧，穿行于前、中斜角肌之间，与锁骨下动脉伴行，通过腋窝到达上臂（图 2.53 和图 2.54）。

2.7.2 功能

臂丛神经支配除斜方肌和腋窝邻近皮肤（由肋间臂神经提供支配）之外的所有上肢的皮肤感觉和运动功能。

2.7.3 临床表现

臂丛神经病表现为上肢和肩部的疼痛和感觉减退以及乏力。

2.7.4 病因

病因包括创伤[**]、牵拉损伤、肿瘤[**]、放射治疗、出生缺陷、毒素、药物、胸廓出口综合征[**]、急性特发性/病毒性神经丛炎[**]以及自身免疫性神经丛炎[**]。

2.7.5 鉴别诊断

鉴别诊断包括粘连性关节囊炎[**]、肌萎缩性侧索硬化症[**]、颈椎神经根型颈椎病[**]、髓核脱出[**]、椎关节强硬[**]、风湿性多肌痛、肩袖疾病[**]和胸廓出口综合征[**]。

2.7.6 注射部位

可使用锁骨上、锁骨下、腋窝及斜角肌间（图 2.53）等入路。腋窝阻滞方法在上肢神经部分提及。

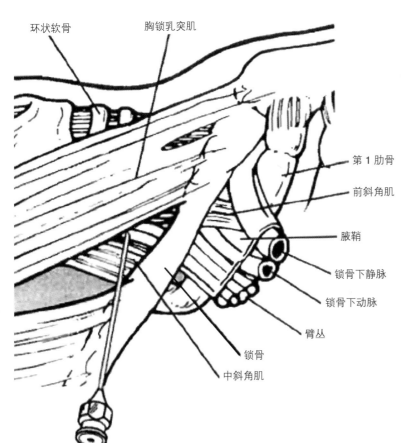

环状软骨　　胸锁乳突肌

第 1 肋骨
前斜角肌
腋鞘
锁骨下静脉
锁骨下动脉
臂丛
锁骨
中斜角肌

图 2.53　斜角肌间隙入路臂丛神经阻滞穿刺针的位置。患者仰卧位，头偏向左侧，侧位观（Waldman 2001c）

图 2.54 臂丛神经的正常解剖（Wittenberg and Adkins 2000）

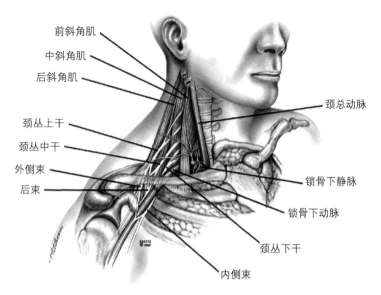

前斜角肌
中斜角肌
后斜角肌
颈丛上干
颈丛中干
外侧束
后束
颈总动脉
锁骨下静脉
锁骨下动脉
颈丛下干
内侧束

2.7.7 断层解剖：斜角肌间隙入路

2.7.7.1 穿刺针要穿过哪些结构？

针进入皮肤，穿过颈阔肌，然后穿过胸锁乳突肌（由颈深筋膜浅层包绕），再穿过颈深筋膜深层（包绕前斜角肌），然后穿过前斜角肌到达靶点——前、中斜角肌之间（图 2.55）。

2.7.7.2 穿刺针应避开哪些结构？

穿刺针应避开以下结构：膈神经、喉返神经、肺尖（会导致气胸）以及中轴神经结构（见图 2.47 相关解剖学）。

2.7.8 影像学/放射学

X 线平片：平片有助于排除肩部撞击综合征。胸片可检测结节病、肉芽肿疾病及肺上沟瘤，也可检测出颈肋。虽然可采用解剖标志触诊方式引导，但在颈部粗短患者、既往有手术史或放疗史患者常采用影像介导（Mukherji et al. 2000）。

X 线透视：是最常用的方法。

CT：很安全（避免气胸和神经血管结构损伤），且适用于肥胖以及解剖结构变化（如肿瘤浸润）的患者（图 2.55）。CT 可进行 2D 冠状面和矢状面重建，CT 脊髓造影可用于神经节前损伤评估。

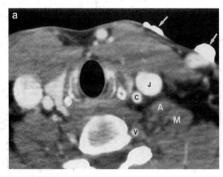
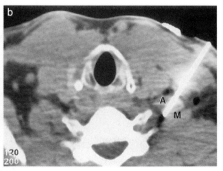

图 2.55 臂丛神经阻滞治疗左侧 C_7 单根神经病。（a）轴位增强 CT 扫描，臂丛前皮区以钡剂标记（箭），以助于鉴别颈总动脉（C）、颈内静脉（J）、椎动脉（V）的位置。A 前斜角肌，M 中斜角肌（Mukherji et al. 2000）。（b）轴位 CT 扫描示针尖位于前（A）和中（M）斜角肌之间（Mukherji et al. 2000）

超声：可引导臂丛神经阻滞。彩色多普勒有助于了解血管解剖结构的改变/血管病变（AVM）和凝血功能障碍患者，但在检测肿瘤侵袭方面受限制，不能像 CT 或透视一样观察注射对比剂的扩散。

MRI：可用于排除神经根型颈椎病。此外，臂丛 MRI 检测可评价肿瘤或肉芽肿疾病，它可直接观察臂丛神经信号强度有无增强来评估臂丛神经及神经周围病变（肿瘤）（图 2.56 和图 2.57）。MRI（臂丛神经和颈椎）也可用于显示臂丛神经的节前和节后损伤。MR 脊髓成像对神经节前评估很有帮助。

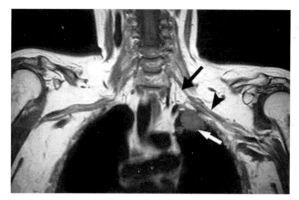

图 2.57　患者，女性，60 岁，左侧小的肺上沟瘤。冠状 T1 加权图像示左肺尖部一双叶状小肿瘤（白箭），正常的斜角肌间存在脂肪垫（黑箭），在冠状面图像上呈三角形，左臂丛（箭头）显示良好。"肺上沟瘤"用于描述位于肺尖部的胸膜沟（上沟）支气管源性新生物，这些肿瘤大部分都是非小细胞癌（鳞状细胞癌、腺癌或大细胞癌），其一般通过直接蔓延或扩展方式侵犯臂丛神经、肋间神经、星状神经节、邻近肋骨及椎体。侵犯臂丛神经和相邻的椎骨常见于进展期病例。锁骨上淋巴结肿大表示病情已为 N_3 的阶段（根据 TNM 分期），也代表进入进展期。肿瘤最早的胸壁外及臂丛神经侵犯征象，或许是斜角肌间脂肪垫的受侵，斜角肌间脂肪垫正常表现为位于前和中后斜角肌之间、刚好位于肺尖部头侧。臂丛神经的各干位于脂肪垫内。冠状 T1 加权 MRI 上斜角肌间脂肪垫多表现为三角形，呈明亮高信号，双侧对称。当起源于肺尖的肿瘤使脂肪垫正常的高信号消失，则提示臂丛神经的侵犯，可能不宜再选择手术切除（Castillo 2005）

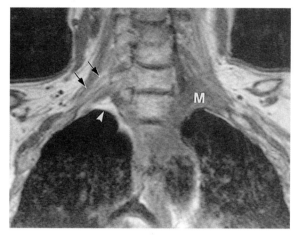

图 2.56　臂丛神经阻滞缓解肺上沟瘤复发患者疼痛。注意正常肺尖脂肪（箭头）和臂丛神经（箭）。M 左肺尖可见一肿块（Mukherji et al. 2000）

2.7.9　适应证

以下是常见的适应证：术前镇痛、术后疼痛及臂神经丛病变[**]。

2.7.10　并发症

臂丛神经阻滞的五个主要并发症有：①麻药注入锁骨下动脉内[**]，②膈神经阻滞[**]，③喉返神经麻痹[**]（图 2.58），④气胸[**]，⑤局麻药硬膜外、硬膜下及蛛网膜下腔扩散[**]。

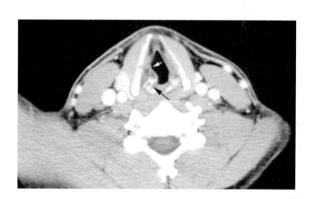

图 2.58　患者，女性，45 岁，声音嘶哑，右喉返神经麻痹，行轴位增强 CT。白箭显示右侧喉室扩张。黑箭显示右杓状软骨前方区域（Chin et al. 2003）。

放疗[**]、膈神经麻痹[**]、对侧喉返神经麻痹[**]、晚期慢性阻塞性肺病[**]及胸部解剖改变[**]。锁骨畸形[**]可能是锁骨下入路的一个禁忌证。

（李兵、杨国庆、沈江、孙清泉、杨汉丰）

2.7.11　禁忌证

臂丛神经阻滞的禁忌证包括：既往颈部手术[**]、

参考文献

American College of Radiology. ACR Practice Guideline for the Performance of Computed Tomography (CT) of the Extracranial Head and Neck in Adults and Children. Reston: American College of Radiology. Revised 10/1/06

American College of Radiology. American College of Radiology Practice Guideline for the Performance of Magnetic Resonance Imaging (MRI) of the Head and Neck. Reston: American College of Radiology. Revised 10/1/07

American head and Neck Society. Management of Cancer of the Head and Neck Imaging: GeneralGuidelines. Los Angeles: American head and Neck Society. http://www.headandneck-cancer.org/clinicalresources/docs/imaginggeneral.php

Coleman RE. PET Refining Head and Neck Cancer Management. http://www.medscape.com/viewarticle/439654

Raj PP, Lou L, Erdine S et al. Radiographic Imaging for Regional Anesthesia and Pain Management New York: Churchill Livingstone, c2003. ISBN 0-443-06596-9

Harnsberger R, Macdonald AJ. Diagnostic and Surgical Imaging Anatomy. Brain, Head & Neck, Spine, 1st ed. Salt Lake City: Amirsys, 2006. NLM ID: 101266773, I-380, I-383, I-384

Harnsberger R, Macdonald AJ. Diagnostic and Surgical Imaging Anatomy. Brain, Head & Neck, Spine, 1st ed. Salt Lake City: Amirsys, 2006. NLM ID: 101266773, I-218, I-266

Harnsberger R, Macdonald AJ. Diagnostic and Surgical Imaging Anatomy. Brain, Head & Neck, Spine, 1st ed. Salt Lake City: Amirsys, 2006. NLM ID: 101266773, II-118-123

Vallejo R, Benyamin R, Yousuf N, Kramer J. Computed tomography-enhanced sphenopalatine ganglion blockade. Pain Pract. 2007;7(1):44-6

Gupta S, Henningsen JA, Wallace MJ, Madoff DC, Morello FA Jr, Ahrar K, Murthy R, Hicks ME. Percutaneous biopsy of head and neck lesions with CT guidance: various approaches and relevant anatomic and technical considerations. Radiographics. 2007;27(2):371-90

Weissman JL. A pain in the ear: the radiology of otalgia. AJNR Am J Neuroradiol. 1997;18:1641-51

Varghese BT, Koshy RC, Sebastian P, Joseph E. Combined sphenopalatine ganglion and mandibular nerve, neurolytic block for pain due to advanced head and neck cancer. Palliat Med. 2002;16(5):447-8

Saade E, Paige GB. Patient-administered sphenopalatine ganglion block. Reg Anesth. 1996;21(1):68-70

Sargeant LK. Headache, Cluster. 2007. http://www.emedicine.com/EMERG/topic229.htm

Mendizabal J. Cluster Headache. 2005. http://www.ouch-us.org/chgeneral/choverview.htm

Tien RD, Felsberg GJ, Osumi AK. Herpes virus infections of the CNS: MR findings. Am J Roentgenol. 1993;161:167-76

Varghese BT, Koshy RC. Endoscopic transnasal neurolytic sphenopalatine ganglion block for head and neck cancer pain. J Laryngol Otol. 2001;115(5):385-7

Ginsberg LE, DeMonte F. Imaging of perineural tumor spread from palatal carcinoma. AJNR Am J Neuroradiol. 1998;19:1417-22

Walker AT, Chaloupka JC, Putman CM, Abrahams JJ, Ross DA. Sentinel transoral hemorrhage from a pseudoaneurysm of the internal maxillary artery: a complication of CT-guided biopsy of the masticator space. AJNR Am J Neuroradiol. 1996;17(2):377-81

Waldman SD. Interventional Pain Management, 2nd ed. Philadelphia: Saunders, 2001a. NLM ID: 100959973

Okuda Y, Okuda K, Shinohara M, Kitajima T. Use of computed tomography for maxillary nerve block in the treatment of trigeminal neuralgia. Reg Anesth Pain Med. 2000;25(4): 417-9

Koizuka S, Saito S, Kubo K, Tomioka A, Takazawa T, Sakurazawa S, Goto F. Percutaneous radio-frequency mandibular nerve rhizotomy guided by CT fluoroscopy. AJNR Am J Neuroradiol. 2006;27(8):1647-8

Barakos JA, Dillon WP, Chew WM. Orbit, skull base, and pharynx: contrast-enhanced fat suppression MR imaging. Radiology. 1991;179(1):191-8

Yousem DM, Gad K, Tufano RP. Resectability issues with head and neck cancer. AJNR Am J Neuroradiol. 2006;27(10):2024-36

Kamel HA, Toland J. Trigeminal nerve anatomy: illustrated using examples of abnormalities. AJR Am J Roentgenol. 2001;176(1):247-51

Sekimoto K, Koizuka S, Saito S, Goto F. Thermogangliolysis of the Gasserian ganglion under computed tomography fluoroscopy. J Anesth. 2005;19(2):177-9

Krol G, Arbit E. Percutaneous electrocoagulation of the trigeminal nerve using CT guidance. Technical note. J Neurosurg. 1988;68(6):972-3

Kaplan M, Erol FS, Ozveren MF, Topsakal C, Sam B, Tekdemir I. Review of complications due to foramen ovale puncture. J Clin Neurosci. 2007;14(6):563-8. Epub 2006 Dec 13

Horiguchi J, Ishifuro M, Fukuda H, Akiyama Y, Ito K. Multiplanar reformat and volume rendering of a multidetector CT scan for path planning a fluoroscopic procedure on Gasserian ganglion block-a preliminary report. Eur J Radiol. 2005;53(2):189-91

Yousry I, Moriggl B, Schmid UD, Naidich TP, Yousry TA. Trigeminal ganglion and its divisions: detailed anatomic MR imaging with contrast-enhanced 3D constructive interference in the steady state sequences. AJNR Am J Neuroradiol. 2005;26:1128–35

Williams LS, Schmalfuss IM, Sistrom CL, Inoue T, Tanaka R, Seoane ER, Mancuso AA. MR imaging of the trigeminal ganglion, nerve, and the perineural vascular plexus: normal appearance and variants with correlation to cadaver specimens AJNR Am J Neuroradiol. 2003;24:1317–23

Yoshino N, Akimoto H, Yamada I, Nagaoka T, Tetsumura A, Kurabayashi T, Honda E, Nakamura S, Sasaki T. Trigeminal neuralgia: evaluation of neuralgic manifestation and site of neurovascular compression with 3D CISS MR imaging and MR angiography. Radiology. 2003;228(2):539-45. Epub 2003 Jun 11

Ward L, Khan M, Greig M, Dolin SJ. Meningitis after percutaneous radiofrequency trigeminal ganglion lesion. Case report and review of literature. Pain Med. 2007;8(6): 535-8

James EA, Kibbler CC, Gillespie SH. Meningitis due to oral streptococci following percutaneous glycerol rhizotomy of the trigeminal ganglion. J Infect. 1995;31(1):55-7

Weiss LD. Easy Injections. Philadelphia: Elsevier, 2007. NLM ID: 101308328, p 112, Figure 6-5

Kapoor V, Rothfus WE, Grahovac SZ, Amin Kassam SZ, Horowitz MB. Refractory occipital neuralgia: preoperative assessment with CT-guided nerve block prior to dorsal cervical rhizotomy. AJNR Am J Neuroradiol. 2003;24(10):2105-10

Curatolo M, Eichenberger U. Ultrasound-guided blocks for the treatment of chronic pain. Tech Reg Anesth Pain Manag. 2007;11:95-102

Kroft LJ, Reijnierse M, Kloppenburg M, Verbist BM, Bloem JL, van Buchem MA. Rheumatoid arthritis: epidural enhancement as an underestimated cause of subaxial cervical spinal stenosis. Radiology. 2004;231(1):57-63. Epub 2004 Feb 27

Hofkes SK, Iskandar BJ, Turski PA, Gentry LR, McCue JB, Haughton VM. Differentiation between symptomatic Chiari I malformation and asymptomatic tonsilar ectopia by using cerebrospinal fluid flow imaging: initial estimate of imaging accuracy. Radiology. 2007;245(2):532-40. Epub 2007 Sep 21

Silva JA, Holanda MM, Pereira CB, Leiros Mdo D, Araújo AF, Bandeira E. Retropulsion and vertigo in the Chiari malformation: case report. Arq Neuropsiquiatr. 2005;63(3B):870-3. Epub 2005 Oct 18. Erratum in: Arq Neuropsiquiatr. 2005; 63(4):1120

Brown DLL. Atlas of Regional Anesthesia. Philadelphia: WB Saunders, 1992, pp 165-170

Carron H: Cervical plexus blocks. In Regional Anesthesia: Techniques and Clinical Applications. New York, Grune and Stratton, 1984, pp 10-15.

Winnie AP, Ramamurthy S, Durrani Z, Radonjic R. Intrascalene cervical plexus block: a single-injection technique. Anesth Analg. 1975;54:370-375

Gupta S, Henningsen JA, Wallace MJ, Madoff DC, Morello FA Jr, Ahrar K, Murthy R, Hicks ME. Percutaneous biopsy of head and neck lesions with CT guidance: various approaches and relevant anatomic and technical considerations. Radiographics. 2007;27(2):371-90

Waldman SD. Interventional Pain Management, 2nd ed. Philadelphia: Saunders, 2001b. NLM ID: 100959973, p 356

Jacobsen AS, Urken ML, Teng MS. Head and Neck Diagnostic Procedures from ACS Surgery: Principles and Practice. 2006. http://www.medscape.com/viewarticle/521712_8

Hermans R, Pameijer FA, Mancuso AA, Parsons JT, Mendenhall WM. Laryngeal or hypopharyngeal squamous cell carcinoma: can follow-up CT after definitive radiation therapy be used to detect local failure earlier than clinical examination alone? Radiology. 2000;214:683

Smoker WR, Harnsberger HR. Differential diagnosis of head and neck lesions based on their space of origin. 2. The infrahyoid portion of the neck. AJR Am J Roentgenol. 1991;157(1):155-9

Holliday RA, Swartz JD, Hudgins PA, Dalley RW, Curtin HD, Reede DL, Smoker WR. Head and neck radiology. Radiology. 1995;194(2):613-6

Parker GD, Harnsberger HR. Radiologic evaluation of the normal and diseased posterior cervical space. AJR Am J Roentgenol. 1991;157(1):161-5

Rathmell JP. Atlas of image-guided intervention in regional anesthesia and pain medicine. Philadelphia: Lippincott Williams & Wilkins, 2006

Erickson SJ, Hogan QH. CT-guided injection of the stellate ganglion: description of technique and efficacy of sympathetic blockade. Radiology. 1993;188(3):707-9

Hogan QH, Erickson SJ. MR imaging of the stellate ganglion: normal appearance. AJR Am J Roentgenol. 1992;158(3):655-9. Erratum in: AJR Am J Roentgenol 1992;158(6):1320

Narouze S, Vydyanathan A, Patel N. Ultrasound-guided stellate ganglion block successfully prevented esophageal puncture. Pain Phys. 2007;10(6):747-52

Kozin F, Soin JS, Ryan LM, Carrera GF, Wortmann RL. Bone scintigraphy in the reflex sympathetic dystrophy syndrome. Radiology. 1981;138(2):437-43

Schweitzer ME, Mandel S, Schwartzman RJ, Knobler RL, Tahmoush AJ. Reflex sympathetic dystrophy revisited: MR imaging findings before and after infusion of contrast material. Radiology. 1995;195(1):211-4

Chester M, Hammond C, Leach A. Long-term benefits of stellate ganglion block in severe chronic refractory angina. Pain. 2000;87(1):103-5

Valvassori GE, Dobben GD. Multidirectional and computerized tomography of the vestibular aqueduct in Meniere's disease. Ann Otol Rhinol Laryngol. 1984;93(6 pt 1):547-50

Neal JM, Rathmell JP. Complications in regional anesthesia and pain medicine. Philadelphia, PA: Saunders/Elsevier, 2007

Makiuchi T, Kondo T, Yamakawa K, Shinoura N, Yatsushiro K, Ichi S, Yoshioka M. [Stellate ganglion blocks as the suspected route of infection in a case of cervical epidural abscess]. No Shinkei Geka. 1993;21(9):805-8. Japanese

Shin JH, Suh DC, Choi CG, Leei HK. Vertebral artery dissection: spectrum of imaging findings with emphasis on angiography and correlation with clinical presentation. Radiographics. 2000;20(6):1687-96

Waldman SD. Interventional Pain Management, 2nd ed. Philadelphia: Saunders, 2001c. NLM ID: 100959973, p 383

Wittenberg KH, Adkins MC. MR imaging of nontraumatic brachial plexopathies: frequency and spectrum of findings. Radiographics. 2000;20(4):1023-32

Mukherji SK, Wagle A, Armao DM, Dogra S. Brachial plexus nerve block with CT guidance for regional pain management: initial results. Radiology. 2000;216(3):886-90

Castillo M. Imaging the anatomy of the brachial plexus: review and self-assessment module. Am J Roentgenol. 2005; 185:S196-204

Chin SC, Edelstein S, Chen CY, Som PM. Using CT to localize side and level of vocal cord paralysis. AJR Am J Roentgenol. 2003;180(4):1165-70

Fazekas F, Koch M, Schmidt R, Offenbacher H, Payer F, Freidl W, Lechner H. The prevalence of cerebral damage varies with migraine type: a MRI study. Headache. 1992;32(6):287-91

3 胸　部

在胸部诊断中，各种影像检查方法各有所长。X 线平片可作为初始检测手段，用以排除骨折和恶性肿瘤。而 CT 则常用于排除其他原因引起的胸痛。虽然 MRI 在胸部应用较少，但有助于心脏和血管（主动脉）疾病的诊断。

3.1　胸交感神经节阻滞（图 3.1）

3.1.1　解剖

胸交感神经节位于椎体两侧，一般每侧 12 个，并汇合成胸交感神经干。胸交感神经节通过灰、白交通支与肋间神经相连。白交通支包含从脊髓发出的节前交感神经纤维，这些纤维进入交感神经节；灰支包含从交感神经节发出的节后交感神经纤维，节后纤维返回与脊神经相连。其余的胸部节后纤维经交感神经干向上或向下相连，或通过内脏神经与腹腔神经丛相接。第 1 胸神经节通常与颈下神经节融合，形成星状神经节。胸内脏神经（大、小及最小内脏神经）提供交感神经支配腹腔脏器。

3.1.2　功能

胸交感神经节提供自主交感神经功能，即"战斗或飞行"（fight or flight）反应。它们可通过增加心率和血压以及收缩血管以影响心血管系统，还可扩大呼吸系统内的支气管，减少肠道蠕动，负责瞳孔扩大、毛发直立（鸡皮疙瘩）、出汗等，交感神经也负责热、冷或传入神经的痛觉支配，它们也参与心绞痛及内脏痛的胸壁交感神经介导的疼痛。

3.1.3　注射部位

穿刺点选择棘突水平，旁开 3cm，后路椎旁入路法常从这个穿刺点到达横突（图 3.1）。一旦达到横突后，回抽穿刺针并改变针道从上方越过横突，直到穿过上肋横突韧带后阻力消失。可用 CT 或透视做引导（图 3.2 至图 3.6）。

3.1.4　断层解剖

3.1.4.1　穿刺针要经过哪些结构？

穿刺针将穿过如下肌肉：斜方肌（中线区）、菱形肌（斜方肌深面，在更外侧入路时可被穿过）以及竖脊肌（斜方肌深面，在更接近中线位置时可穿过）。穿刺针可从横突上方或下方通过，到达肋骨

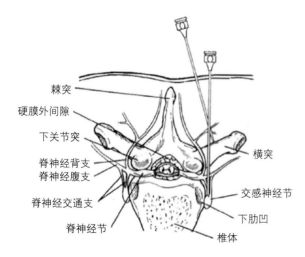

棘突
硬膜外间隙
下关节突
脊神经背支
脊神经腹支
脊神经交通支
脊神经节
横突
交感神经节
下肋凹
椎体

图 3.1　胸交感神经节阻滞穿刺针位置（Waldman 2001a）

图 3.2 患者，男性，28 岁，无症状神经纤维瘤。$T_6 \sim T_9$ 水平系列轴位 CT 扫描图像显示神经纤维瘤累及双侧膈神经和迷走神经、交感神经链以及右侧肋间神经（Aquino et al. 2001）

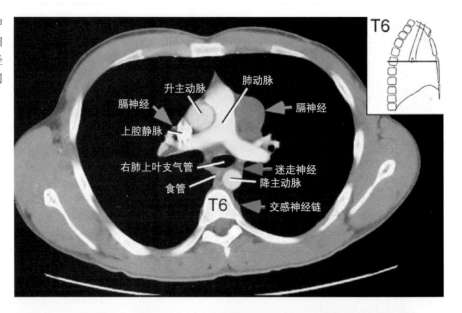

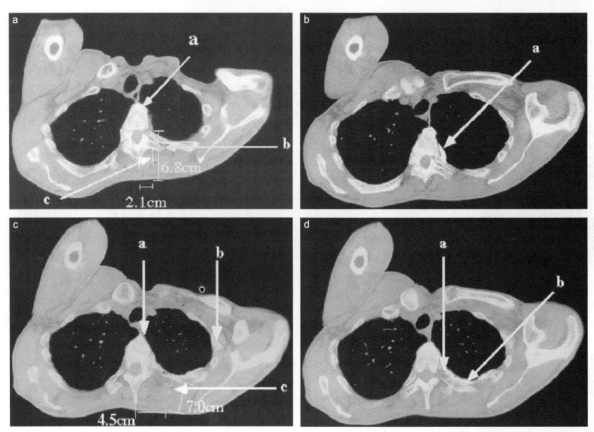

图 3.3 （a–d）示 CT 引导下胸交感神经阻滞的步骤。（a）穿刺针插入直至触及横突。a，第 2 胸椎椎体；b，横突；c，神经阻滞针。（b）在椎旁间隙分布的对比剂。（c）穿刺针进入间隙。a，第 3 胸椎椎体；b，第 3 肋；c，神经阻滞针。（d）对比剂分布。a，对比剂；b，可疑粘连区（Uchino et al. 2007）

头前面，交感神经节位于椎旁间隙（胸膜外）（图 3.2）。

3.1.4.2 穿刺针应避开哪些结构？

降主动脉：避免穿刺针偏离椎旁间隙，或穿刺过深超过椎体前方；在主动脉弓下水平尤其是中胸部穿刺 CT 引导是非常有用的。

食管：避免针穿刺过深至椎体前方和太偏中线。

胸脊神经根：避免穿刺针在椎弓根内侧进入椎间孔，如胸椎旁神经分布区感觉异常，可将针尖向

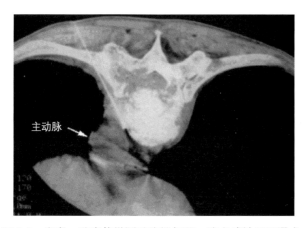

图 3.4 患者，肺癌伴纵隔及胸椎侵犯，胸交感神经阻滞术。患者取俯卧位，在皮下软组织、肌肉及椎体旁骨膜注射局麻药物。数分钟后行 CT 扫描，可见 22 号针正好置于胸椎横突及肋骨上方。针尖位于肋骨头的前方，胸椎骨膜及壁胸膜之间。而后注入局麻药与对比剂的混合液，CT 扫描进一步确定针尖处于最佳位置，最后注射 3ml 的乙醇（Gangi et al. 1996）

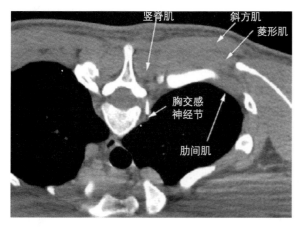

图 3.5 胸交感神经阻滞横断位 CT 解剖。注意针尖紧邻胸交感神经节（www. pain-manage.org.tw/ray/ray23.pdf）（由 Jen Ai 医院的 Dr. Mingi Chan-Liao 供图）

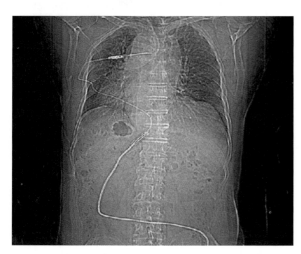

图 3.6 CT 冠状位定位片显示针紧邻于胸椎椎体（由 Jen Ai 医院的 Dr. Mingi Chan-Liao 供图）

头侧轻微调整。

　　半奇静脉：位于 $T_9 \sim T_{12}$ 椎体左前侧，胸主动脉后方。

　　副半奇静脉：位于 $T_4 \sim T_8$ 椎体左前方。

　　奇静脉：在 $T_5 \sim T_{12}$ 椎体右侧前方。

　　肋间动脉、神经和静脉：避免穿刺针紧邻肋骨下缘。

　　肺：避免穿刺针过于偏离椎体外侧（要贴近椎体）（图 3.2）。

3.1.5 影像学 / 放射学

　　X 线透视是最常用影像技术。然而，CT 引导（Okuda et al. 2001）可帮助我们确立一个椎旁穿刺路径避开胸膜腔穿刺（可注射生理盐水将胸膜推离椎体）。此外，双针技术可减少穿刺次数以及重新调整穿刺定位。皮肤电流反应监测可能有助于提高胸膜粘连患者的阻滞准确度（Uchino et al. 2007）（图 3.3、图 3.5 和图 3.6）。

3.1.6 适应证

　　胸交感神经阻滞术的常见适应证如下：

　　• 上胸壁、胸部 / 上腹部内脏等处交感神经介导性疼痛的评估和治疗

　　• 胸交感神经阻滞术结合局麻药可作为鉴别诊断方法，采用不同的神经阻滞来鉴别胸壁、胸部及上腹部的疼痛，可用于疼痛缓解程度的有效预测

　　• 顽固性心绞痛和腹绞痛[**]

　　• 开胸术后疼痛、急性带状疱疹、带状疱疹后遗神经痛以及乳房切除后幻乳痛（图 3.7）

　　• 对于行胸交感神经阻滞可缓解症状的胸部疼痛综合征，可行胸交感神经链毁损

　　• 胸部肿瘤的椎旁侵犯（图 3.4）[**]

3.1.7 并发症

　　胸交感神经阻滞有四个主要并发症：①气胸[**]；②胸主动脉被刺穿（大出血）[**]；③奇静脉、半奇静脉被刺穿[**]；④硬膜外、硬膜下或蛛网膜下腔注射以及脊髓[**]或神经根损伤[**]。

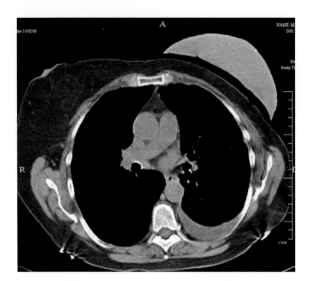

图 3.7 患者右乳切除术后的胸部 CT

（李兵、沈江、赵晖、谢建平、杜勇）

3.2 肋间神经阻滞：治疗肋间神经痛（图 3.8 和图 3.9 ）

3.2.1 解剖

肋间神经（intercostal nerves）由胸神经前支构成。由于 12 根神经中有 11 根均位于肋骨间，故称为肋间神经（图 3.8 ）。肋间神经自起始部后就通过灰白交通支与交感神经节相连通。肋间神经走行于肋骨下方的肋间沟，并与肋骨下动、静脉相邻。外侧皮支起源于肋间神经外侧段。前皮支起源于肋间神经前尖部。当前皮支进入腹直肌鞘时可能会形成包绕。

图 3.8 肋间神经解剖。胸神经根通过椎间孔出椎管，分为前、后两主支。前支向外侧走行，进入每根肋骨下缘的肋骨沟，在肋骨沟由内向外走行位于肋间动、静脉的下方；后皮支在肋间神经走行区发出的位置有一定变化，但总位于腋后线（此线为腋窝后皱襞向下直接延长线）的前方。因此，肋间神经阻滞必须在腋后线的内侧进行，以确保肋间神经的全部感觉分布区被完全阻滞。插入小图显示大图的走向（ Rathmell 2006 ）

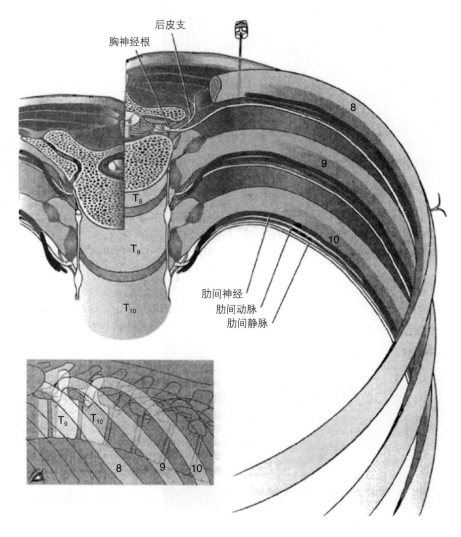

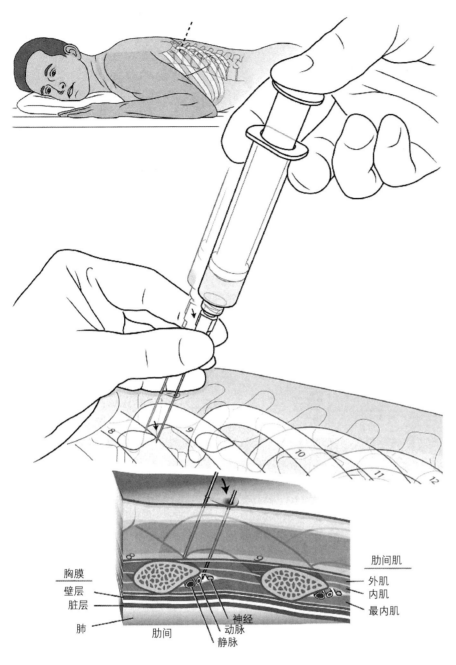

图3.9 肋间神经阻滞术。首先将穿刺针向头侧倾斜15°～20°穿刺至肋骨下缘表面，而后仍保持向头侧倾斜15°～20°，让穿刺针滑过肋骨下缘，并向前进针2～3mm，此时针尖应紧邻肋间神经。肋间神经位于肋间动、静脉下方，肋间内肌与最内肌之间（Rathmell 2006）

3.2.2 功能

肋间神经支配胸壁包括壁层胸膜感觉，且通过前皮支（$T_8 \sim L_1$）支配前腹壁感觉。

3.2.3 临床表现

胸壁痛会随呼吸运动而加重，疼痛可能围绕胸壁分布或在躯干呈带状分布。腹壁痛可见于腹部皮神经卡压综合征（abdominal cutaneous nerve entrapment syndrome，ACNES），该病有可能会漏诊。

3.2.4 病因学

病因包括：①创伤或手术导致肋间神经瘤形成；②带状疱疹；③ACNES。

3.2.5　注射部位

X 线透视可用于引导穿刺针。C 型臂置于半侧胸廓中部上方，并向尾侧成角 15°～20° 进行成像。这有助于穿刺针以尾侧向头侧的角度穿过肋骨下缘。一般选择在腋后线或稍内侧进针至肋骨下缘，而后穿刺针缓慢滑过肋骨下缘，并经过肋缘向前进针 2～3mm。此时针尖应临近肋间神经，可注射药液完成阻滞。

3.2.6　断层解剖

3.2.6.1　穿刺针应经过哪些结构？

穿刺针通常需要穿过如下结构：腰背筋膜、肌肉 [斜方肌、菱形肌、竖脊肌（外侧缘）]、肋骨及紧邻肋下以及肋间肌肉。

3.2.6.2　穿刺针应避开哪些结构？

穿刺针需要避开肋间动、静脉以及肺 / 胸膜。

3.2.7　影像学 / 放射学

X 线透视：肋间神经阻滞通常仅用触诊即可完成。X 线透视有助于体型肥胖者或存在解剖变异患者（如脊柱后侧凸畸形或术后患者）完成阻滞（图 3.10）。

CT：可清晰显示胸膜的边界（图 3.11 ）。

超声：可实时显示胸膜腔从而避免发生气胸。超声有助于腋正中线路径穿刺，因为该路径发生气胸风险较高（图 3.12 ）。

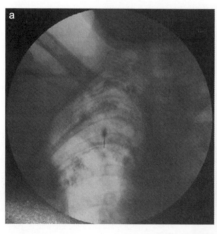
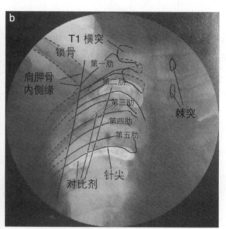

图 3.10　a 和 b：胸部前后位 X 线片显示第 5 肋间神经松解术。A 穿刺针正好位于第 4 肋骨下缘的下方，中线外侧旁开约 5cm。已注射 3ml 含有苯酚的放射对比剂（180mg/ml 碘海醇中含 10% 苯酚）。神经松解溶液沿肋间神经走形分布，从中心注射部位向内、外侧扩展数厘米。B 标记图像。对比剂为先前注射残留

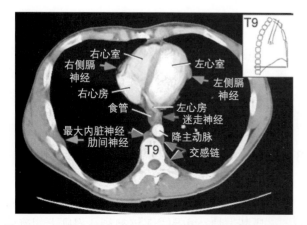

图 3.11　患者，男性，28 岁，无症状神经纤维瘤。系列轴位 CT 扫描显示多发神经纤维瘤累及双侧膈神经及迷走神经、交感链以及右侧肋间神经（Aquino et al. 2001 ）

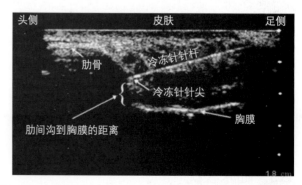

图 3.12　穿刺针尖可见，置于肋间沟处，位于肋间内肌中。该患者体型较瘦，胸膜距肋间沟在 0.5cm 以内，故微小移动即可导致穿刺针进入胸膜腔。因初始已进行冷冻消融治疗，故在探针周围可见一高信号环，提示消融冷冻球形成（Byas-Smith and Gulati 2006 ）

3.2.8 适应证（图3.13）

肋间神经阻滞常见适应证如下：

• 肋骨骨折[**]、胸壁挫裂伤[**]、胸膜炎[**]和连枷胸（flail chest）[**]（译者注：严重的闭合性胸部损伤导致多根多处肋骨骨折，使局部胸壁失去肋骨支持而软化，并出现反常呼吸即吸气时软化区胸壁内陷，呼气时外突，称为连枷胸）

• 正中胸骨切开术后疼痛[**]、心包开窗术后疼痛[**]以及胸骨骨折后疼痛[**]（胸骨旁阻滞）[**]

• 胸廓切开置管术后[**]、经皮胆管引流术后[**]或肝活检[**]

• 胸部或腹部术后疼痛（阑尾切除术后，右侧T_{10}、T_{11}和T_{12}肋间神经阻滞[**]）

• 慢性疼痛：联合或单独采用腹腔神经丛阻滞可鉴别腹壁疼痛与腹腔内脏痛

• ACNES：可采用前皮支神经局部阻滞进行诊断及治疗，因为该神经进入腹直肌鞘

• 单侧T_{12}和L_1椎旁神经阻滞可用于区别腹股沟疝修补术后[**]形成的神经卡压综合征

• 带状疱疹

• 癌症（图3.13）[**]

3.2.9 禁忌证

肋间神经阻滞有4个主要禁忌证：神经纤维瘤病[**]、马方综合征[**]、主动脉缩窄[**]（图3.14）及严

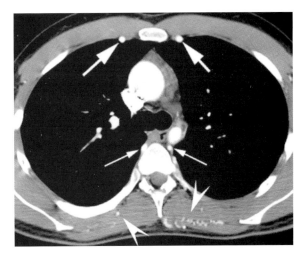

图3.14 先天性主动脉缩窄。增强轴位CT扫描见扩张的内乳动脉（大箭）、肋间动脉（小箭）和肩胛动脉降部（箭头）（Sebastià et al. 2003）

重的脊柱侧凸畸形[**]（可能需要影像介导）。在连枷胸[**]或多发肋骨骨折[**]引起的呼吸困难患者中使用最小的穿刺针。

3.2.10 并发症

肋间神经阻滞特殊的并发症包括：

• 气胸[**]

• 低血压（局麻药向中央扩散出现高位硬外麻醉，或全脊髓麻醉）

• 低血压：伴有低血容量和血管收缩的ICU患者出现低血压（镇痛减轻血管收缩导致低血压）

• 呼吸衰竭（由于早期使用了麻醉药但未显效，阻滞后的疼痛缓减将促使麻醉药品导致通气抑制现象出现）

（牛翔科、沈江、李杨、谢建平、杨汉丰）

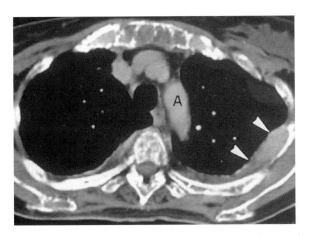

图3.13 患者，男性，59岁，多发性骨髓症。增强CT扫描主动脉弓（A）层面显示，累及胸骨、椎体、肩胛骨和肋骨的多骨质破坏病灶，并可见源于左侧肋骨破坏形成的软组织肿块（箭头）（Tateishi et al. 2003）

3.3 肩胛上神经阻滞（图3.15）

3.3.1 解剖

肩胛上神经病是由于该神经在肩胛上切迹处受撞击所致。当肩胛上神经向远侧继续走行，它可能在肩胛冈关节盂切迹（冈盂切迹）处受压，在该

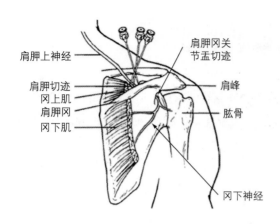

图 3.15　肩胛上神经阻滞穿刺针的位置（Waldman 2001b）

处肩胛上神经移行为冈下肌神经。肩胛上神经起自臂丛神经，源于 $C_4 \sim C_6$ 的神经根，向下、后方行走于喙锁韧带下方，穿过肩胛切迹，在该处与肩胛上动、静脉邻贴。肩胛上神经经过切迹后继续向后肩胛骨背侧走行，到达冈上肌深部。在此处分为冈上神经和冈下神经。冈下神经经肩胛冈关节盂切迹内走行进入冈下窝（图 3.15）。

3.3.2　功能

　　肩胛上神经近侧分支入冈上神经，冈上神经支配冈上肌，并提供肩锁关节、肩肱关节等肩关节区的感觉支配；肩胛上神经的远侧分支为冈下肌神经，冈下肌神经支配冈下肌，并提供肩部及肩胛区的感觉支配。

3.3.3　临床表现

　　肩胛上神经病表现为非特异性的肩部疼痛，与肩袖损伤综合征表现类似。严重病例可合并冈上肌和 / 或冈下肌萎缩。

3.3.4　病因学

　　病因包括创伤[**]、肩胛骨骨折[**]、手术（肩袖手术）[**]、肿瘤（软组织[**]或骨性[**]）、腱鞘囊肿[**]、或关节盂周围囊肿[**]（合并关节盂后唇撕裂[**]）、脂肪瘤[**]、肩胛冈关节盂静脉扩张[**]/ 静脉曲张[**]、反复的头顶上肢运动（棒球投手、油漆工、排球运动

员、举重运动员和其他的运动员）、先天性小肩胛上切迹或肩胛冈关节盂切迹[**]。

3.3.5　鉴别诊断

　　肩袖损伤[**]、关节盂唇撕裂[**]、盂肱及肩锁关节关节炎[**]/ 关节失稳[**]、肩峰下滑囊炎[**]、粘连性关节囊炎[**]、肱二头肌腱鞘炎[**]、钙化性腱鞘炎[**]和颈椎神经根病变（髓核脱出[**]及椎关节强直[**]）。

3.3.6　注射部位

　　先确定肩胛冈和肩峰的位置，穿刺点选择在肩峰外侧缘向内约 5cm 处，采用后入路，相当于肩胛冈稍上方进针。而后穿刺针缓慢进入肩胛切迹（图 3.15）。

3.3.7　断层解剖（图 3.16 和图 3.17）

3.3.7.1　穿刺针要经过哪些结构？

　　肩胛上神经阻滞术的穿刺针将穿过冈上肌、肩胛切迹以及喙锁韧带。

3.3.7.2　穿刺针应避开哪些结构？

　　穿刺针需要避开肩胛上动、静脉和肺。

3.3.8　影像学 / 放射学

　　X 线：有助于骨骼疾病病的诊断。

　　X 线透视：可使用，但一般不需 X 线透视，采用解剖标志即可完成操作。

　　CT（Schneider-Kolsky et al. 2004; Shanahan et al.2004）：作为影像介导很少用。已有随机单盲临床试验证实，与采用解剖标志定位相比，CT 导向下治疗患者的预后并未得到明显提高。CT 有助于骨骼疾病的横断面成像，并有助于骨折及肿瘤的评估。

　　超声：可用于介导操作（已有一个病例报告进行了描述）（Harmon and Hearty 2007）。

　　MRI：可用于诊断，可显示肩胛上神经病相关

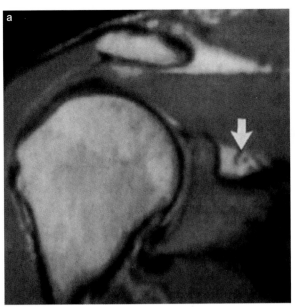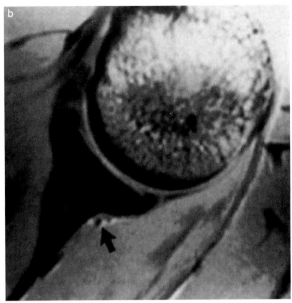

图 3.16 左图：正常肩胛上神经。斜冠位 PD-SE-MR 图像（2000/20）示位于肩胛切迹内的肩胛上神经（箭）。右图：正常冈下神经。轴位梯度回波 MRI（400/20，25°翻转角）显示冈下神经（箭）位于肩胛下横韧带水平的下方（Beltran and Rosenberg 1994）

的肌肉去神经支配（图 3.18 和图 3.19）。

肩胛上神经卡压：典型的关节盂周围囊肿（图 3.21）起源于邻近关节盂的撕裂。在 MRI 上，它们表现为边界清楚的、单囊或多囊、无强化的、充满液体的肿块。囊肿可扩展至肩胛上切迹或肩胛冈关节盂切迹，从而压迫肩胛上神经。

3.3.9 适应证

肩胛上神经阻滞的常见适应证如下：
- 可用于评估肩胛带及肩部疼痛的诊断方法
- 在臂丛毁损术前，可作为评估运动和感觉受损程度的预后指标
- 急性疼痛
  - 急性带状疱疹
  - 术后疼痛[**]
  - 癌性疼痛：等待化疗、手术以及 XRT 治疗起效期间
- 继发于反射（性）交感性营养不良[**]的肩关节活动度减低（手 / 肩部变异）或粘连性关节囊炎[**]（图 3.20）
- 肩胛上神经卡压[**]
- 肩部重建手术[**]后（辅助康复）能耐受更多的物理治疗
- 癌性疼痛包括肩胛带的侵袭性肿瘤[**]

3.3.10 并发症

肩胛上神经阻滞唯一的并发症是气胸。

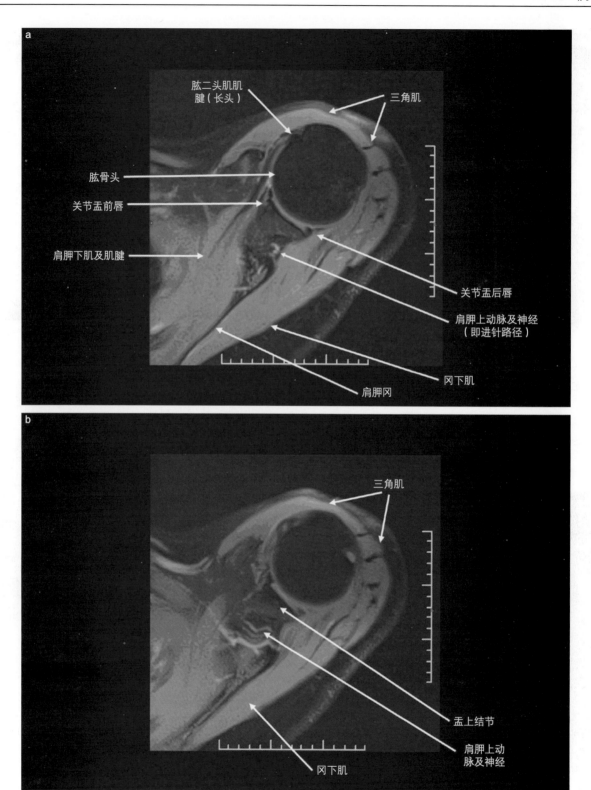

图 3.17 （a，b）肩胛骨/肩部质子密度加权轴位图，于肩胛上神经水平的相关解剖（由于冈上肌位于更头侧，未显示）

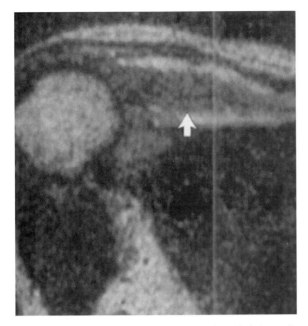

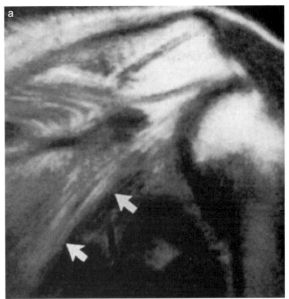

图 3.18 患者，女性，30 岁，肩胛上神经综合征，表现为非特异性肩部疼痛，MRI 检查除外肩袖撕裂。斜冠状位 T2WI-SE-MR 图像显示冈上肌呈高信号（箭），符合去神经支配表现。继而进行神经传导试验提示去神经支配。去神经支配的病因未能确诊，但推测为肩胛上神经动态卡压（Beltran and Rosenberg 1994）

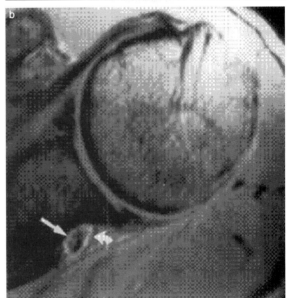

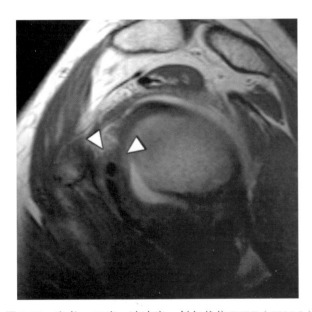

图 3.19 患者，男性，44 岁，肩胛上神经综合征，表现为肩部疼痛。（a）斜冠状位快速自旋回波 MRI 显示冈下肌萎缩及信号增高（箭）；（b）轴位梯度回波 MRI 显示在肩胛下横韧带（弯箭）水平冈下神经（直箭）明显增粗。冈下肌萎缩被认为与冈下神经的动态卡压相关，对肩胛上神经及其分支进行外科松解后，患者临床症状得到明显改善（Beltran and Rosenberg 1994）

图 3.20 患者，55 岁，冰冻肩，斜矢状位 T1WI（700/12）图像显示肩胛下肌肌腱上缘滑膜炎样异常（箭头），表现为边界模糊且呈中等信号（Mengiardi et al. 2004）

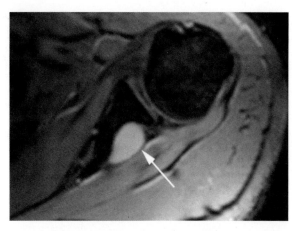

图 3.21　患者，男性，20 岁，关节盂周围囊肿。T2WI 轴位图像显示在肩胛切迹处可见液体信号（箭）肿块影，符合关节盂周围囊肿表现 (O' Connor et al. 2004)

（牛翔科、沈江、李杨、谢建平、杨汉丰）

参考文献

Waldman SD. Interventional Pain Management, Second Edition ISBN 0-7216-8748-2. Philadelphia: WB Saunders, 2001a, p. 400

Aquino SL, Duncan GR, Hayman LA. Nerves of the thorax: atlas of normal and pathologic findings. Radiographics. 2001;21:1275

Uchino H, Sasaki S, Miura H, Hirabayashi G, Nishiyama T, Ohta T, Ishii N, Ito T. Usefulness of galvanic skin reflex monitor in CT-guided thoracic sympathetic blockade for palmar hyperhidrosis. J Anesth. 2007;21(3):403-8. Epub 2007 Aug 1

Gangi A, Dietemann JL, Schultz A, Mortazavi R, Jeung MY, Roy C. Interventional radiologic procedures with CT guidance in cancer pain management. Radiographics. 1996;16(6): 1289-304; discussion 1304-6

Okuda Y, Yamaguchi S, Fujimaki K, Usui Y, Shinohara M, Kitajima T. Application of the double needle technique to CT-guided thoracic sympathetic and splanchnic plexus blocks. J Clin Anesth. 2001;13(5):398-400

Rathmell JP. Atlas of image-guided intervention in regional anesthesia and pain medicine. Philadelphia: Lippincott Williams and Wilkins, 2006

Byas-Smith MG, Gulati A. Ultrasound-guided intercostal nerve cryoablation. Anesth Analg. 2006;103(4):1033-5

Tateishi U, Gladish GW, Kusumoto M, Hasegawa T, Yokoyama R, Tsuchiya R, Moriyama N. Chest wall tumors: radiologic findings and pathologic correlation: part 2. Malignant tumors. Radiographics. 2003;23(6):1491-508

Sebastià C, Quiroga S, Boyé R, Perez-Lafuente M, Castellà E, Alvarez-Castells A. Aortic stenosis: spectrum of diseases depicted at multisection CT. Radiographics. 2003;23 Spec No:S79-91

Waldman SD. Interventional Pain Management, Second Edition ISBN 0-7216-8748-2. Philadelphia: WB Saunders, 2001b, p. 389

Beltran J, Rosenberg ZS. Diagnosis of compressive and entrapment neuropathies of the upper extremity: value of MR imaging. AJR Am J Roentgenol. 1994;163(3):525-31

Schneider-Kolsky ME, Pike J, Connell DA. CT-guided suprascapular nerve blocks: a pilot study. Skeletal Radiol. 2004;33(5):277-82. Epub 2004 Feb 10

Shanahan EM, Smith MD, Wetherall M, Lott CW, Slavotinek J, FitzGerald O, Ahern MJ. Suprascapular nerve block in chronic shoulder pain: are the radiologists better? Ann Rheum Dis. 2004;63(9):1035-40

Harmon D, Hearty C. Ultrasound-guided suprascapular nerve block technique. Pain Physician. 2007;10(6):743-6

Mengiardi B, Pfirrmann CW, Gerber C, Hodler J, Zanetti M. Frozen shoulder: MR arthrographic findings. Radiology. 2004;233(2):486-92. Epub 2004 Sep 9

O'Connor EE, Dixon LB, Peabody T, Stacy GS. MRI of cystic and soft-tissue masses of the shoulder joint. AJR Am J Roentgenol. 2004;183(1):39-47

4 腹 部

4.1 腹腔神经丛阻滞和内脏神经阻滞

4.1.1 解剖

腹腔神经丛（celiac plexus）或太阳神经丛（solar plexus）是腹部一个非常复杂的神经网络。腹腔神经丛位于腹腔干动脉下方，常在胃及网膜后方，也位于膈肌脚的前方，它呈帘状覆盖于主动脉前方及两侧，约在 L_1 椎体水平，也可位于肠系膜上动脉水平或其上方。腹腔神经丛由内脏神经节前终末支、脾神经的感觉纤维、迷走神经的副交感神经节前纤维以及将进入内脏的节后神经纤维所构成。腹腔神经丛阻滞将阻断腹部大部分脏器的痛觉传入神经纤维（图 4.1 和图 4.2）。

腹腔神经丛的神经供应起源于脊髓前外侧角。从 $T_5 \sim T_{12}$ 发出的节前神经纤维经脊神经腹侧支出椎间神经孔，这些节前神经纤维发出分支至白色交通支，白色交通支将脊神经与交感神经节连接起来。这些节前纤维在交感干中穿行，但在到达腹腔神经节之前，他们并未形成突触连接。

因此腹腔神经丛接受来自大、小、最小内脏神经的节前神经供应。内脏大神经起源于 $T_5 \sim T_{10}$ 的神经根，与交感干相伴行，并穿过膈肌脚进入腹腔，终止于腹腔神经节；内脏小神经走行与内脏大神经相似，但起源于 $T_{10} \sim T_{11}$；内脏最小神经起源于 T_{12} 并穿过膈肌，也终止于腹腔神经节。单纯的内脏神经阻滞仅需针对节前神经进行阻滞，该阻滞术可能对腹腔神经丛阻滞难治性的一小部分患者有用。

内脏神经（splanchnic nerves）占用空间很小。其前界由后纵隔构成，外侧为胸膜，胸膜与脊柱后侧相连，椎体是其内侧界。膈肌脚位于这些神经的尾侧，而实际上这些神经穿过膈肌脚。

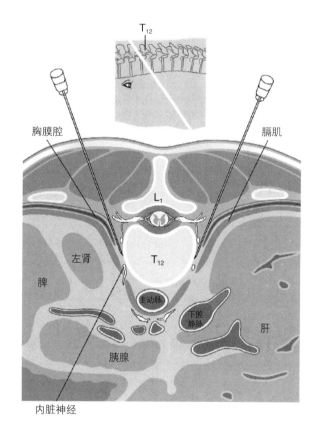

图 4.1　内脏神经阻滞轴位图。两根穿刺针仍然位于膈肌脚后方，穿刺针针尖的最终位置应在 T_{12} 椎体前外侧面前方。插入小图示穿刺针的大概平面（Rathmell 2006）

4.1.2　功能

腹腔神经丛及相应的内脏神经传递腹部内脏器官包括胰腺的疼痛刺激，但不包括左侧结肠、直肠和盆腔器官的疼痛刺激。

4.1.3　注射部位

常采用膈脚后路径，也可在 $T_{12} \sim L_1$ 水平采用后外侧路径，也可采用经前腹路径包括经主动脉路

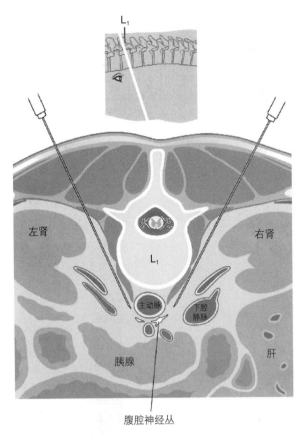

图 4.2 腹腔干神经丛阻滞轴位图。在 L_1 椎体水平两根穿刺针穿过膈脚，针尖最后位置超过主动脉前外侧面。插入小图显示针尖的大概平面（Rathmell 2006）

径以及经椎间盘的后方路径。可用 X 线透视、CT 或超声介导（图 4.3 至图 4.7）。

4.1.4　经主动脉入路穿刺针道相关断层解剖

　　穿刺针路径（经主动脉路径）相关横断解剖如下：在 L_1 水平，穿刺针首先穿过皮下组织层，皮下组织有两层包括表浅脂肪层（Camper 筋膜）和深部膜状层（Scarpa 筋膜）。而后穿刺针穿过胸腰筋膜以及竖脊肌，再穿过腰大肌，这时针就进入腹膜后间隙，特别是穿过肾旁后间隙，下一步穿刺针可经过主动脉而到达腹腔神经丛邻近，刚好位于腹腔干起始部的上方（尽管腹腔神经节位于腹腔干动脉的尾侧，但该法能使神经松解剂更好扩散）。腹腔神经丛的前方是肠系膜上动、静脉，再前方为胰腺。

4.1.4.1　穿刺针应避开哪些结构？

　　注意穿刺针应避开 Adamkiewicz 动脉（脊髓最主要供血动脉，通常发自于 $T_9 \sim L_1$ 水平主动脉的左侧，紧邻椎体外侧缘）。此外，也需避开如下结构：下腔静脉、乳糜池、肺、肾、腰大肌间隙内的腰丛

图 4.3 腹腔神经丛阻滞时脊柱前后位 X 线片。（a）采用左斜入路的单根穿刺针已插入，针尖位于主动脉的前外侧面。（b）标识图。白箭示内脏神经阻滞时针尖的最终位置。（c）单根穿刺针已从左斜入路插入，最终位置超过主动脉前外侧面。注入 X 线对比剂（180 mg/ml 的碘海醇 2ml）后再注入 0.25% 的布比卡因 20 ml。局麻药使对比剂稀释，并促使其扩散。部分对比剂沿左侧膈肌下缘扩散。（d）标识图。显示主动脉的大概位置（Rathmell 2006）

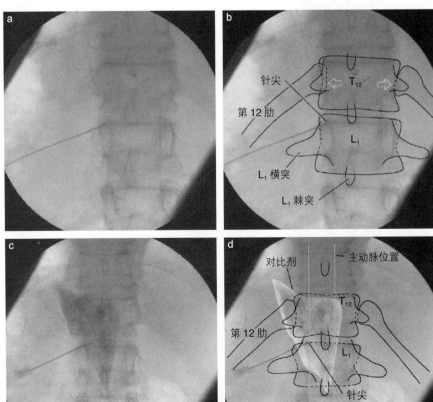

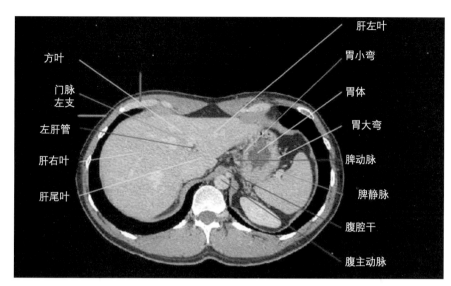

图 4.4　腹腔神经丛阻滞层面的 CT 断 层 解 剖（http://www.e-anatomy.org/anatomy/human-body/abdomen-pelvis/male- abdomen-ct.html ）（ 由 e-Anatomy - Micheau A, Hoa D,www.imaios.com 供图 ）

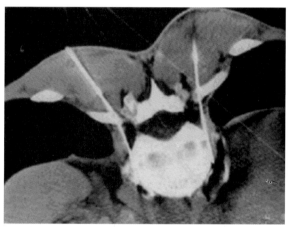

图 4.5　患者，胃癌伴难以忍受的上腹疼痛，双侧内脏神经阻滞 + 无水乙醇消融。CT 扫描示针尖正好位于 T_{11} 椎体前外侧面的外侧。术后疼痛完全缓解（镇痛评分 = 4 ）（Gangi et al. 1996 ）

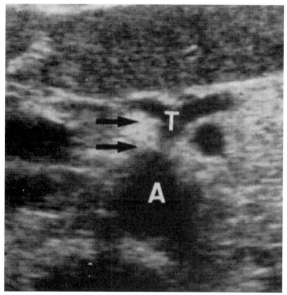

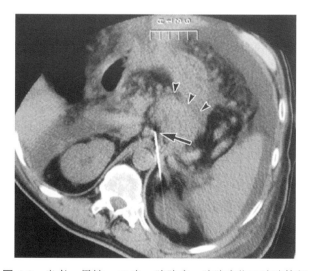

图 4.6　患者，男性，62 岁，胰腺癌。胰腺癌位于胰腺体部（箭头），腹腔神经丛阻滞术中 CT 扫描，显示针尖（箭）位于腹腔干水平（ Titton et al. 2002 ）

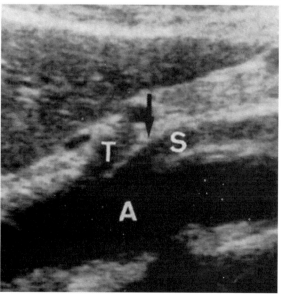

图 4.7　横断位（上图）和长轴位（下图）超声图像示腹腔干（ T ）和腹主动脉（ A ）解剖。腹腔神经丛（箭）松解术，针尖置于主动脉前方，腹腔干和肠系膜上动脉（ S ）之间（ Giménez et al. 1993 ）

以及体神经根（注射对比剂有助于确定针尖位于膈脚前间隙，在此位置对比剂向膈脚后间隙的扩散及对体神经根的影响最小）。

4.1.4.2　膈脚后入路：穿刺针道相关断层解剖

穿刺针首先穿过皮下组织，皮下组织有两层包括表浅脂肪层（Camper 筋膜）和深部膜状层（Scarpa 筋膜）。穿刺针继续穿过胸腰筋膜及竖脊肌（骶棘肌），其外侧缘在 L_2 水平与第 12 肋骨外侧端重叠。接下来穿刺针进入到膈脚后间隙，邻近于 L_1 椎体外侧缘。最后，如在左侧，进针至主动脉后方；如在右侧，进针至主动脉前外侧面。

4.1.4.3　穿刺针应避开哪些结构？

穿刺针应避开以下结构：乳糜池（位于主动脉后方，L_1 ~ L_2 椎体的前方）、肺、肾和体神经根（注射对比剂有助于确定针尖位于膈脚前间隙，在此位置对比剂向膈脚后间隙的扩散及对体神经根的影响最小）。尽可能采用膈脚后入路，一般可避开主动脉及下腔静脉。

4.1.4.4　前入路：针道相关断层解剖

穿刺针首先穿过皮下组织及筋膜。然后穿刺针穿过腹壁肌肉，接下来是腹膜、肝左叶、胃、胰腺，经过或不经过小肠。

4.1.4.5　穿刺针应避开哪些结构？

穿刺针需要避开如下结构：腹腔干、肠系膜上动脉、肾动脉、Adamkiewicz 动脉、肾及输尿管、肠系膜上静脉、乳糜池和肺。

4.1.5　影像学 / 放射学

4.1.5.1　影像介导方式

X 线透视（Ugur et al. 2007）：由于主动脉前方肿瘤[**]、早前胰腺手术[**]或放射治疗，可导致对比剂不能扩散包绕主动脉前方。在这些情况下，腹腔神经丛阻滞成功率低。选择性的内脏神经无水乙醇神经松解术可提供更好的疼痛缓解。

CT：前入路可能是最安全的技术。也可使用经主动脉入路；但需要避开主动脉瘤[**]、附壁血栓[**]或钙化[**]（Romanelli et al. 1993; Marra et al. 1999）。

超声：彩色多普勒超声有助于确定腹腔干。然而，由于肠道气体的限制，结构显示较为模糊，文献中仅有使用前入路的报道。

MRI（Hol et al. 2000）：采用梯度回波序列扫描及光学追踪系统（optical tracking system），可进行近似于实时的 MRI。这项技术可在不使用对比剂条件下避开血管结构，因为血管显示为流空信号。对于肥胖患者、术后或由于疾病造成解剖异常患者非常有用，可进行任意方向的 2D 和 3D 重建。该技术最大的不足是：在大多数医疗机构，尚缺乏可用的专用固定装置及光学追踪系统。此外，还需 MRI 兼容的穿刺针及开放性 MRI 扫描仪。

内镜超声（Gress et al. 1999, 2001）：该项技术常由肠胃专家采用，且常在一些专科医疗中心使用。该技术的优点是患者喜欢且花费较低。

4.1.5.2　影像诊断模式

CT：是人们更偏向的成像方法。疼痛缓解程度可能与阻滞术前肿瘤侵犯腹腔神经节的程度相关（Akhan et al. 2004）。

MRI：对腹膜后或上腹部不能确定的恶性肿瘤（胰腺癌）有帮助。它有助于进一步定性急、慢性胰腺炎，包括胰管异常、积液及其并发症。对于腹绞痛（慢性肠系膜供血不足）患者，MRA 可用于碘对比剂增强 CTA 有禁忌（肾功能不全）或过敏的患者。

超声：可作为腹部、胁腹部及背部疼痛患者的首选诊断方法，同时，内镜超声可用于上腹部疼痛患者。但肠道气体可致盆腔器官显示不清。

4.1.6　适应证

腹腔神经丛和内脏神经阻滞的常见适应证如下：

- 诊断工具：确定胁腹区的腹膜后或上腹部疼痛是否为经腹腔神经丛的交感神经所介导
- 急性胰腺炎[**]
- 缓解化疗栓塞后急性疼痛[**]
- 腹绞痛[**]

以下是腹腔神经丛松解术常见的适应证：

- 腹膜后或上腹部的恶性肿瘤[**]（尤其是胰腺癌，见图 4.8）
- 慢性良性腹部疼痛综合征（慢性胰腺炎）[**]

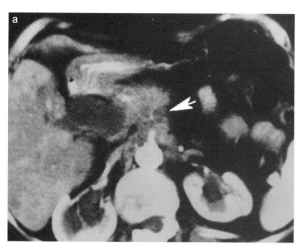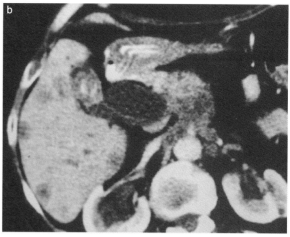

图 4.8 （a）患者，女性，77 岁，双期螺旋 CT 扫描发现胰头区不可切除腺癌。动脉期 CT 图像显示胰头区低密度肿块并累及肠系膜上动脉（箭）。（b）同一层面门脉期显示肝内多发转移灶（Imbriaco et al. 2002）

4.1.7 禁忌证

腹腔神经丛阻滞和内脏神经丛阻滞特有的禁忌证是腹主动脉瘤、壁内血栓及小肠梗阻[**]。

4.1.8 并发症

已报道多种并发症（Davies 1993; Fitzgibbon et al. 2001; Sett and Taylor 1991），包括：

- 低血压
- 腰神经感觉异常
- 血管内注射（静脉或动脉）
- 腰神经功能不全
- 蛛网膜下腔或硬膜外注射
- 腹泻
- 肾损伤：肾周血肿[**]及肾梗死[**]（肾实质内注射）
- 由于 Adamkiewicz 动脉内注射导致的截瘫（[**]脊髓梗死）
- 气胸[**]
- 腹腔积液[**]
- 乳糜胸[**]
- 血管内血栓形成[**]或栓塞[**]
- 血管创伤 / 假性动脉瘤[**]
- 囊肿穿孔[**]或肿瘤穿孔[**]
- 腰大肌内注射[**]
- 椎间盘内注射[**]
- 脓肿[**]
- 腹膜炎[**]
- 腹膜后血肿[**]

- 泌尿道异常[**]
- 射精失败
- 阻滞术中或术后疼痛
- 疼痛缓解失败

（牛翔科、韩福刚、宁刚、张刚、徐晓雪）

4.2 腰交感神经阻滞

4.2.1 解剖

构成 $L_1 \sim L_5$ 双侧椎旁干的腰交感神经节数量变异很大。此外，在中线部还有一个交感神经节椎前干。椎旁神经节位于膈肌脚下方的腹膜后，它们沿椎体前外侧面向下走行，于 $L_5 \sim S_1$ 水平在腰大肌内侧进入盆腔。主动脉位于左干的前内侧，下腔静脉位于右干前方（图 4.9 至图 4.12）。

节前纤维起源于胸腰段脊髓，出脊髓后和脊神

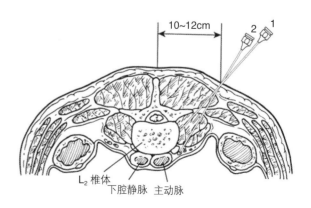

图 4.9 腰交感神经阻滞（Weiss 2007）

图 4.10 交感干的腹段、腹腔神经丛和腹下丛（交感干标示于图中及左侧）（Gray 1918）（彩图见书后插页）

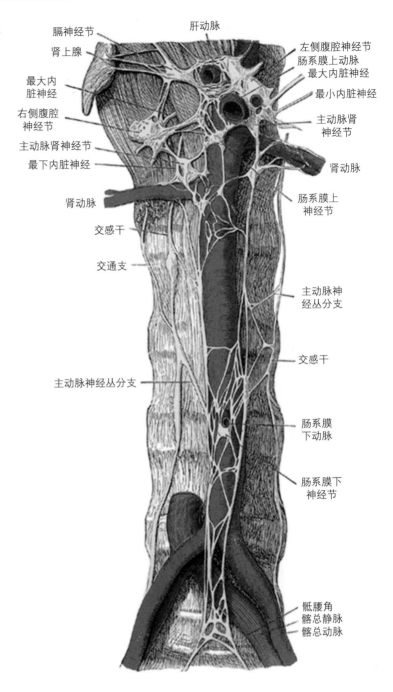

膈神经节
肾上腺
最大内脏神经
右侧腹腔神经节
主动脉肾神经节
最下内脏神经
肾动脉
交感干
交通支
主动脉神经丛分支

肝动脉
左侧腹腔神经节
肠系膜上动脉
最大内脏神经
最小内脏神经
主动脉肾神经节
肾动脉
肠系膜上神经节
主动脉神经丛分支
交感干
肠系膜下动脉
肠系膜下神经节
骶腰角
髂总静脉
髂总动脉

经一起进入白色交通支，连接脊神经与交感神经节。在此处，交感纤维可形成或没有与交感节形成突触连接。如果没有形成突触连接，它们可继续进入附近交感节包括汇入支配盆腔脏器的椎前神经节。此外，椎前纤维也可在椎旁神经节内形成突触，再经灰交通支离开神经节，进入构成腰骶丛及其所有分支的一部分。

4.2.2　功能

　　腰交感干包括腰部体神经传入支、内脏传入支

及神经节后传出支，可支配臀部、下肢和下部中轴骨及其相关肌肉。功能包括血管舒缩（血管收缩）、竖毛运动（鸡皮疙瘩）及泌汗（出汗）。

4.2.3　注射部位

　　患者取俯卧位，确定 L_2 ～ L_3 椎横突。旋转 C-臂使横突尖与椎体重合。穿刺点选择横突尖端在体表的投影处。穿刺针经 L_2 或 L_3 横突的上方或下方进针，直到穿刺针到达 L_2 或 L_3 椎体的前外侧缘。此外为交感神经节的注射部位（图 4.11 至图 4.12）。

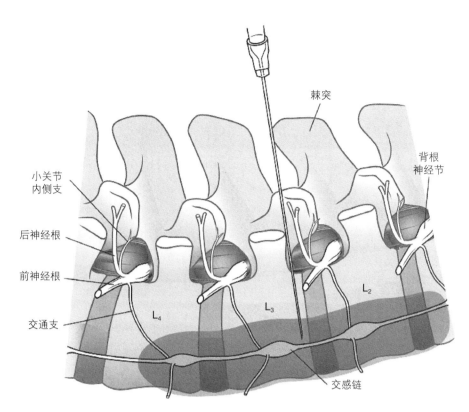

小关节
内侧支

后神经根

前神经根

交通支

棘突

背根
神经节

L₄

L₃

L₂

交感链

图 4.11 腰交感链解剖。腰交感神经节的数量和部位个体间变异较大。最常见的是，交感节位于 L₂~L₄ 之间椎体的前内侧面。临时性腰交感神经阻滞可采用局麻药注射，常用单根穿刺针在 L₂ 或 L₃ 横突的头侧进针，以避开穿出的神经根。针尖置于 L₂ 或 L₃ 椎体前内侧面的上部邻近。15~20 ml 的局部麻醉药就可扩散覆盖多个椎体（阴影区）（Rathmell 2006）

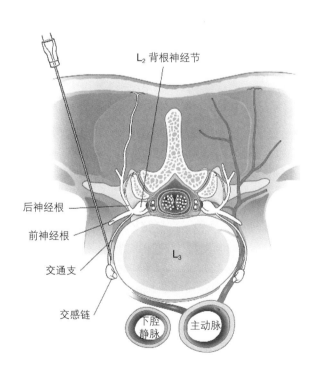

L₂ 背根神经节

后神经根

前神经根

交通支

交感链

L₃

下腔
静脉

主动脉

图 4.12 腰交感神经阻滞轴位图。单根穿刺针经过横突，针尖位于 L₂ 或 L₃ 椎体前内侧面接近腰交感神经节的位置（Rathmell 2006）

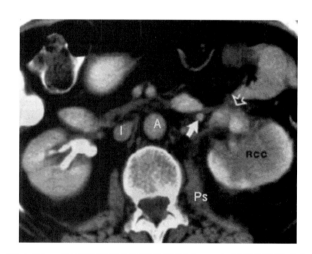

图 4.13 CT 扫描显示左侧肾细胞癌（Rcc）累及肾静脉（空箭），并可见侧支逆流向下扩张的左侧生殖静脉（箭）沿腰大肌（Ps）走行。I，下腔静脉；A，主动脉（Stallard et al. 1994）

4.2.4 断层解剖

4.2.4.1 穿刺针要穿过哪些结构?

穿刺针进入皮肤，穿过腰背筋膜和竖脊肌。经过腰椎横突的上方或下方，穿过腰大肌，交感神经节邻贴于腰椎椎体外侧缘（图4.14）。

4.2.4.2 穿刺针应避开哪些结构?

穿刺针应避开以下结构：L_1水平的肾动脉、左侧的主动脉、左侧的肠系膜下动脉、右侧的下腔静脉、肾和输尿管（进针点选择不要太靠外侧可避开）、前部脊神经根［避免太靠外侧（中线外侧大于7~8 cm）及后侧］、腰段动脉及其分支（脊髓支、前支和后支）以及Adamkiewicz动脉［（a）左侧71%，（b）L_1和L_3之间65%，（c）高达T_9及低至L_5］（Biglioli et al. 2004; Uotani et al. 2008）。

4.2.5 影像学 / 放射学

4.2.5.1 影像介导模式

腰交感干阻滞介导模式与前述胸交感干阻滞类似。X线透视广为接受且运用普遍。断层技术（CT、超声及MRI）可用于高危患者。其中超声（Kirvelä et al. 1992）和MRI（Sze and Mackey 2002）文献已有描述。

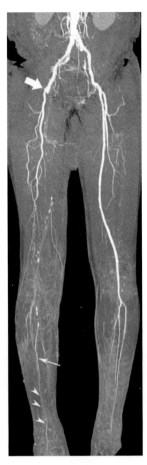

图4.15 患者，男性，57岁，Rutherford-Becker Ⅲ级（5级分类）（参考表4.1）疾病和皮肤营养性损伤病灶。多排螺旋CT血管成像，冠状位MIP图像显示右侧股浅动脉闭塞（粗箭），腓动脉经侧支循环得到重建，胫前动脉远段（细箭）和足背动脉（箭头）开放。左足、膝关节以下可见胫前动脉和腓动脉开放，而胫后动脉闭塞（Catalano et al. 2004）

4.2.5.2 影像诊断

CT：可用于评估腹部或盆腔疾病［恶性肿瘤（图4.13）、肾输尿管结石以及大多数的内脏并发症］。

CTA：适用于评估动脉疾病及其并发症（图4.15）。

MRI：可用于脊髓并发症成像。

MRA：可能有助于碘对比剂禁忌证患者的动脉疾病评估。

血管造影：为侵入性检查手段，但可用于CTA或MRA显影不理想或有禁忌证的患者。

核医学：可提供三期骨扫描，有助于反射性交感神经营养障碍评估。

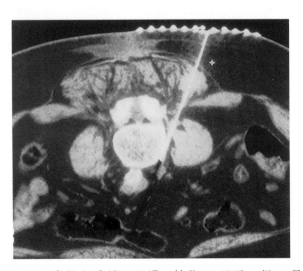

图4.14 脊椎交感神经阻滞。轴位CT显示一根22号穿刺针针尖相对于位于右侧腰交感链的位置及邻近血管（Zinreich et al. 2001）

4.2.6 适应证

腰交感神经阻滞常见适应证如下：
- 由于小血管阻塞导致的动脉供血不足（图 4.15 及表 4.1 ）
  - 糖尿病性坏疽[**]
  - Buerger 病[**]
  - 雷诺现象及相关疾病[**]
  - 血管搭桥手术失败[**]或不能手术的患者
- 肾结石致肾绞痛[**]
- 反射性交感神经营养障碍（CRPS Ⅰ 和 Ⅱ 型）[**]
- 顽固性的泌尿生殖系统疼痛
- 盆腔脏器癌性疼痛[**]
- 残肢痛
- 幻肢痛和冻疮痛
- 多汗症
- 股静脉炎（Phlegmasia alba dolens）[**]
- 肢端发绀症
- 战壕足
- 红斑性肢痛症

4.2.7 禁忌证

腰交感神经阻滞主要禁忌证是腰部解剖异常。

4.2.8 并发症

腰交感神经阻滞很少出现并发症，具体包括如下：
- 如果血管内注射损伤肾动脉、肠系膜下动脉或 Adamkiewicz 动脉会导致终末器官损伤[**]
- 椎间盘内注射 / 椎体内注射
- 蛛网膜下腔注射
- 生殖股神经痛 [神经松毁损术后在 $L_1 \sim L_2$ 分布区（在大腿前部）的交感切除术后疼痛]
- 腰大肌坏死[**]
- 输尿管内注射导致输尿管的坏死塌陷[**]
- 出血 / 腹膜后血肿形成[**]
- 低血压
- 阳痿或射精失败
- 肾穿刺导致的血尿 / 肾周血肿[**]（图 4.16 ）

表 4.1 慢性肢体缺血临床分类（Wright et al. 2004 and Rutherford et al. 1997 ）

分级	分类	临床表现	客观标准
0	0	无症状	ABI＝1.0，正常的跑步机测试
	1	轻度跛行	ABI＝1.0~0.8，跑步机测试能完成；AP 运动后＜50mmHg 但比 BP 低 20mmHg 及以上
Ⅰ	2	中度跛行	ABI＝0.8~0.6，症状介于 1 类及 3 类之间
	3	重度跛行	ABI＝0.3~0.5，跑步机测试不能完成；AP 运动后 ＜50 mmHg
Ⅱ	4	缺血性静息痛	ABI≤0.3，静息 AP＜40 mmHg，TP＜30 mmHg
Ⅲ	5	小部分组织缺损	ABI＜0.3，静息 AP＜60 mmHg，TP＜40 mmHg
	6	大部分组织缺损	ABI＜0.3，静息 AP＜60 mmHg，TP＜40 mmHg

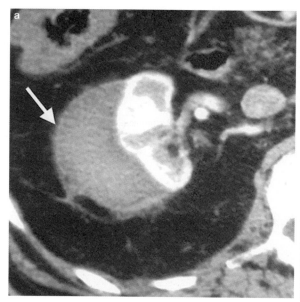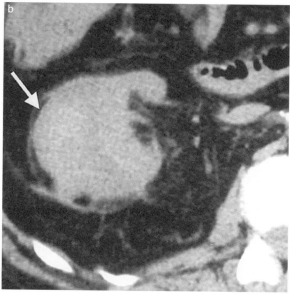

图 4.16　肾射频消融术后肾周血肿。(a, b)：射频消融术后不久进行 CT 平扫(a)和增强(b)扫描，显示一巨大肾周血肿(箭)（ Rhim et al. 2004)。腰交感神经阻滞术后也可出现类似并发症

（牛翔科、韩福刚、宁刚、张刚、杨汉丰）

参考文献

Ugur F, Gulcu N, Boyaci A. Celiac plexus block with the long stylet needle technique. Adv Ther. 2007;24(2):296-301

Romanelli DF, Beckmann CF, Heiss FW. Celiac plexus block: efficacy and safety of the anterior approach. AJR Am J Roentgenol. 1993;160(3):497-500

Marra V, Debernardi F, Frigerio A, Menna S, Musso L, Di Virgilio MR. Neurolytic block of the celiac plexus and splanchnic nerves with computed tomography. The experience in 150 cases and an optimization of the technic. Radiol Med (Torino). 1999;98(3):183-8 [Italian]

Hol PK, Kvarstein G, Viken O, Smedby O, Tønnessen TI. MRI-guided celiac plexus block. J Magn Reson Imaging. 2000; 12(4):562-4

Gress F, Schmitt C, Sherman S, Ikenberry S, Lehman G. A prospective randomized comparison of endoscopic ultrasound- and computed tomography-guided celiac plexus block for managing chronic pancreatitis pain. Am J Gastroenterol. 1999;94(4):900-5

Gress F, Schmitt C, Sherman S, Ciaccia D, Ikenberry S, Lehman G. Endoscopic ultrasound-guided celiac plexus block for managing abdominal pain associated with chronic pancreatitis: a prospective single center experience. Am J Gastroenterol. 2001;96(2):409-16

Akhan O, Ozmen MN, Basgun N, Akinci D, Oguz O, Koroglu M, Karcaaltincaba M. Long-term results of celiac ganglia block: correlation of grade of tumoral invasion and pain relief. AJR Am J Roentgenol. 2004;182(4):891-6

Davies DD. Incidence of major complications of neurolytic coeliac plexus block. J R Soc Med. 1993;86(5):264-6

Fitzgibbon DR, Schmiedl UP, Sinanan MN. Computed tomography-guided neurolytic celiac plexus block with alcohol complicated by superior mesenteric venous thrombosis. Pain. 2001;92(1-2):307-10

Sett SS, Taylor DC. Aortic pseudoaneurysm secondary to celiac plexus block. Ann Vasc Surg. 1991;5(1):88-91

Biglioli P, Roberto M, Cannata A, Parolari A, Fumero A, Grillo F, Maggioni M, Coggi G, Spirito R. Upper and lower spinal cord blood supply: the continuity of the anterior spinal artery and the relevance of the lumbar arteries. J Thorac Cardiovasc Surg. 2004;127(4):1188-92

Uotani K, Yamada N, Kono AK, Taniguchi T, Sugimoto K, Fujii M, Kitagawa A, Okita Y, Naito H, Sugimura K. Preoperative visualization of the artery of Adamkiewicz by intra-arterial CT angiography. AJNR Am J Neuroradiol. 2008;29(2):314-8

Kirvelä O, Svedström E, Lundbom N. Ultrasonic guidance of lumbar sympathetic and celiac plexus block: a new technique. Reg Anesth. 1992;17(1):43-6

Sze DY, Mackey SC. MR guidance of sympathetic nerve blockade: measurement of vasomotor response initial experience in seven patients. Radiology. 2002;223(2):574-80

Rathmell JP. Atlas of image-guided intervention in regional anesthesia and pain medicine. Philadelphia, PA: Lippincott Williams and Wilkins, 2006

Gangi A, Dietemann JL, Schultz A, Mortazavi R, Jeung MY, Roy C. Interventional radiologic procedures with CT guidance in cancer pain management. Radiographics. 1996;16(6): 1289-304; discussion 1304-6

Titton RL, Lucey BC, Gervais DA, Boland GW, Mueller PR. Celiac plexus block: a palliative tool underused by radiologists. AJR Am J Roentgenol. 2002;179(3):633-6

Giménez A, Martínez-Noguera A, Donoso L, Catalá E, Serra R. Percutaneous neurolysis of the celiac plexus via the anterior approach with sonographic guidance. AJR Am J Roentgenol. 1993;161(5):1061-3

Imbriaco M, Megibow AJ, Camera L, Pace L, Mainenti PP, Romano M, Selva G, Salvatore M. Dual-phase versus single-phase helical CT to detect and assess resectability of pancreatic carcinoma. AJR Am J Roentgenol. 2002;178(6): 1473-9

Weiss LD. Easy injections. Philadelphia, PA: Elsevier, 2007. NLM ID: 101308328

Gray H. Anatomy of the Human Body. 20th ed. Thoroughly revised and re-edited by Warren H. Lewis. Philadelphia: Lea &

Febiger, 1918.

Stallard DJ, Tu RK, Gould MJ, Pozniak MA, Pettersen JC. Minor vascular anatomy of the abdomen and pelvis: a CT atlas. Radiographics. 1994;14(3):493-513

Zinreich SJ, Murphy, K, Silbergleit, R. Invited commentary. Author's response. Radiographics. 2001;21:940

Catalano C, Fraioli F, Laghi A, Napoli A, Bezzi M, Pediconi F, Danti M, Nofroni I, Passariello R. Infrarenal aortic and lower-extremity arterial disease: diagnostic performance of multi-detector row CT angiography. Radiology. 2004;231(2): 555-63

Rhim H, Dodd GD, III, Chintapalli KN, Wood BJ, Dupuy DE, Hvizda JL, Sewell PE, Goldberg SN. Radiofrequency thermal ablation of abdominal tumors: lessons learned from complications. Radiographics. 2004;24:41-52

Wright LB, Matchett WJ, Cruz CP, James CA, Culp WC, Eidt JF, McCowan TC. Popliteal artery disease: diagnosis and treatment. Radiographics. 2004;24(2):467-79. Review

Rutherford RB, Baker JD, Ernst C, Johnston KW, Porter JM, Ahn S, Jones DN. Recommended standards for reports dealing with lower extremity ischemia: revised version. J Vasc Surg. 1997;26(3):517-38

5 盆 腔

下面我们将讨论各种影像检查方法在盆腔诊断中的优缺点。

超声：超声影像的优势在于，经阴道超声诊断盆腔病变的准确性较高。它是盆腔疼痛、痛经以及随访先前发现病变（如出血性囊肿）的一线（first-line）检查方法。如果盆腔疼痛患者超声检查结果为阴性，则进一步通过其他检查出现阳性结果的可能性较低，但少数患者可明确诊断（Harris et al. 2000）。经盆腔超声检查的敏感性低于经阴道超声，但也属一线检查方式。

超声检查适应证（ACR 实践指南：女性盆腔超声检查）包括：

- 盆腔疼痛
- 痛经（月经疼痛）
- 月经过多（月经出血过多）
- 血崩症（不规则子宫出血）
- 月经过多（不规则出血过多）
- 随访先前检测到的异常（例如出血性囊肿）
- 不孕患者的评估和 / 或监测
- 月经推迟或性早熟
- 绝经后出血
- 骨盆检查异常
- 其他影像学检查（如 CT 或 MR）发现骨盆异常的进一步定性
- 评估先天性异常
- 盆腔手术或分娩后出血过多、疼痛或发热
- 宫内避孕装置定位
- 高危患者恶性肿瘤筛查

超声检查的主要缺点是肠道气体可能会掩盖盆腔脏器。

CT：CT 检查主要适应证（ACR 实践指南：腹部、盆腔 CT 检查）包括：

- 腹部、肋腹部或盆腔疼痛的评估
- 已知或怀疑有腹、盆部肿块或积液的评估
- 原发性或转移性恶性肿瘤的评估
- 腹腔或盆腔炎性疾病的评估
- 腹腔或盆腔血管结构异常的评估
- 腹部或盆腔创伤的评估
- 进一步明确其他影像学检查或实验室检查发现的异常
- 评估腹部或盆部脏器已知或疑有的先天性异常
- 引导腹部或盆部介入或治疗操作
- 制订放射治疗计划
- 主动脉及其分支的无创血管成像

MRI：与超声相比，MRI 主要优势是不受肠道气体限制（Hubert and Bergin 2008）。

MRI 检查主要适应证（ACR 实践指南：盆腔软组织 MRI 成像）如下：

- 评价盆腔疼痛或肿块（子宫腺肌症、卵巢囊肿、扭转、卵巢输卵管脓肿、实性肿块、输卵管阻塞、子宫内膜异位症及子宫肌瘤），尤其是超声未能明确的病变
- 评估盆底病变（优于 CT 及超声）
- 妇科恶性肿瘤的检测及分期（如子宫颈癌和子宫内膜癌），MRI 优于 CT 及超声
- 评价中肾旁管（Müllerian duct）（输卵管、子宫、宫颈及阴道上部的胚胎起源）先天性发育异常
- 对腹膜种植检测比 CT 敏感
- 手术前 / 腹腔镜术前评估
- 子宫动脉栓塞术治疗子宫肌瘤术前及术后评估
- MRV（磁共振静脉造影术）动态成像有助于非侵入性诊断及评价盆腔淤血综合征

与超声相比，MRI 主要不足在于可能需要静脉对比剂来评估病变。

（周立绥、宁刚、韩福刚、胡海、张青）

5.1 腹下神经丛阻滞

5.1.1 解剖

上腹下神经丛（superior hypogastric plexus）是一个由神经纤维组成的复合物，位于 L_5 及 S_1 的腹侧，邻近髂总血管和腹主动脉分叉部。该神经丛来源于腹腔干、腰交感链，肠系膜下丛和主动脉丛。此外，它还接收来源于 $S_2 \sim S_4$ 的副交感神经形成盆腔内脏神经，这些神经行经下腹下丛加入上腹下丛。上腹下丛分成双侧的左、右腹下神经，走行于乙状结肠及直肠乙状结肠交界处外侧面下方，并汇入下腹下丛。上腹下神经丛发出分支供应输尿管、睾丸/卵巢、乙状结肠以及髂丛。在直肠、膀胱和生殖器

官的两侧分别组成下腹下神经丛（图 5.1 和图 5.2）。

5.1.2 功能

腹下神经丛既有运动神经又有感觉神经，其既提供盆腔脏器血管平滑肌交感神经供应，同时又接收来自盆腔脏器包括膀胱、直肠、会阴、外阴、前列腺、卵巢癌/睾丸及子宫的感觉神经。

5.1.3 注射部位

采用外侧轻微偏头侧的进针入路，使针尖指向中线的后内及下部方向，刚好到 $L_5 \sim S_1$ 结合部的前方或 L_5 椎体的下半部（图 5.1 和图 5.2）。

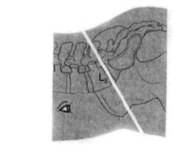

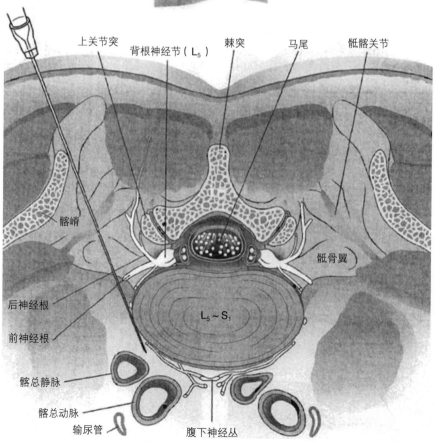

图 5.1 上腹下神经丛阻滞轴位示意图。穿刺针从任意一侧的髂骨翼及 S_1 上关节突之间结合部上方进入，使针尖置于 L_5/S_1 椎间隙前外侧面。注意接近髂血管的近侧。小插图示轴位图的平面和走向（Rathmell 2006）

上关节突　背根神经节（L_5）　棘突　马尾　骶髂关节

髂嵴

骶骨翼

后神经根

前神经根

$L_5 \sim S_1$

髂总静脉

髂总动脉

输尿管　腹下神经丛

图 5.2 上腹下神经丛解剖。上腹下神经丛是一个由交织神经纤维组成的松散的网状结构，位于 L_5 椎体前外侧面，向下延伸超过骶骨。上腹下神经丛阻滞穿刺针置于 L_5/S_1 椎间盘前外侧面或 L_5 椎体下部。使用 8 ~ 10ml 局部麻醉剂可沿着 L_5 椎体和骶骨（阴影区）前面扩散（Rathmell 2006）

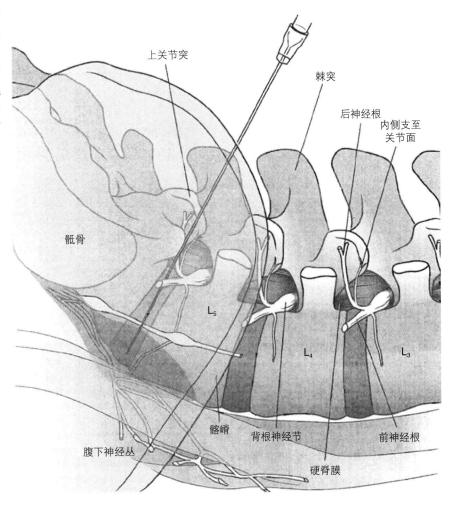

5.1.4 放射解剖

腹下神经丛位于左侧髂静脉后方及主动脉分叉的下方。

5.1.5 断层解剖

5.1.5.1 穿刺针要经过哪些结构？

穿刺针穿过竖脊肌的外侧缘或肌肉本身。途经毗邻的髂嵴（内上面）以及 L_5 横突。穿刺针还经过腰大肌（图 5.3）。

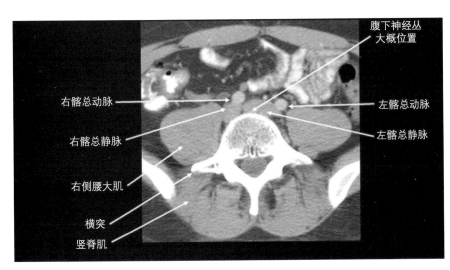

图 5.3 腹下神经丛横断 CT 解剖

5.1.5.2 穿刺针应避开哪些结构

穿刺针应注意避开主动脉、髂总动脉、肠系膜下动脉以及骶正中动脉。此外，还应避开下腔静脉、髂总静脉、输尿管以及腹侧神经根。

5.1.6 影像学 / 放射学

用于引导穿刺的主要影像检查模式包括透视和CT（图 5.4）。

5.1.7 适应证

腹下神经丛阻滞术主要适应证包括如下：

- 顽固性慢性盆腔疼痛
- 恶性病变
- 宫颈癌 [**]
- 前列腺癌 [**]
- 睾丸癌 [***]
- 放射性肠炎 [**]
- 卵巢癌 [**]
- 良性病变（Kuligowska et al. 2005）
- 子宫内膜异位症（图 5.5）[**]
- 慢性 PID [**]

- 子宫肌瘤 [**]
- 子宫腺肌病 [**]
- 盆腔粘连
- 肠道炎症性病变 [**]
- 疝 [**]
- 尿路病变 [**]
- 盆腔淤血综合征 [**]
- 子宫支持结构裂伤
- 神经卡压
- 卵巢炎 [**]

5.1.8 禁忌证

腹下神经丛阻滞主要（相对）禁忌证是髂动脉粥样硬化性疾病，应避免斑块移位从而造成远端栓塞 [**]。如果邻近穿刺部位有马蹄形或盆腔肾，可在CT 引导下穿刺。

5.1.9 并发症

腹下神经丛阻滞五个主要并发症包括：①血管穿刺：出血和血肿（髂总动脉）[**]，②肌内和腹膜腔内注射，③蛛网膜下腔和硬膜外注射，④肾血肿 [**]（盆腔肾 [**] 或马蹄肾 [**]），⑤输尿管穿刺（尿囊肿）[**]。

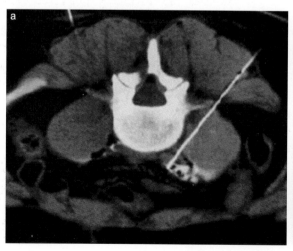 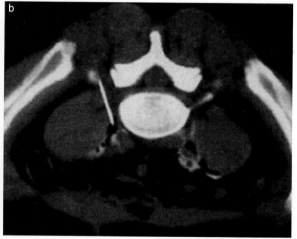

图 5.4　患者，女性，29 岁，9 年盆腔痛病史。CT 扫描示显示双侧后方进针行上腹下神经丛阻滞。（a）左侧针在 L_4 前方，位置合适。（b）右侧针在 L_5 的前外侧，位置合适。注意在髂血管周围扩展的气体和麻醉剂（Wechsler et al.1995）

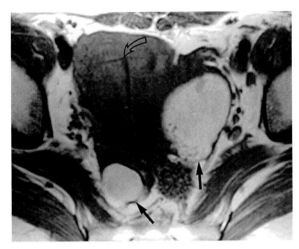

图 5.5　患者，女性，27 岁，双侧子宫内膜异位。MR 轴位 T1WI 表现为双侧附件高信号肿块（实箭）。子宫内可见节育器（空箭）（Woodward et al. 2001）

（周立绥、宁刚、韩福刚、张刚、张青）

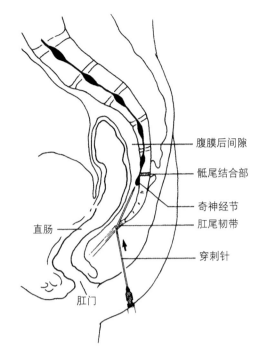

图 5.6　盆腔侧面观，图示奇神经节阻滞穿刺针正确的放置位置及解剖关系（Plancarte et al. 1993）

5.2　奇神经节阻滞

5.2.1　解剖

奇神经节是单个的腹膜后神经丛，位于骶尾部联合部的腹侧，由双侧盆腔交感干终末端在其下方融合而成（图 5.6 和图 5.7）。

5.2.2　功能

奇神经节提供直肠、会阴、阴道及尾骨的内脏交感感觉神经支配。

5.2.3　注射部位

引导穿刺针采用后入路法，在内侧臀部皱折上缘，肛尾韧带上方向后中线穿刺。采用曲针或有角度穿刺针可能有助于将针尖置于尾骨前方。此外，可使用经骶尾部或远外侧 CT 引导法。

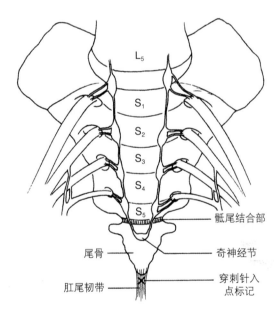

图 5.7　盆腔前面观，图示奇神经节定位及其相关的局部解剖（Plancarte et al. 1993）

5.2.4 断层解剖

5.2.4.1 穿刺针要经过哪些结构?

采用肛尾入路法,穿刺针将通过肛尾韧带及骶前间隙,达骶尾结合部。经骶尾入路法已有学者描述(Hubert and Bergin 2008)。

5.2.4.2 穿刺针应避开哪些结构?

穿刺针应避开直肠,最好也应避开骶骨或尾骨骨膜。

5.2.5 影像学 / 放射学

透视是奇神经节阻滞术中最为广泛使用的介导方法。采用肛尾入路法需弯针或曲形针,而经骶尾入路或经骶部入路可使用直针(图 5.8)。

CT 介导是一种安全的方法,可避免直肠穿孔和出血。此外,CT 减少了断针的风险,也使经臀大肌外侧入路法更易完成(图 5.9)。

MR 介导法已有报道(Mackey et al.1999)(图 5.10)。

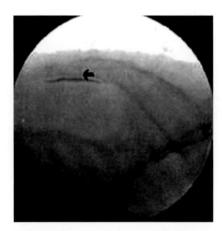

图 5.8 图示经骶尾入路对比剂(箭)的扩散(Toshniwal et al. 2007)

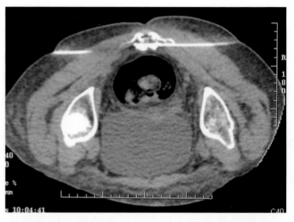

图 5.9 通过注射对比剂确定针尖正确放置于骶尾结合部前方(Ho et al. 2006)

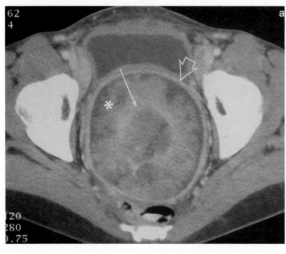
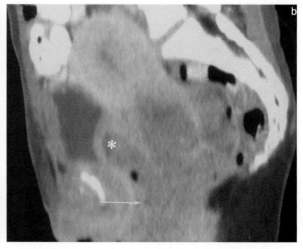

图 5.10 患者,女性,50 岁,临床ⅢB 期和影像ⅢA 期宫颈癌肿瘤侵犯阴道。轴位(a)和矢状(b)骨盆 CT 图像,口服和静脉注射对比剂扫描显示宫颈部低密度肿块(实箭)为原发肿瘤。由于宫颈肿瘤(星号)生长伸入,阴道(空箭)显示扩大。肿瘤侵及阴道下 1/3,符合病变Ⅲ期表现(Pannu et al. 2001)

5.2.6 适应证

奇神经节阻滞主要适应证（定位模糊的烧灼痛及局部会阴痛）包括：①内脏疾病引起的疼痛；②盆腔和会阴部内脏交感神经病，尤其是女性；③进展期宫颈癌（图5.10）、外阴癌、膀胱癌、直肠癌以及子宫内膜异位症[**]；④交感神经源性顽固性会阴部肿瘤疼痛；⑤放疗后直肠炎[**]；⑥尾椎痛。

5.2.7 并发症

奇神经节阻滞相关并发症包括：①直肠穿孔[**]，②骨膜注射，③阳痿，④膀胱失禁/功能障碍，⑤神经破坏药物注射入神经根及直肠腔，⑥神经炎/神经根注射，⑦马尾综合征[**]。

（周立绥、宁刚 韩福刚、李杨、谢建平）

5.3 坐骨神经阻滞

5.3.1 解剖

坐骨神经是人体最大的神经，起源于 $L_4 \sim S_3$ 神经根，它由腰骶丛前部和后部组合形成，从梨状肌前面走行至其下方，在坐骨大孔处坐骨大切迹下方穿出骨盆。在此处它位于大转子与坐骨结节间。继续行进至上下孖肌、闭孔内肌和股四头肌背侧及臀大肌前方。坐骨动脉、臀下动脉及臀下静脉与坐骨神经伴行。股后皮支（posterior femoral cutaneous branch）提供大腿后部神经支配，与其解剖不尽一致，它可能与坐骨神经毗邻走行，或可能是由其上方发出的一根独立神经（译者注：股后皮支也称为大腿后皮神经 posterior cutaneous nerve of the thigh，为骶神经丛分支之一）（图5.11）。

5.3.2 功能

坐骨神经（ $L_4 \sim S_3$ 神经根）既提供腘绳肌的运动神经支配，其中包括伸髋及屈腿运动（股二头肌、

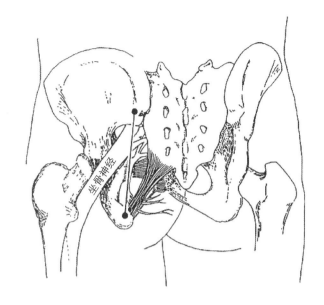

图5.11 透视下可确认的解剖标志。A，髂后上棘；B，股骨大转子；C，坐骨结节。参考图5.12(Raj 2003a)

半腱肌及半膜肌），也提供踝关节伸展及屈曲运动神经支配。此外，它还提供大腿后外侧、膝部以及整个小腿、脚趾及脚部的感觉神经支配。

5.3.3 注射部位

选择髂后上棘与股骨大转子连线的中点，经此中点向下绘出一垂线。第三条线为大转子和坐骨结节连线，将此线三等分，再由此线中内三分之一交界处绘出一条垂线，该垂线将与第一条垂线相交，相交点即为穿刺点（图5.12）。用垂直进针的方式

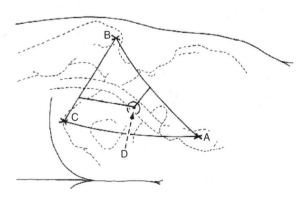

图5.12 穿刺针进针点和体表标志：A，髂后上棘；B，股骨大转子；C，坐骨结节；D，进针部位（Raj 2003b）

进入梨状肌。继续穿过梨状肌直至触及坐骨神经。如持续输注镇痛，可从进针点置入导管，沿神经行进至股骨小转子平面。

经和血管结构。超声也有助于血管和软组织病变的诊断（图 5.16 和 5.17 ）。

MRI：对于下肢病变患者，初步 X 线检查后可选择 MRI 做进一步检查（图 5.18 ）。

5.3.4　断层解剖

5.3.4.1　穿刺针要经过哪些结构？

穿刺针穿过臀大肌和臀下间隙，间隙内含有坐骨神经（股四头肌前方）（图 5.16 和图 5.17 ）。

5.3.4.2　穿刺针应避开哪些结构？

穿刺针应避开臀上、下动静脉以及旋股升动脉（图 5.13 至图 5.16 ）。

5.3.5　影像学 / 放射学

透视：该技术依赖解剖标志，有时可能不精确。

CT：CT 有助于评价骨性病变（骨折）或肿瘤。至今尚未见 CT 引导坐骨神经阻滞的医学文献报道（图 5.14 和图 5.15 ）。

超声：臀下间隙为靶区，位于股骨大转子和坐骨结节之间。超声可直接显示臀下间隙里的坐骨神

5.3.6　适应证

坐骨神经阻滞常见的适应证（Gaertner et al. 2004 ）如下：

• 坐骨神经结合隐神经阻滞可用于踝部、足部和腿部外科手术及镇痛[**]

• 坐骨神经阻滞结合股神经、闭孔神经及股外侧皮神经阻滞可用于膝部外科手术及镇痛[**]

• 持续输注坐骨神经阻滞适用于：

－复杂区域疼痛综合征 I 型或 II 型[**]

－血管功能不全[**]

－单侧下肢水肿[**]

－癌性疼痛[**]

－严重急性或慢性疼痛

－因关节炎 / 退行性改变而行全膝关节置换术（total knee arthroplasty，TKA）[**]

－TKA 置换

－腿部或脚部重大外伤[**]

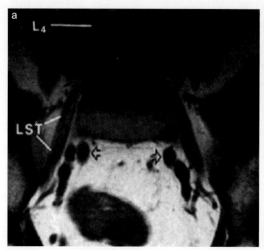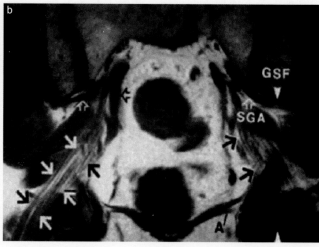

图 5.13　（a）图为骶岬平面直接冠状位成像及（b）图经坐骨大孔（greater sciatic foramen，GSF）平面成像。该成像平面能优化显示 L₄ 和 L₅ 腹侧支、腰骶干（lumbosacral trunk，LST）以及 S1 至坐骨神经（sciatic nerve，SN）的属支。在 GSF 中 SN 很容易显示如图（b）（实箭）。A，肛提肌；SGA，臀上动脉；空箭为血管。图（b）中箭头标示 GSF 上、下缘（Blake et al. 1996 ）

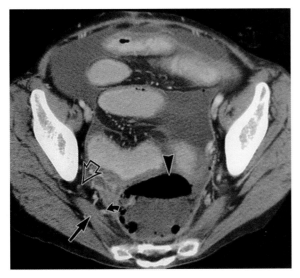 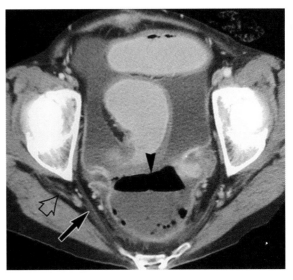

图 5.14 CT 显示坐骨神经解剖。CT 扫描显示梨状肌（直实箭）位于臀大肌下方，并穿过坐骨大孔中心。梨状肌前方为臀下血管（弯箭）。坐骨神经（空箭）沿梨状肌前外侧走行。此外，可见深部盆腔脓肿（箭头）及腹水（Harisinghani et al. 2002）

图 5.15 CT 显示坐骨神经解剖。与图 5.14（译者注：原著误为图 5.21）为同一患者，为其下方 1.5cm 层面。骶棘韧带（实箭）构成坐骨大孔下缘。坐骨神经位于骶棘韧带后侧方，毗邻髋臼（空箭）。仍可见骶前脓肿（箭头）（Harisinghani et al. 2002）

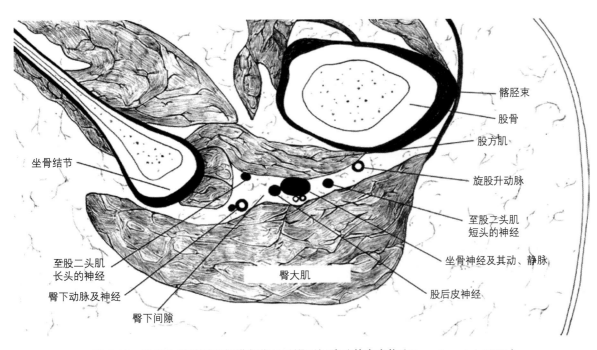

图 5.16 股四头肌平面臀部横断位显示臀下间隙及其内容物（Karmakar et al. 2007）

图 5.17 大转子及坐骨结节间轴位超声图显示在高回声的臀大肌和股四头肌束膜之间为低回声的臀下间隙。坐骨神经位于臀下间隙内，表现为高回声结节（Karmakar et al. 2007）

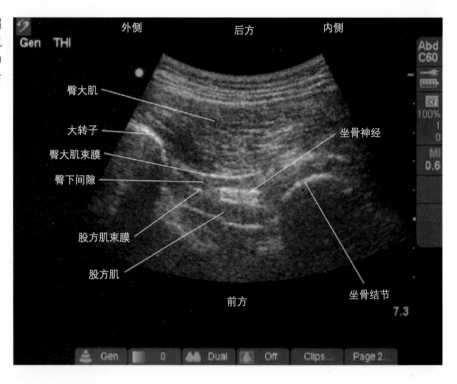

外侧　　　　　　后方　　　　　内侧

臀大肌

大转子

臀大肌束膜

臀下间隙

坐骨神经

股方肌束膜

股方肌

前方

坐骨结节

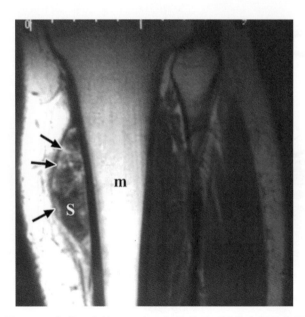

图 5.18 患者，女性，34 岁，胫骨骨干近端前内侧骨旁骨肉瘤，表现为渐进性，痛性包块。静脉注射钆螯合物对比剂后，MR 冠状位 T1 加权图像（500/20）显示境界清楚的皮质旁软组织肿块（S）和正常骨髓（m）。增强后可见轻度骨膜增厚以及分隔结节样强化。T2 加权 MR 图像（未展示）软组织肿块表现为高信号（Murphey et al. 2004, 1997）

- 膝关节以上截肢 [**]
- 膝关节骨肉瘤 [**]
- 胫骨及蹠趾截骨术 [**]
- 足外翻截骨术
- 物理疗法
- 膝关节松解术
- 前交叉韧带修补术 [**]
- 距小腿关节固定术

（周立绥、宁刚、鲁朝宣、王雪梅、杜勇）

5.4 梨状肌注射

5.4.1 解剖

　　梨状肌综合征（piriformis syndrome）是由于坐骨神经在梨状肌内受压所致。梨状肌起源于骶髂关节下方的骶骨前外侧面以及坐骨切迹上缘，而后穿过坐骨大孔上部，插入大转子上内侧面。通常情况下，坐骨神经从梨状肌前面向梨状肌下缘向下走行，经坐骨切迹出盆腔。但约15%的人群坐骨神经直接穿过梨状肌。因此，梨状肌过度使用或外伤时，可能导致坐骨神经的压迫或卡压（图5.19）。

5.4.2 功能

梨状肌是髋关节外旋肌肉之一，可使下肢外展。坐骨神经（$L_4 \sim S_3$ 神经根）提供腘绳肌的运动神经支配，其中包括伸髋及屈腿运动（股二头肌、半腱肌及半膜肌）。它也提供距小腿关节伸展及屈曲运动神经支配。此外，它还提供膝部后外侧以及整个小腿、脚趾和脚部的感觉神经支配。

5.4.3 临床表现

梨状肌综合征表现为坐骨神经分布区疼痛，包括下肢和/或臀部，在坐骨切迹内坐骨神经处也有压痛。梨状肌综合征可区别于普通坐骨神经痛，患者在坐位时疼痛加重。体格检查时，Pace外展试验、Freiberg征、Bonnet征及其他体征可表现为阳性。症状可能会在联合髋关节屈曲、外展及内旋运动时加重。

5.4.4 病因

病因包括解剖变异、梨状肌肥大、创伤、过度使用（骑自行车或其他体育活动）及骶髂关节活动度差（sacroiliac joint hypomobility）。

5.4.5 鉴别诊断

鉴别诊断包括腰椎神经根病变、小关节病变及椎管狭窄。

5.4.6 注射部位

透视引导：针穿刺点选在髋关节上方，股骨转子与骶骨连线的中点处，垂直于皮肤进针。

CT引导：经臀部穿刺位置选在梨状肌中部平面。22号针穿过梨状肌到达其前缘，邻近坐骨神经处（图5.20）。

5.4.7 断层解剖

5.4.7.1 穿刺针要经过哪些结构？

穿刺针先穿过臀大肌，然后穿过梨状肌。

5.4.7.2 穿刺针应该避开哪些结构？

穿刺针应避开坐骨神经及臀下动脉。

5.4.8 影像学/放射学

透视：可结合肌电图提高诊断准确性（Fishman et al. 1998）。

超声：可直接显示肌肉而被用作引导方法（Peng and Tumber 2008）。也有学者报道超声用于

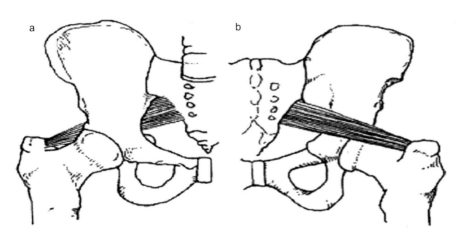

图5.19 梨状肌前面观（a）和后面观（b）（Raj 2003c）

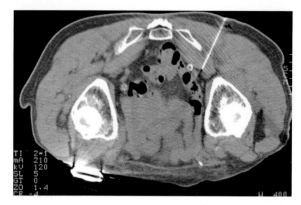

图 5.20　梨状肌 CT。CT 引导穿刺注射术中（Image courtesy of Keith E. Kortman, MD）

诊断梨状肌综合征（Broadhurst et al. 2004）。

　　CT：作为介导方法能直接显示肌肉（Fanucci et al. 2001）。此外，CT 可定性梨状肌扩大以及与梨状肌综合征相关的坐骨神经增大（Jankiewicz et al. 1991）。CT 不能像 MRI 一样评估病理性肌肉水肿。

　　MRI：可作为梨状肌综合征诊断方法之一（Lee et al. 2004）。它能够排除腰椎病变（椎间盘突出或椎管狭窄），也可排除盆腔肿块。MRI 可评估梨状肌的病理改变（水肿、血肿及大小变化），也可评估坐骨神经及骶神经根与梨状肌的关系。MRI 可显示坐骨神经在坐骨切迹处的受压情况，此处坐骨神经走行于梨状肌下方。MRI 还可根据神经的大小及信号强度，更好地定性坐骨神经的病理改变（图5.21）。

5.4.9　适应证

梨状肌注射适应证是梨状肌综合征[**]。

5.4.10　并发症

梨状肌肌肉注射唯一的并发症是坐骨神经病[**]。

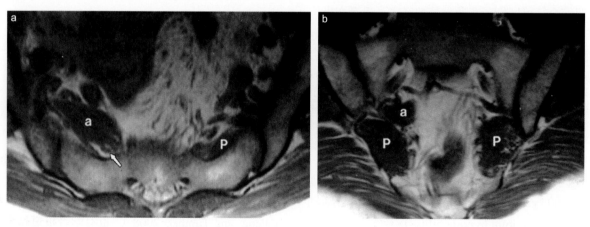

图 5.21　患者，男性，40 岁，梨状肌综合征。（a）骶骨 MR 平扫轴位 T1 加权图像显示右侧梨状肌附属纤维（a）（译者注：副梨状肌）覆盖于右侧 S_2 神经上（箭），并附着于内侧。注意右侧梨状肌附属纤维及右 S_2 神经均为正常信号。P：附着在骶骨上的正常左侧梨状肌。（b）平扫斜冠状 T1 加权图像上示右梨状肌附属纤维（a）位于 S_2 神经前方，其二者境界不清。P：正常左、右梨状肌（Lee et al.2004）

（周立绥、宁刚、邓绍强、王文轩、杜勇）

5.5 阴部内神经阻滞

5.5.1 解剖

阴部内神经来源于骶丛（$S_2 \sim S_4$ 腹侧支），它通过坐骨大孔 [由髂骨坐骨大切迹、骶结节韧带、骶棘韧带及骶髂前韧带（在梨状肌下方及尾骨肌上方）围成] 的下部出盆腔，而后呈帘状覆盖于骶棘韧带和坐骨棘突上，穿坐骨小孔（由坐骨棘突 / 骶棘韧带、骶结节韧带及坐骨结节围成）又返回进入盆腔（图 5.22），最后与阴部内动脉和静脉一起形成一神经血管束结构。该结构包绕在阴部管（又称 Alcock 管，由闭孔筋膜形成）内，该管走行邻近于坐骨直肠窝外侧壁。直肠下神经起源于阴部内神经。阴部内神经本身分支为会阴神经以及阴茎或阴蒂背神经。

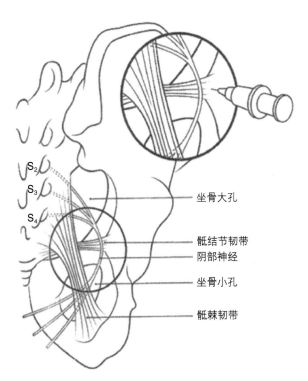

图 5.22 阴部神经走行及阻滞时穿刺针放置位置（Choi et al. 2006）

5.5.2 功能

阴部内神经供应阴茎和阴蒂，它提供阴囊、会阴及肛门的感觉神经。也提供球海绵体肌和坐骨海绵体肌的运动神经支配，与射精和性高潮有关，同时控制肛门外括约肌。

5.5.3 临床表现

阴部神经卡压综合征表现为慢性会阴痛，累及生殖器、肛门直肠区及会阴部。坐位疼痛加剧，站立位缓解，但坐在马桶座上时痛觉消失。其他可能症状包括尿踌躇、尿频、尿急，排便痛及性功能障碍。

5.5.4 病因学

- 在骶棘韧带和骶结节韧带之间坐骨棘处的阴部内神经卡压。
- 骶结节韧带镰状突压迫阴部管使之变平，从而致阴部神经卡压。此综合征也可能与骑自行车、慢性便秘、经阴道分娩、反复运动损伤（舞者）、体育运动、提重物、下蹲、体操、慢跑等活动有关，也可见于代谢性疾病患者。
- 痔切除术后疼痛。
- 经直肠前列腺穿刺活检（Adsan et al. 2004）。

5.5.5 鉴别诊断

鉴别诊断包括慢性非细菌性前列腺炎。

5.5.6 注射部位

两个注射部位可选用：①经阴道坐骨棘入路：

患者取截石位，经阴道壁触诊坐骨棘，用手指引导进针向坐骨棘方向穿刺；②男性患者经会阴入路：直接在坐骨结节内侧进针 2~3cm 深度，采用经直肠指诊引导穿刺针进针至坐骨棘。经臀部法将在透视、超声和 CT 部分阐述。

5.5.7　断层解剖

5.5.7.1　穿刺针要经过哪些结构？（经臀部法）

穿刺针穿过臀大肌、骶结节韧带以及韧带间隙（骶棘韧带和骶结节韧带之间）。穿刺针应置于骶棘韧带后方，闭孔筋膜内侧。穿刺针邻近阴部神经血管束（图 5.25）。

5.5.7.2　穿刺针应该避开的结构

穿刺针应避开阴部内动脉和静脉、臀下动脉（Gupta et al. 2004；Peng and Tumber 2008）以及坐骨神经。

5.5.8　影像学 / 放射学

透视（Abdi et al. 2004）：经臀部入路患者取俯卧位，C 型臂向患侧倾斜角度以显示坐骨棘尖（镰状突）。与超声或 CT 相比，透视介导精确度不高，因采用的靶点为坐骨棘，可能导致麻醉剂不能扩散

至阴部神经。此外，也无法显示韧带间间隙。但透视法简便易行（图 5.23）。

超声（Kovacs et al. 2001）：使用超声介导，很容易显示绕过坐骨棘的阴部内动脉弓。骶棘韧带和骶结节韧带也容易探察。采用臀部入路法，30%~50% 的患者可直接显示坐骨棘邻近的阴部神经。注射部位应选择在坐骨棘尖部内侧 8mm 处，或在骶棘韧带和骶结节韧带之间韧带间隙层面的阴部内动脉内侧 5mm 处（图 5.24）。

CT：后侧经臀部入路法，选定坐骨棘（阴部神经包绕）为靶点（Thoumas et al. 1999；McDonald and Spigos 2000）。阴部管是另一靶点，选择神经血管束和闭孔内肌之间的某点（图 5.25）。

MRI 有助于盆底评价，可用于阴部神经痛病因诊断。

5.5.9　适应证

阴部神经阻滞最常见的适应证是慢性肛门会阴痛或阴部神经痛引起的盆腔痛。另一种常见适应证是经阴道分娩过程中的生产痛。

5.5.10 并发症

阴部神经阻滞唯一的并发症是腹膜后血肿[**]（图 5.26）。

图 5.23　（左图）直立后前位骨盆 X 线片。（右图）坐骨棘斜位观。注意针尖位于坐骨镰状突起处（Abdi et al. 2004）

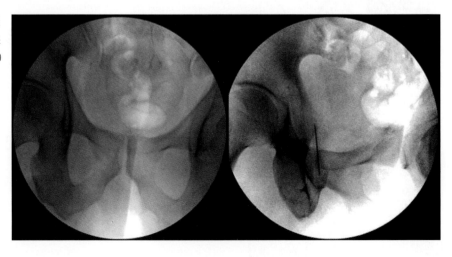

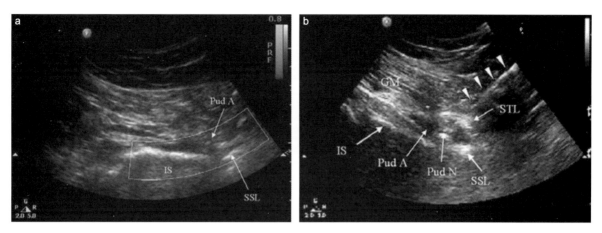

图 5.24 阻滞注射前和注射中的阴部神经超声图。（a）彩色多普勒显示坐骨棘平面的阴部动脉。（b）超声图像示韧带间间隙平面，以及针穿入后注入局麻药和类固醇。STL：骶结节韧带，SSL：骶棘韧带，Pud A：阴部动脉，Pud N：阴部神经，IS：坐骨棘平面的坐骨，GM：臀大肌。穿刺针用实箭标出（Peng and Tumber 2008）（彩图见书后插页）

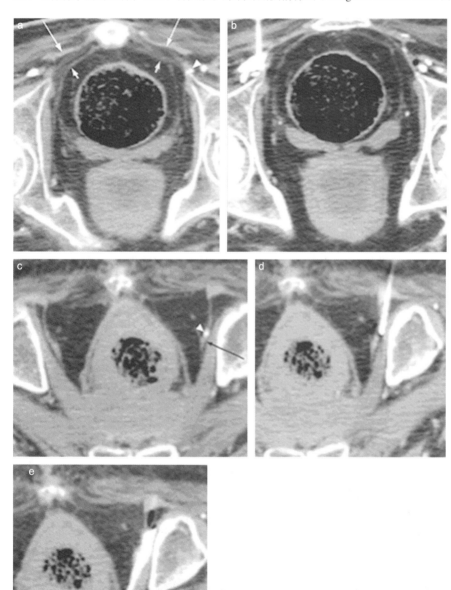

图 5.25 患者尸体，男性，77 岁，糖尿病。尸体俯卧位 CT 扫描。（a，b）坐骨棘平面，薄层 CT 扫描显示骶棘韧带（短箭，a）、骶结节韧带（长箭，a），以及钙化的阴部内动脉（箭头，a）代表阴部神经血管束。（b）可见经臀部穿刺针，注入的对比剂充填于韧带间隙。（c-e）阴部管平面薄层 CT 扫描，钙化的阴部内动脉（箭头，c）提示阴部管内的阴部束，在神经血管束与闭孔内肌之间的脂肪层清晰可见（箭，c）及（d）图 c 层面尾侧 2.5mm 层面显示经臀部入路的穿刺针位于脂肪层中，位于神经血管束的外侧，包含于闭孔筋膜内侧，注入的对比剂充填于阴部管，（e）脂肪层影消失（Hough et al. 2003）

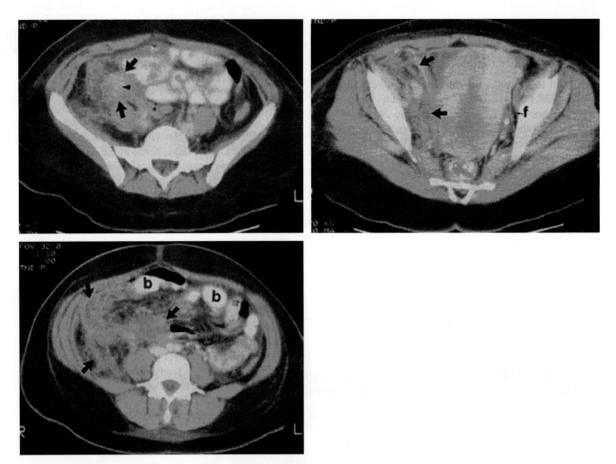

图 5.26 阴部神经阻滞后的腹膜后血肿。静脉注射对比剂后常规轴位 CT 扫描，在盆缘（上图）和盆腔下部（中图）显示异常不均匀的液体及软组织密度影（腹膜后血肿）位于右侧腹膜后间隙，沿右侧髂腰肌（箭）走行。病变内高密度影（箭头）为出血灶。扩大的产后子宫稍微偏向左边。与左侧正常脂肪层相比，右侧沿盆侧壁分布的正常脂肪层（f）闭塞消失。下图：在右肾隐窝平面轴位 CT 扫描示显示异常不均匀的液体及软组织密度影（箭）（腹膜后血肿）位于右侧腹膜后间隙，沿右侧髂腰肌走行。正常肠祥（b）向前及向左移位（Kurzel et al. 1996）。（来源于 West J of Med, Kurzel et al, vol. 164, pp 523-5）

（周立绥、宁刚、段如刚、庞月珊、李杨）

5.6 髂腹下-髂腹股沟神经阻滞

5.6.1 髂腹下神经注射

5.6.1.1 解剖

髂腹下神经主要来源于 L_1 神经，少部分来源于 T_{12}。上分支称为髂腹下神经，下分支称为髂腹股沟神经。髂腹下神经穿过腰大肌，经其外侧缘到达腰方肌前方。然后，经肾背侧进入侧腹壁。在髂嵴区，走行于腹横肌和腹内斜肌之间。此神经分支为前皮支和外侧皮支（图 5.27 至图 5.29）。

5.6.1.2 功能

髂腹下神经支配腹横肌和腹内斜肌的下部。前皮支提供耻骨区上方皮肤的感觉支配。

5.6.1.3 临床表现

髂腹下神经损伤导致耻骨上、腹股沟区疼痛，并扩展至生殖器区，常有该神经支配区小范围的皮肤轻微感觉丧失，髂腹下神经感觉支配区也常还有生殖股或髂腹股沟神经提供共同感觉支配。

5.6.1.4 病因

髂腹下神经损伤的主要病因是手术损伤，常见

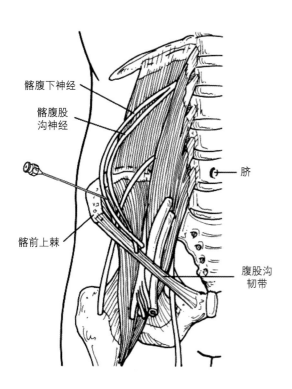

图 5.27 髂腹下神经注射（Weiss 2007a; p. 129, 图 6-17）

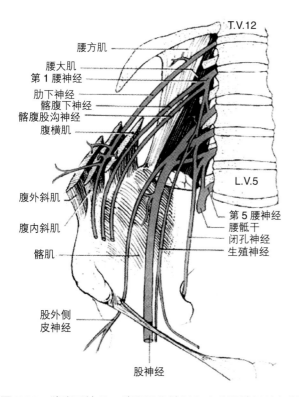

图 5.28 髂腹下神经、髂腹股沟神经和生殖股神经的起源、走行及相互关系（Waldman 2001）

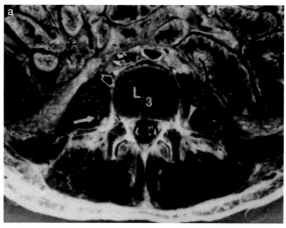

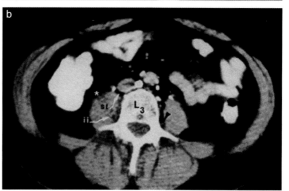

图 5.29 （a）正常解剖断面。（b）正常 CT 断面。在 L_3 水平，可见 L_2 脊神经位于腰大肌后方。髂腹下神经和髂腹股沟神经穿过腰大肌纤维束。箭头表示 L_2 脊神经；箭表示髂腹下神经和髂腹股沟神经（ii），空箭表示交感干。弯箭表示上述神经在该区域 CT 图像上并未确切显示。星号表示生殖股神经位于腰大肌的表面（Gebarski et al. 1986）

于腹部和盆腔外科手术后（疝修补术、肾切除术[**]、阑尾切除[**]及缝线/放置缝合器[**]）、怀孕期间或产后自发性损伤、神经瘤、腰大肌脓肿/肿块[**]或腹股沟钝伤（Shadbolt et al. 2001）。

5.6.1.5 鉴别诊断

鉴别诊断包括上部腰椎神经根病[**]及其他病因引起的下盆腔/腹股沟区疼痛[**]。

5.6.1.6 注射部位

髂腹下神经注射的部位在髂前上棘内侧 3cm 处，位于髂前上棘与脐之间（图 5.27）。

5.6.2 髂腹股沟神经注射

5.6.2.1 解剖

髂腹股沟神经由 T_{12} 和 L_1 的前支组合而成。它走行于髂腹下神经下方，以相似路径穿过腰大肌，然后髂腹股沟神经沿腹侧壁走行到腹前壁。当到达髂嵴时，在其腹侧面，走行在腹横肌和腹内斜肌之间（见图 5.28 至图 5.30）。

5.6.2.2 功能

髂腹股沟神经提供腹横肌及腹内斜肌下部的运动支配及耻骨联合的感觉，也提供股三角（上界腹股沟韧带，内侧界大收肌，外侧界缝匠肌）上、内侧部的感觉支配。此外，在男性，它提供阴囊前部和阴茎根部的感觉支配；在女性，支配阴阜和大阴唇感觉。

5.6.2.3 临床表现（髂腹股沟神经损伤）

髂腹股沟神经损伤常表现为腹股沟内侧、大腿以及生殖器区疼痛，甚至可蔓延至下腹部。可表现为腹股沟韧带区皮肤感觉减退或感觉过敏。

5.6.2.4 病因

髂腹股沟神经损伤的常见原因包括：下腹部[**]、盆腔[**]或腹股沟[**]手术，股动脉插管，妊娠以及腹外斜肌腱膜下部创伤[**]。

5.6.2.5 鉴别诊断

鉴别诊断包括上部腰椎神经根病[**]、闭孔神经病[**]、股神经病[**]、股外侧皮神经病、髂腹下神经病、生殖股神经病及其他原因所致的盆腔下部/腹股沟疼痛。

5.6.2.6 注射部位

注射部位为髂前上棘内下 2～3cm 处（图 5.30 至图 5.32）。

5.6.3 断层解剖（髂腹下-髂腹股沟神经）

5.6.3.1 穿刺针要经过哪些结构？

穿刺针首先在髂嵴上方穿过腹外斜肌，然后穿过腹横肌。重要的是要保持穿刺针位于腹内斜肌的表面。

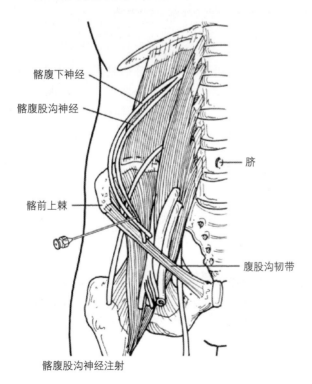

图 5.30　髂腹股沟神经注射（Weiss 2007b; p.130, 图 6-19）

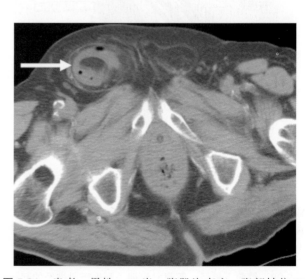

图 5.31　患者，男性，57 岁，腹股沟直疝。腹部轴位 CT 平扫重建图像显示腹股沟直疝（箭），位于右侧腹股沟腹壁下动脉的内侧。注意疝囊中存在肠袢。如果该患者行疝修补术，可能存在髂腹下神经卡压的风险（Aguirre et al. 2005）

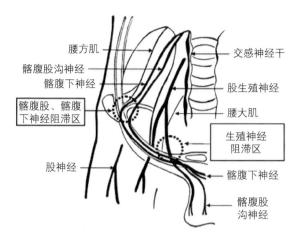

图 5.32 髂腹下神经、髂腹股沟神经和生殖股神经的行径。圆圈代表每一种阻滞术局部镇痛剂浸润的部位,圆圈的中心(虚线)为进行每一种神经阻滞术的进针点(Sasaoka et al. 2005)

5.6.3.2 穿刺针应避开哪些结构?

穿刺针应该避开腹膜和股神经。

5.6.4 影像学 / 放射学

• CT、超声或 MRI 可能仅有助于排除一些非髂腹下神经或髂腹股沟神经卡压 / 神经瘤的其他疾病(Vervest et al.2006)(图 5.31)
  • 解剖标志引导
  – 最常使用
  • 超声引导
  – 可直接显示髂腹股沟神经和髂腹下神经(图 5.33)
  – 可避开邻近血管和腹膜腔
  – 可避开股神经

5.6.5 适应证

髂腹股沟神经—髂腹下神经丛阻滞常见的适应证如下:

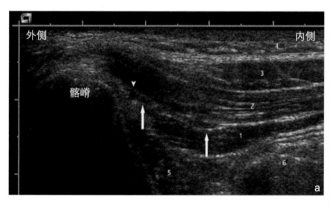

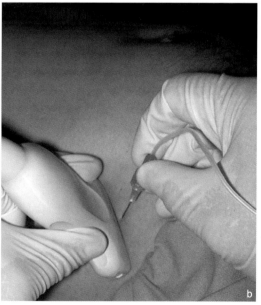

图 5.33 腹股沟区超声解剖图。(a)换能器(译者注:探头)采集位置如图(b)。外侧箭指示髂腹股沟神经。内侧箭指示髂腹下神经。两者都位于腹横肌(1)和腹内斜肌(2)之间。箭头指示髂腹股沟神经旁的小血管。与神经相比,血管表现为完全黑色(低回声),而神经表现为黑色伴白色水平线和白色斑点(周围神经典型超声形态学表现)。3,腹外斜肌;4,皮下组织;5,髂肌;6,腹膜内间隙。(b)完成腹股沟神经阻滞术,换能器和穿刺针的放置位置。换能器外侧缘与髂棘接触,大约在髂前上棘头侧及外侧(后侧)5cm 处(Curatolo and Eichenberger 2007)

- 髂腹股沟—髂腹下神经损伤
  - 缝合或放置缝合器
  - 纤维粘连或神经瘤
- 外科手术
  - 腹腔镜手术
  - 膀胱悬吊术
  - 开放和腹腔镜疝修补术
  - 剖宫产术[**]
  - 肾切除术[**]
  - 阑尾切除术[**]
  - 腹部整形术
  - 髂前上嵴植骨术
- 怀孕期间或产后自发性髂腹股沟及髂腹下神经病
  - 手术后疼痛
  - 腹股沟疝修补术后[**]
  - 阑尾切除术后[**]或剖宫产术后
  - 睾丸固定术后
- 腰大肌脓肿 / 肿瘤[**]
- 腹股沟钝性损伤（Shadbolt et al. 2001）
- 诊断和治疗慢性疼痛：如神经卡压、神经肿瘤和神经痛

（周立绥、宁刚、靳秀丽、谭红平、赵晖）

5.7 生殖股神经阻滞

5.7.1 解剖

生殖股神经起源于 L_1 和 L_2 神经根前支，形成于腰大肌内，而后穿过腰大肌至其腹侧面，并继续向下走行，在腹股沟韧带附近分为生殖支和股支（图 5.29 和图 5.34）。

股支沿腰大肌前表面走行，并经腹股沟韧带下方，位于股总动脉外侧，而后伸展进入大腿上部；生殖支走行于股支内侧，穿过腹股沟深环进入腹股沟管。

5.7.2 功能

生殖股神经有两个主要分支。生殖支支配阴囊、

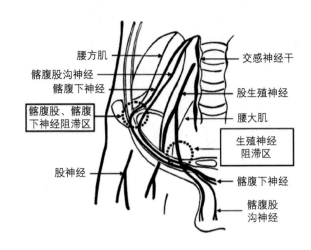

图 5.34 髂腹股沟、髂腹下、生殖腹股沟神经走行。圆圈区域为每一种阻滞术局麻药浸润区。圆圈（虚线）中心为各种阻滞术进针点（Sasaoka et al. 2005）

精索及提睾肌，股支提供大腿近端前部感觉支配。

5.7.3 临床表现

生殖股神经损伤 / 卡压典型表现为腹股沟区疼痛，且疼痛随行走及髋关节旋转而加重，也可表现为腹股沟支配区域外侧的大腿近端前部感觉减退。

5.7.4 病因学

生殖股神经损伤原因包括：下腹部 / 盆腔 / 腹股沟外科手术[**]、钝挫伤或穿通伤[**]、髂腰肌肿块 / 出血[**]或者妊娠[**]。

5.7.5 鉴别诊断

鉴别诊断包括：上部腰椎神经根病、闭孔神经病、股神经病、股外侧皮神经病、髂腹股沟神经病以及髂腹下神经病。

5.7.6 注射部位

注射部位常选取腹股沟韧带或其下方邻近隐神经处（图 5.34）。

5.7.7　断层解剖

5.7.7.1　穿刺针要经过哪些组织？

穿刺经过腹直肌（下部）、腹外斜肌腱膜，并经过耻骨结节上、外侧方（图 5.36）。

5.7.7.2　穿刺针需避开哪些结构？

穿刺时应避开精索内的睾丸动脉和输精管（Peng and Tumber 2008）以及股神经、股动脉／静脉、腹膜、膀胱。

5.7.8　影像学／放射学

影像成像主要目的是显示介导解剖标志。

透视可用于对肥胖患者进行髂前上棘及耻骨联合间的耻骨结节的定位。

超声可用于介导操作及睾丸疾病诊断（图5.35）。

CT/MRI 可用于诊断以排除盆腔其他疾病。

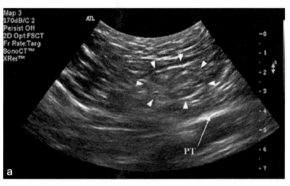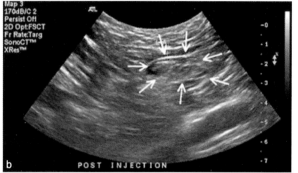

图 5.35　超声显示生殖股神经阻滞前后精索像。a，注射前精索（箭头）；b，注射后精索（箭）(Peng and Tumber 2008)

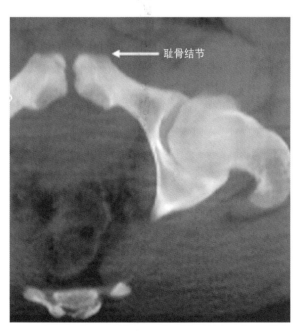

图 5.36　生殖股神经层面骨窗轴位 CT 解剖，生殖股神经位于耻骨结节上、外侧

5.7.9　适应证

生殖股神经阻滞常用适应证（Trescot 2003）如下：

- 联合髂腹股沟神经及髂腹下神经阻滞
- 腹股沟疝修补术[**]（手术适应证可成像）
- 睾丸固定术[**]（手术适应证可成像）
- 水囊肿切除术[**]（手术适应证可成像）
- 联合股神经阻滞用于大隐静脉剥脱术
- 生殖股神经痛的诊断和治疗
- 慢性睾丸痛研究
- 肾肿瘤射频消融术后（经皮生殖股神经阻滞治疗可能无效，并需经腹腔镜可视化以分离及治疗近端生殖股神经）(Boss et al. 2005)。

5.7.10 并发症

生殖股神经和髂腹股沟 – 髂下腹神经阻滞时并发症如下：①出血[**]，②腹腔穿刺[**]，③局部血肿[**]，④不希望的股神经运动阻滞，⑤儿童行髂腹股沟神经阻滞时结肠穿刺[**]（图 5.37）

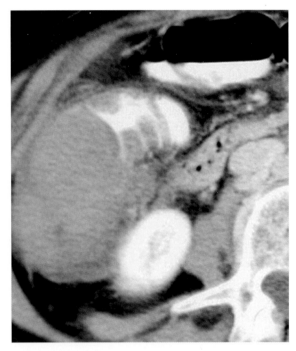

图 5.37　患者，黑色素瘤，壁内血肿，行结肠镜下组织活检后，增强 CT 显示广泛的黏膜下血肿（Pickhardt et al. 2007）

（孙冬、宁刚、肖冬梅、张刚、杜勇）

5.8　股外侧皮神经阻滞

5.8.1　解剖学

股外侧皮神经起源于 $L_2 \sim L_4$ 神经前支，形成于腰大肌内，而后向下及外侧伸展出腰大肌，其横行于髂肌前方并指向髂前上棘走行，再经腹股沟韧带下方、外侧穿行，分为前支、后支（图 5.38 和图 5.39）。

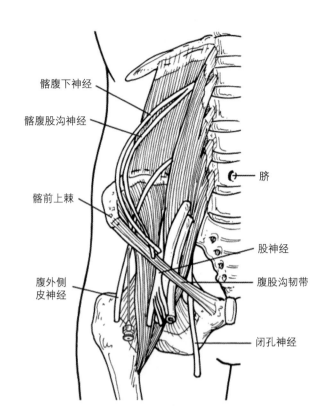

髂腹下神经
髂腹股沟神经
髂前上棘
腹外侧皮神经
脐
股神经
腹股沟韧带
闭孔神经

图 5.38　股外侧皮神经注射（Weiss 2007c; 133 页, 图 6-21）

5.8.2　功能

股外侧皮神经提供膝关节以上大腿前外侧的感觉支配。

5.8.3　临床表现

临床综合征称为"感觉异常性股痛（meralgia paresthetica）"。常引起大腿近端前外侧的灼烧感 / 感觉异常，在负重状态、伸髋及俯卧位疼痛症状加重。股外侧皮神经的卡压 / 损伤常发生在腹股沟韧带。

5.8.4　病因

病因包括：髂前上棘区创伤[**]，安全带损伤，紧身衣、皮带或腰带，既往手术[**]，妊娠[**]，肿瘤[**]，

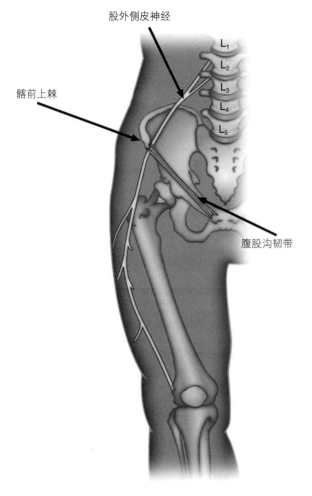

股外侧皮神经

髂前上棘

L₁
L₂
L₃
L₄
L₅

腹股沟韧带

图 5.39　股外侧皮神经阻滞

子宫肌瘤[**]，憩室炎[**]，阑尾炎[**]，腹主动脉瘤[**]，肥胖／腹水[**]，长期坐／站，由于腿不等长所致骨盆倾斜[**]，髂前上棘相关筋膜卡压，髂前上棘骨刺包埋神经，Perthes 病[**]，外展夹板固定及糖尿病。

5.8.5　鉴别诊断

鉴别诊断包括：上部腰神经根病[**]、闭孔神经病[**]、股神经病[**]、髂腹股沟神经病、髂腹下神经病以及生殖股神经病。

5.8.6　穿刺部位

穿刺点位于髂前上棘（anterior superior iliac spine，ASIS）内、下方 2~3cm 处，正好位于腹股

沟韧带下方。

5.8.7　影像学／放射学

超声可用于引导穿刺（Tumber et al. 2008；Hurdle et al. 2007）。70% 的病例可在腹股沟区显示神经（Damarey et al. 2009）。

5.8.8　适应证

股外侧皮神经阻滞两大主要适应证：
- 感觉异常性股痛综合征
- 术后（阑尾切除、剖腹探查术、取髂骨植骨术等）[**]
- 创伤后[**]
- 股外侧皮神经损伤或卡压：邻近髂前上棘处，经过或在腹股沟下方[**]
- 罕见神经压迫原因：新生物[**]（图 5.40）、腹主动脉瘤[**]（应在阻滞前评估）或髂腰肌内出血[**]

5.8.9　并发症

股皮神经阻滞的两大主要并发症包括：①神经炎：继发于穿刺损伤或药物毒性，②意外股神经阻滞。

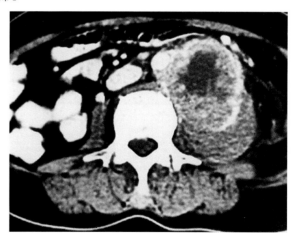

图 5.40　患者，女性，46 岁，宫颈癌伴髂腰肌转移，CT 增强扫描显示左侧腰大肌不均质坏死性肿块（Muttarak and Peh 2000）

（孙冬、宁刚、张刚、杨汉丰、杜勇）

参考文献

Harris RD, Holtzman SR, Poppe AM. Clinical outcome in female patients with pelvic pain and normal pelvic US findings. Radiology. 2000;216(2):440-3

ACR Practice Guideline for the Performance of Pelvic Ultrasound in Females. http://www.acr.org/SecondaryMainMenu Categories/quality_safety/guidelines/us/us_pelvic.aspx

ACR Practice Guideline for the Performance of Computed Tomography (CT) of the Abdomen and Computed Tomography of the Pelvis). http://www.acr.org/Secondary MainMenu Categories/quality_safety/guidelines/dx/gastro/ct_abdomen_pelvis.aspx

Hubert J, Bergin D. Imaging of the female pelvis: when should MRI be considered. Appl Radiol. 2008;37(1):9-24

ACR Practice Guidelines for the Performance of Magnetic Resonance Imaging (MRI) of the Soft Tissue Components of thePelvis.http://www.acr.org/SecondaryMainMenuCategories/quality_safety/guidelines/dx/gastro/mri_pelvis.aspx

Kuligowska E, Deeds L III, Lu K III. Pelvic pain: overlooked and underdiagnosed gynecologic conditions. Radiographics. 2005;25(1):3-20. Review

Plancarte R, Arnescua C, Patt RB: Sympathetic neurolytic blockade. In Patt RB (ed): Cancer Pain. Philadelphia, JB Lippincott, 1993, pp 377-425.

Mackey S, Sze D, Gaeta R. Magnetic resonance therapy guided regional blockade for pain management (abstr). Anesthesiology. 1999;91:968

Gaertner E, Lascurain P, Venet C, Maschino X, Zamfir A, Lupescu R, Hadzic A. Continuous parasacral sciatic block: a radiographic study. Anesth Analg. 2004;98(3):831-4

Fishman SM, Caneris OA, Bandman TB, Audette JF, Borsook D. Injection of the piriformis muscle by fluoroscopic and electromyographic guidance. Reg Anesth Pain Med. 1998;23(6):554-9

Peng PW, Tumber PS. Ultrasound-guided interventional procedures for patients with chronic pelvic pain – a description of techniques and review of literature. Pain Physician. 2008;11(2):215-24

Broadhurst NA, Simmons DN, Bond MJ. Piriformis syndrome: correlation of muscle morphology with symptoms and signs. Arch Phys Med Rehabil. 2004;85(12):2036-9

Fanucci E, Masala S, Sodani G, Varrucciu V, Romagnoli A, Squillaci E, Simonetti G. CT-guided injection of botulinic toxin for percutaneous therapy of piriformis muscle syndrome with preliminary MRI results about denervative process. Eur Radiol. 2001;11(12):2543-8

Jankiewicz JJ, Hennrikus WL, Houkom JA. The appearance of the piriformis muscle syndrome in computed tomography and magnetic resonance imaging. A case report and review of the literature. Clin Orthop Relat Res. 1991;(262):205-9

Adsan O, Inal G, Ozdo an L, Kaygisiz O, U urlu O, Cetinkaya M. Unilateral pudendal nerve blockade for relief of all pain during transrectal ultrasound-guided biopsy of the prostate: a randomized, double-blind, placebo-controlled study. Urology. 2004;64(3):528-31

Gupta S, Nguyen HL, Morello FA Jr, Ahrar K, Wallace MJ, Madoff DC, Murthy R, Hicks ME. Various approaches for CT-guided percutaneous biopsy of deep pelvic lesions: anatomic and technical considerations. Radiographics. 2004;24 (1):175-89

Kovacs P, Gruber H, Piegger J, Bodner G. New, simple, ultrasound-guided infiltration of the pudendal nerve: ultrasonographic technique. Dis Colon Rectum. 2001;44(9):1381-5

Thoumas D, Leroi AM, Mauillon J, Muller JM, Benozio M, Denis P, Freger P. Pudendal neuralgia: CT-guided pudendal nerve block technique. Abdom Imaging. 1999;24(3): 309-12

McDonald JS, Spigos DG. Computed tomography-guided pudendal block for treatment of pelvic pain due to pudendal neuropathy. Obstet Gynecol. 2000;95(2):306-9

Shadbolt CL, Heinze SB, Dietrich RB. Imaging of groin masses: inguinal anatomy and pathologic conditions revisited. Radiographics. 2001;21 Spec No:S261-71. Review

Vervest HA, Bongers MY, van der Wurff AA. Nerve injury: an exceptional cause of pain after TVT. Int Urogynecol J Pelvic Floor Dysfunct. 2006;17(6):665-7

Trescot AM. Cryoanalgesia in interventional pain management. Pain Physician. 2003;6(3):345-60

Boss A, Clasen S, Kuczyk M, Anastasiadis A, Schmidt D, Claussen CD, Schick F, Pereira PL. Thermal damage of the genitofemoral nerve due to radiofrequency ablation of renal cell carcinoma: a potentially avoidable complication. AJR Am J Roentgenol. 2005;185(6):1627-31

Tumber PS, Bhatia A, Chan VW. Ultrasound-guided lateral femoral cutaneous nerve block for meralgia paresthetica. Anesth Analg. 2008;106(3):1021-2

Hurdle MF, Weingarten TN, Crisostomo RA, Psimos C, Smith J. Ultrasound-guided blockade of the lateral femoral cutaneous nerve: technical description and review of 10 cases. Arch Phys Med Rehabil. 2007;88(10):1362-4

Damarey B, Demondion X, Boutry N, Kim HJ, Wavreille G, Cotten A. Sonographic assessment of the lateral femoral cutaneous nerve. J Clin Ultrasound. 2009;37(2):89-95

Rathmell JP. Atlas of image-guided intervention in regional anesthesia and pain medicine. Philadelphia, PA: Lippincott Williams and Wilkins, 2006

Wechsler RJ, Maurer PM, Halpern EJ, Frank ED. Superior hypogastric plexus block for chronic pelvic pain in the presence of endometriosis: CT techniques and results. Radiology. 1995;196(1):103-6

Woodward PJ, Sohaey R, Mezzetti TP Jr. Endometriosis: radiologic-pathologic correlation. Radiographics. 2001;21(1): 193-216; questionnaire 288-94

Waldman SD. Interventional pain management, 2nd ed. Philadelphia, PA: Saunders, 2001

Toshniwal GR, Dureja GP, Prashanth SM. Transsacrococcygeal approach to ganglion impar block for management of chronic perineal pain: a prospective observational study. Pain Physician. 2007;10(5):661-6

Ho KY, Nagi PA, Gray L, Huh BK. An alternative approach to ganglion impar neurolysis under computed tomography guidance for recurrent vulva cancer. Anesthesiology. 2006; 105(4):861-2

Pannu HK, Corl FM, Fishman EK. CT evaluation of cervical cancer: spectrum of disease. Radiographics. 2001;21(5): 1155-68. Review

Raj PP. Radiographic imaging for regional anesthesia and pain management. New York: Churchill Livingstone, 2003a:247-8

Raj PP. Radiographic imaging for regional anesthesia and pain management. New York: Churchill Livingstone, 2003b

Blake LC, Robertson WD, Hayes CE. Sacral plexus: optimal imaging planes for MR assessment. Radiology. 1996;199(3): 767-72

Harisinghani MG, Gervais DA, Hahn PF, Cho CH, Jhaveri K, Varghese J, Mueller PR. CT-guided transgluteal drainage of deep pelvic abscesses: indications, technique, procedure-related complications, and clinical outcome. Radiographics. 2002;22(6):1353-67

Karmakar MK, Kwok WH, Ho AM, Tsang K, Chui PT, Gin T. Ultrasound-guided sciatic nerve block: description of a new approach at the subgluteal space. Br J Anaesth. 2007;98(3): 390-5

Murphey MD, Jelinek JS, Temple HT, Flemming DJ, Gannon FH. Imaging of periosteal osteosarcoma: radiologic-pathologic comparison. Radiology. 2004;233(1):129-38

Murphey MD, Robbin MR, McRae GA, Flemming DJ, Temple HT,

Kransdorf MJ. The many faces of osteosarcoma. Radiographics. 1997;17(5):1205-31

Raj PP. Radiographic imaging for regional anesthesia and pain management. New York : Churchill Livingstone, 2003c:250

Lee EY, Margherita AJ, Gierada DS, Narra VR. MRI of piriformis syndrome. AJR Am J Roentgenol. 2004;183(1):63-4

Choi SS, Lee PB, Kim YC, Kim HJ, Lee SC. C-arm-guided pudendal nerve block: a new technique. Int J Clin Pract. 2006;60(5):553-6

Abdi S, Shenouda P, Patel N, Saini B, Bharat Y, Calvillo O. A novel technique for pudendal nerve block. Pain Physician. 2004;7(3):319-22

Hough DM, Wittenberg KH, Pawlina W, Maus TP, King BF, Vrtiska TJ, Farrell MA, Antolak SJ Jr. Chronic perineal pain caused by pudendal nerve entrapment: anatomy and CT-guided perineural injection technique. AJR Am J Roentgenol. 2003;181(2):561-7

Kurzel RB, Au AH, Rooholamini SA. Retroperitoneal hematoma as a complication of pudendal block. Diagnosis made by computed tomography. West J Med. 1996; 164(6):523-5

Weiss LD. Easy injections. Philadelphia, PA: Elsevier, 2007a:129, Figure 6-17. NLM ID: 101308328

Waldman SD. Interventional pain management, 2nd ed. Philadelphia, PA: W.B Saunders Company, 2001:509. ISBN 0-7216-8748-2

Gebarski KS, Gebarski SS, Glazer GM, Samuels BI, Francis IR. The lumbosacral plexus: anatomic-radiologic-pathologic correlation using CT. Radiographics. 1986;6(3):401-25

Weiss LD. Easy injections. Philadelphia, PA: Elsevier, 2007b:130, Figure 6-19. NLM ID: 101308328

Aguirre DA, Santosa AC, Casola G, Sirlin CB. Abdominal wall hernias: imaging features, complications, and diagnostic pitfalls at multi-detector row CT. Radiographics. 2005; 25(6): 1501-20. Review

Sasaoka N, Kawaguchi M, Yoshitani K, Kato H, Suzuki A, Furuya H. Evaluation of genitofemoral nerve block, in addition to ilioinguinal and iliohypogastric nerve block, during inguinal hernia repair in children. Br J Anaesth. 2005;94(2):243-6

Curatolo M, Eichenberger U. Ultrasound-guided blocks for the treatment of chronic pain. Tech Reg Anesth Pain Manag. 2007;11:95-102

Pickhardt PJ, Kim DH, Menias CO, Gopal DV, Arluk GM, Heise CP. Evaluation of submucosal lesions of the large intestine: part 2. Nonneoplastic causes. Radiographics. 2007;27(6): 1693-703. Review

Weiss LD. Easy injections. Philadelphia, PA: Elsevier, 2007c:133, Figure 6-21. NLM ID: 101308328

Muttarak M, Peh WC. CT of unusual iliopsoas compartment lesions. Radiographics. 2000;20 Spec No:S53-66

6 四肢概述

6.1 四肢影像学

在临床不能直接做出诊断，或当疾病初诊采取初始治疗无效时，往往才需进行影像学检查。介入，尤其外科手术前可能也必须进行影像学检查。引导介入操作也是影像学检查的另一主要指征。

6.1.1 X线平片

X线平片是四肢首选的影像学检查方法，在大多数情况下也可能是唯一需要的成像方法。X线平片对细小骨皮质和骨小梁的显示空间分辨率最高，它有助于显示骨与关节的病理改变，例如骨折、关节脱位、肿瘤、关节炎包括化脓性关节炎，以及X线阳性异物。X线平片对骨质疏松、骨吸收以及软组织钙化较敏感，且对某些临床疾病相关的一些征象的识别优于MRI，如甲状旁腺机能亢进、肾性骨发育不全、羟磷灰石钙沉积病等。

X线平片的不足是对软组织显示较差，且不能进行横断面成像，因此其诊断能力有限。

透视可进行连续、实时X线成像，有助于介导注射操作。

6.1.2 超声

超声检查与其他横断面成像方法如CT，尤其是MRI相比，具有良好的软组织分辨力。此外，与CT或MRI相比，超声还具有快速、更容易获得且空间分辨率更高（采用高分辨率换能器）的优势。高空间分辨率可显示软组织内胶原纤维的微观解剖，例如肌腱、韧带和肌肉以及外周神经的纤维束状微观解剖。

超声可以实时、动态扫描，并能随时结合患者反应。换言之，超声可采用不同的解剖位置状态从而模拟相应的临床症状以显示病理改变。例如腕关节屈曲时，腱鞘囊肿对腕管内正中神经的动态压迫。

动态扫描有助于诊断弹响髋、弹响肘、神经压迫、韧带和肌腱损伤，此时某些特定运动可诱发疼痛、麻木、无力或其他体征。

超声采用多普勒无需对比剂即可实时评估组织的血供，而血供可能与确定的压痛点相关。富血供通常与炎症相关。故在某些情况下，超声可分辨急性或慢性损伤，也可评估软组织肿瘤的血供。

超声容易在床旁完成检查，患者更为舒适、更易接受，此外，比CT和MRI更为便宜。而且与CT不同，超声无电离辐射。

总之，超声对于肌腱、神经、肌肉、韧带、软组织肿块、关节渗出、滑囊积液以及滑膜增生等评估非常有用。此外，超声也是一种非常有价值的实时影像介导方法。

超声的缺点是操作者依赖性。而且因其可导致假阴性、假阳性诊断，也需对许多与扫描相关的伪影加以鉴别。超声的另一瑕疵是，非学术亚专业科室的大多数影像学医师并不熟悉肌肉骨骼系统超声。

超声另一点不足是，对多关节检查仅能进行逐个成像，而CT和MRI能多关节同时成像。这一不足在空间关系紧密的关节比如手或腕关节就非常突出。超声对骨皮质及骨髓的评估价值有限，也几乎不能评估中心部位关节软骨以及关节内韧带（如膝关节交叉韧带）。

6.1.3 CT

CT是一种利用X线进行横断层面成像的检查

方法，与 X 线平片相比，其软组织对比分辨率更高（虽然空间分辨率较低）。CT 与 X 线平片一样，能清晰显示骨皮质和骨小梁的细微结构。因此，可通过多平面重建很好地显示复杂骨折，例如对胫骨远端的三平面骨折（triplane fracture）进行术前评估。CT 对软组织钙化灶显示优于 MRI，如在透析依赖的终末期肾病或淀粉样变性患者显示软组织类钙化。CT 也很容易操作，扫描相对快捷、可重复性好。CT 对于引导操作也十分有用，但与超声和透视不同，其为非实时性。使用 CT 透视也可实时引导操作。

CT 与超声相比空间分辨率较低，与 MRI 相比软组织分辨率较低。最大不足就是患者需承受相对较高的电离辐射。对比剂必要时可帮助明确病变性质，包括相对血供情况。但对比剂对肾功能不全患者具有肾毒性，而且有可能引起罕见、严重的对比剂过敏反应。

6.1.4　MRI

MRI 在当今所有影像模式中具有最高的软组织对比分辨率，可很好明确是否存在软组织疾病及其范围，以及与邻近结构包括血管的关系。磁共振血管成像（MR angiography，MRA）可更好地显示邻近血管。MRI 对显示关节骨皮质和关节软骨非常敏感，也是唯一能充分评估骨髓的检查方法。

MRI 评价骨髓特异性不高，但有助于明确不全性骨折和骨缺血性坏死。对于关节软骨的评价，MRI 优于关节造影术、CT 关节造影术及超声检查。此外，MR 关节造影，对包括肩袖损伤在内的很多疾病，有着最高的特异性和敏感性。它是评价关节破坏及大关节关节腔内结构的金标准。如有关节不稳表现，需行 MRI 检查。

外科医师通常需 MRI 以帮助制订术前计划。因 MRI 对钙化灶不敏感，结合 X 线平片可提高 MRI 诊断的特异性。MRI 重复性好、无操作者依赖，且无电离辐射。

MRI 缺点是对于肾功能不全患者，磁共振对比剂（钆）可能诱发肾源性系统性纤维化（nephrogenic systemic fibrosis）。对于安置了心脏起搏器、动脉瘤夹、安置药物洗脱支架术后 6 个月到 1 年之间的患者，不能行 MRI 检查。MRI 检查需患者配合，幽闭恐怖症患者不能行该检查。此外，MRI 检查价格

相对较高。

6.1.5　骨扫描

利用核医学显像技术可完成骨扫描（Bone Scan）。骨扫描对疾病敏感性高，但为非特异性，难以准确解剖定位。不过，它可用于评估 X 线隐性骨折（应力骨折）、骨髓炎 / 化脓性关节炎以及反射性交感神经营养不良（复杂区域性疼痛综合征）。

（孙冬、曹骁、蒋绍军、张青、谢建平）

6.2　四肢解剖结构

一般结构包括肌腱、神经、滑囊及关节。

6.2.1　关节

对于关节影像评价，主要疾病包括骨折及关节炎。在进行任何关节注射之前，应进行 X 线平片检查，如有关节不稳，应行 MRI 或 MR 关节造影检查。

6.2.1.1　骨关节炎（osteoarthritis）

骨关节炎 X 线特异征象包括骨刺形成伴关节间隙狭窄、软骨下囊肿形成及软骨下骨质硬化。CT 显示与 X 线平片类似征象。超声检查可确认关节腔积液、滑膜增厚及囊肿形成。多普勒超声可通过充血反应评估炎症程度。MRI 可很好确认关节滑膜增厚、关节腔积液、骨软骨破坏及囊肿形成，还可能在周围骨质重塑区发现骨髓水肿。此外，也可识别韧带损伤。

6.2.1.2　类风湿关节炎（rheumatoid arthritis）

类风湿关节炎的 X 线平片诊断标志为边缘性骨质破坏。也可发现关节间隙变窄、软组织肿胀以及关节周围骨质疏松。骨质破坏常发生在骨边缘。随着疾病进展，可出现关节畸形。超声可发现关节腔积液、滑膜增厚及囊肿形成，也可发现邻近软组织病变累及肌腱或韧带。多普勒超声可通过充血反应

来评估炎症程度。MRI 可确认骨质破坏、滑膜增厚、关节腔积液及关节软骨破坏，可发现囊肿形成及在周围骨质重塑区的骨髓水肿，也可发现邻近软组织疾病累及周围肌腱或韧带。

典型类风湿关节炎累及如下关节：近端指间关节（手指）、掌指关节、腕关节、跖趾关节、膝关节、肩关节以及较少累及的髋关节。

6.2.1.3 焦磷酸钙沉积病（CPPD）

如果 X 线平片在肘关节、肩关节、腕关节（桡腕关节）、掌指关节或单独于髋股关节内发现关节间隙消失、软骨下硬化、软骨下囊肿及骨刺形成等骨关节改变，应考虑焦磷酸钙沉积病（calcium pyrophosphate deposition disease，CPPD）。软骨钙质沉着症（软骨钙化）是 CPPD 的主要标志，常见于膝关节、腕关节、髋关节、肩关节（盂唇及肩锁关节）和耻骨联合。CPPD 有一种亚型可表现为边缘性骨质破坏，与类风湿关节炎类似，同时伴有指间关节及掌指关节骨皮质不清。有时可见桡腕关节压迹。关节囊或滑膜可出现钙化，有时钙化还可累及关节外软组织结构如韧带、肌腱及滑囊。

CT 很容易确认 CPPD 的病理改变，但临床并不常用。MRI 能检测软骨钙质沉着症，表现为关节软骨内的低信号区，但常需结合 X 线平片检查。半月板内钙化可误诊为半月板撕裂。超声可显示滑膜炎及钙化。彩色多普勒可有助于评价滑膜充血的范围。

6.2.1.4 化脓性关节炎（septic arthritis）

化脓性关节炎 X 线主要表现为：骨皮质结构不清、严重的关节间隙消失/破坏、关节周围骨质疏松及周围软组织肿胀。CT 可更好地显示这些征象。超声、CT 或 MRI 还可显示关节积液、滑膜增厚（滑膜炎）及大范围的软组织肿胀。MRI 还可显示邻近骨内的骨髓水肿，MRI 增强扫描可显示关节内和软组织内广泛的强化区。但这些影像学征象并非化脓性关节炎特异性表现，因此关节抽吸仍然对化脓性关节炎诊断至关重要。

任何单关节性关节炎的诊断均应先排除化脓性关节炎。小孩的发生率远大于成人，成人更容易受累的关节包括：膝关节或髋关节、骶髂关节、耻骨联合、胸锁关节、脊柱及肩锁关节等。

莱姆病是另一种类型的感染性关节炎，出现典型的牛眼样皮疹（迁移性红斑）且有蜱虫叮咬史时，应考虑此病。

6.2.1.5 痛风（gout）

痛风主要表现为关节边缘骨质破坏（特征性为破坏灶边缘突起）、关节和周围软组织肿胀伴软组织内尿酸盐结晶（痛风石）沉积。痛风后期可发生关节间隙丢失，表现为非均匀性。超声可用于痛风的一些小关节评价，可表现为尿酸单钠晶体沉积于软骨表面及痛风石样物质沉积于关节腔内。此外，能量多普勒超声可显示骨质破坏、关节腔积液、滑膜肥厚伴有丰富的血流信号。这些征象可能为痛风特异性表现，可作为一种非侵袭性诊断方法。如果是经验丰富的超声医师操作，超声检查诊断痛风的敏感性常高于 X 线平片。

CT 可识别骨质破坏、软组织内钙化及关节间隙丢失。MRI 可显示骨质破坏、关节积液、软组织水肿及软组织内痛风石，痛风石根据其内钙沉积的密度和水的含量，信号变化不同。痛风典型累及第一跖趾关节、距小腿关节、膝关节、指关节、腕关节、肘关节及骶髂关节。

6.2.1.6 血清阴性炎性关节病（seronegative inflammatory arthropathy）（银屑病关节炎）

银屑病关节炎平片表现为关节表面破坏（关节边缘和关节面）、肌腱骨附着点骨质破坏（enthesitic erosions）（关节囊由关节发出处）及骨质增生改变包括肌腱附着处骨刺（enthesophytes）。与类风湿关节炎不同，银屑病关节炎骨质疏松并不常见。在大关节常表现为软组织肿胀及关节间隙丢失，在一些小关节则表现为关节间隙增宽（由于骨质溶解）。指骨骨干旁常出现骨膜反应。超声对关节腔积液、滑膜炎及肌腱骨止点炎（enthesitis）（肌腱附着处炎症）诊断更为敏感，优于 X 线平片。能量多普勒有助于评估充血程度。但与其他类型关节炎的评价一样，超声对小关节的评价价值有限。CT 有助于脊柱的评价，但不适用于四肢关节。MRI 适合于检测关节积液、滑膜炎及骨髓水肿。MRI 也可显示肌腱骨止点炎，表现为肌腱附着点及邻近骨髓信号增高，若在多部位出现，对血清阴性脊柱关节病比如银屑病关节炎的诊断具有特征性，据此可与类风湿关节炎鉴别。银屑病关节炎可累及指节、腕、脚，但最常累及部位为骶髂关节及脊柱。

强直性关节炎是另一种炎性血清阴性脊柱关节

病，有相似的影像学表现如：骨质破坏、骨质增生改变及非均匀性关节受累。常优先累及中轴骨如脊柱和骶髂关节，也可累及膝关节、肩关节和髋关节。进展期表现为脊柱、骶髂关节及髋关节骨性融合或强直。强直性脊柱炎很少累及手和脚。

6.2.2　肌腱

肌腱的病理改变常可通过超声、磁共振成像显示。典型肌腱疾病包括：肌腱炎（退行性改变）、部分撕裂、完全撕裂及腱鞘炎。肌腱疾病常通过体检征象进行临床诊断，主要包括肌肉在抵抗阻力运动中诱发疼痛。

肌腱的正常解剖超声表现为高回声结构，肌腱内可见纤维结构（如图 6.1 和图 6.2）。这些结构可在高频超声（9M~16MHz）得到更好显示。如果探头未仔细沿肌腱长轴排列，可产生一种各向异性伪影，人为导致类似肌腱病的低回声表现。这时需与真正的肌腱病变相鉴别，伪影会在探头沿肌腱正确排列方向时消失。

MRI 图像上，正常肌腱 T1WI 和 T2WI 均表现为均匀黑色低信号。如果肌腱与主磁场方向成角 55° 时成像，就会在 T1WI 序列出现一种称为"磁魔角"（magic angle）的伪影，T1WI 表现为明亮高信号。但 T2WI 上表现正常，可据此与肌腱病变相鉴别。

肌腱炎超声表现：肿胀的肌腱呈低回声（其内正常原纤维结构丢失）。MRI 上肌腱肿大伴肌腱内不均匀异常信号，此为不均匀性。

肌腱部分撕裂超声上表现为肌腱变薄或增厚，伴肌腱回声改变。肌腱部分撕裂 MRI 表现为肌腱信号增高，但并未达到液体样高信号，亦未贯穿肌腱全层。

肌腱完全性撕裂超声上表现为游离肌腱断端增粗、回声减低，在彩色多普勒上肌腱游离断端表现为充血。肌腱由透声的液体或强回声滑膜/血管翳包绕。MRI 上表现为肌腱增粗，伴滑膜鞘内积液。

6.2.3　神经

在超声及 MRI 上，正常神经沿轴位或长轴均表现为一个内部呈束状的圆形结构（图 6.3）。当神经卡压时，临床表现为 Tinel 征（+），即轻轻叩击神经卡压部位，可诱发沿神经分布的触痛。神经系统检查可提示神经损伤，肌电图（EMG）可作为首选检查方法。

超声可显示神经肿胀、回声降低，或可显示神经为邻近病变压迫。可进行超声 Tinel 征试验，即在神经卡压处轻压探头出现症状。这有助于尺神经卡压综合征（cubital syndrome）诊断，此征表现为肘关节屈曲可见尺神经移位。也有助于 Morton 神

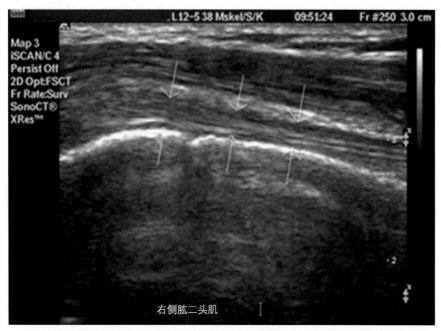

图 6.1　肱二头肌肌腱，长轴观。高回声肱二头肌肌腱（箭）内可见细纤维结构（Papatheodorou et al. 2006）

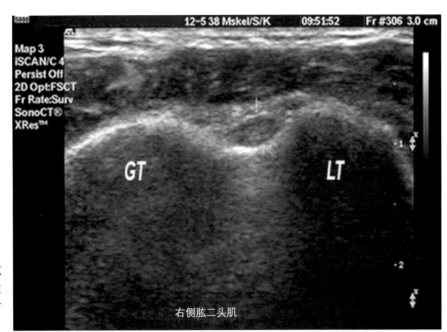

图 6.2 肱二头肌肌腱，轴位观。肱二头肌肌腱位于肱二头肌腱沟内，位于大小结节之间，三角肌的下方（Papatheodorou et al. 2006）

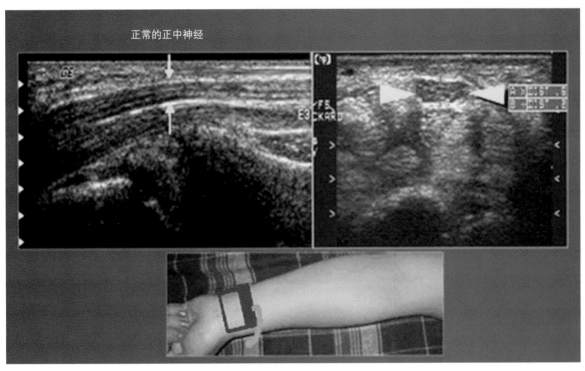

图 6.3 图示（下图）正常正中神经。超声矢状面（左图）显示正中神经表现为平行线性回声（箭），轴位（右图）上呈网格状（箭头）（Chiou et al. 2003）（彩图见书后插页）

经瘤的诊断，此征表现为超声 Mulder 征，即由于受到足的内、外侧压迫，神经瘤在该处向足底移位产生症状。和 MRI 相比，US 有更高的空间分辨率，且可动态观察神经卡压。MRI 可显示神经肿胀及异常强化，也可观察到损伤神经支配的肌肉出现去神经性水肿，在进展期出现肌肉萎缩及脂肪化。

6.2.4 滑囊

滑囊炎体检表现为：柔软波动感肿块伴轻触痛，测试及对抗试验均可显示疾病。超声可探及充满液体的透声结构。此征象可能为动态变化，比如：髂腰肌滑囊炎常伴有髋关节弹响征。

MRI 主要表现为充满液体扩大的囊状影，伴或不伴有环形强化及周围水肿。

6.3　禁忌证

注射治疗禁忌证包括感染、关节旁重度骨质疏松、关节内骨折、关节失稳、关节注射次数一年超过 3 次或 6 周内有关节注射史。注射治疗并发症包括感染、肌腱破裂、血肿、血管内注射、类固醇注射后红斑（steroid post injection flare）、钙化、局部组织坏死、皮肤萎缩、色素脱失及脂肪坏死（MacMahon et al. 2008）。

（孙冬、曹骁、蒋绍军、杨汉丰、杜勇）

参考文献

MacMahon PJ, et al. Injectable corticosteroids and local anesthetic preparation: a review for radiologist. Radiology. 2008;252(3)

Papatheodorou A, Ellinas P, Takis F, Tsanis A, Maris I, Batakis N. US of the shoulder: rotator cuff and non-rotator cuff disorders. Radiographics. 2006;26(1):e23

Chiou HJ, Chou YH, Chiou SY, Liu JB, Chang CY. Peripheral nerve lesions: role of high-resolution US. Radiographics. 2003;23(6):e15

7 上 肢

7.1 序言

下面将主要讨论各种影像诊断方法在上肢应用中的优缺点。

7.1.1 X 线平片

X 线平片是上肢病变的首选成像方法。它能使骨、积液、任何病理性钙化以及不透 X 线异物成像，也可用于骨折/脱位、关节炎、感染及肿瘤评价。

7.1.2 骨扫描

通过核医学成像可完成骨扫描。其诊断疾病的敏感性高，但特异性稍差，且难以精确进行解剖定位。不过，骨扫描可用于诊断 X 线平片上的隐匿性骨折（应力性骨折）、骨髓炎/化脓性关节炎和反射交感性神经营养不良（复杂性区域疼痛综合征）。

7.1.3 超声

除美国外的其他国家常用超声进行上肢检查。超声可用于软组织疾病评价，如关节、肌腱和韧带。也可用于 MRI 对肌腱和韧带疾病评估后的补充成像。虽然其具有实时成像能力，但不足之处是其存在操作者依赖性。超声也可引导介入操作，作用与 X 线透视类似。

7.1.4 CT

CT 技术通过断层成像来评价骨和关节疾病。与 MRI 相比，较少用于软组织检查，可作为医院急诊设备。

7.1.5 MRI

MRI 由于其良好的软组织对比度及任意平面成像的能力，几乎可用于所有肌骨系统疾病的成像检查。但 MRI 也有一个相对较小的弱点，因骨皮质信号弱，其对骨皮质成像效果较差。CT 对骨皮质的显示优于 MRI。MRI 能直接显示肌肉组织、关节软骨、关节间隙、肌腱、韧带、关节囊和神经。此外，MRI 关节造影能够提高关节疾病诊断的敏感度。MRI 受限于金属伪影及钙化性疾病。

7.1.6 需要排除的主要病变（注射禁忌证）

- 关节感染（化脓性关节炎）[**]
  - 骨皮质模糊
  - 骨膜反应
  - 关节间隙变窄
  - 关节周围骨质疏松
  - 关节积液
  在注射任何类固醇之前，通过关节抽吸术明确诊断是非常必要的。
  - MRI 和 CT 在诊断病变方面均优于普通平片。

- 骨折 **
  - 应显示骨皮质不连续
  - 亚急性期可见骨膜反应
  - 完全性骨折骨小梁排列紊乱
  - MRI 和 CT 比普通 X 线平片敏感
- 出血倾向
- 急性创伤性软组织损伤 **
- 类固醇剂量达高限
- 人工关节腔注射 **
- 关节择期手术（数日内）

7.1.7 上肢的并发症

上肢遇到的主要并发症包括：
- 血肿 / 出血 **
- 感染 **
- 一过性滑膜炎（类固醇注射后）**
- 一过性或永久性上肢无力及感觉异常（可见于神经注射或内上髁炎时无意的尺神经注射）
- 桡动脉损伤，见于第一腕掌关节和 "de quervain" 注射 **
- 肌腱内注射可致肌腱破裂（见于肘或第一腕掌关节注射）**
- 类固醇性关节病（证据存疑）**

（王金良、严志汉、张青、杨汉丰、杜勇）

7.2 上肢关节、滑囊和肌腱

7.2.1 肩

7.2.1.1 盂肱关节注射（图 7.1 和图 7.2）

解剖学

盂肱关节（glenohumeral joint）是内衬滑膜的球窝关节，由肱骨头和肩胛盂连接而成。盂唇软骨增加了肩胛盂窝的范围，从而增加其稳定性。因为盂肱关节韧带相对较薄弱，关节囊结构松弛，关节的稳定性大部分为肩袖肌肉所支持。肱二头肌长头横行通过关节囊。附属关节囊包括：肩峰下囊、三角肌下囊、喙突下囊、喙肱肌囊和肩胛下囊。韧带包括上、中、下盂肱韧带以及喙肱韧带和横向肱骨韧带。

功能

肩关节是人体活动度最大的关节。具有屈曲 / 伸展、外展 / 内收、外旋 / 内旋及环转功能。

临床表现

盂肱关节炎主要表现为肩部疼痛、僵硬及活动受限。人群中约 20 % 发病。临床症状与类风湿关节炎、骨关节炎及冻结肩（粘连性关节囊炎、关节囊纤维性粘连）类似。类风湿关节炎往往是多关节受累，通常几年后才会累及肩关节。骨关节炎多为单关节受累。冻结肩临床表现为体检时关节被动活动范围明显下降，常与外伤和肩关节长期缺乏活动有关。

病因

盂肱关节炎可因骨关节炎 / 退行性关节炎 **、炎症性关节炎（类风湿关节炎 **、痛风 ** 及假痛风 /CPPD **）、系统性红斑狼疮性关节炎 **、强直性脊柱炎 **、银屑病关节炎 ** 及感染 ** 等所致。慢性肩袖撕裂也可导致盂肱关节炎，尤其是已有焦磷酸钙沉积病（Milwaukee shoulder）**。

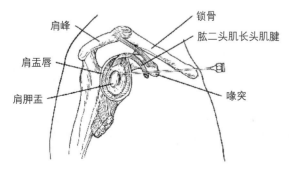

图 7.1 盂肱关节注射——前入路（Weiss 2007a, 图 3-1）

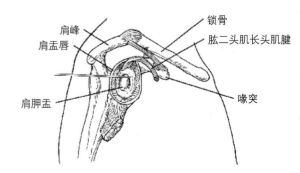

图 7.2 盂肱关节注射——后入路（Weiss 2007b, 图 3-3）

鉴别诊断

盂肱关节炎的鉴别诊断包括：

- 肩袖撞击综合征[**]
- 滑囊炎[**]，包括肩峰下囊和三角肌下囊
- 骨折[**]
- 肩胛上神经病[**]
- 盂肱关节不稳定[**]
- 颈神经根病[**]（椎间盘突出[**]、椎关节强直[**]）
- 粘连性关节囊炎[**]
- 肩锁关节炎[**]
- 钙化性腱鞘炎[**]
- 肱二头肌腱鞘炎[**]
- 反射性交感神经营养障碍[**]
- 胸廓出口综合征[**]
- 肱骨头无菌性坏死[**]

注射部位

首先需要手臂外旋。前方入路穿刺针于喙突外侧下方 1 cm 进针，针尖指向后方，稍向上外侧。如果针尖碰到骨，应回拉并稍调整穿刺角度。如采用后方入路，应于肩峰后外侧缘下 2cm 进针，针尖指向喙突（腹侧和内测）。

（王金良、严志汉、曹骁、杨汉丰、杜勇）

影像学／放射学

X 线透视见图 7.3。

CT 见图 7.4。

超声波：超声检查也可用于辅助介导治疗。

普通 X 线平片：常规前后位片以及腋窝位片（axillary views）用以评估肩白。

在风湿性关节炎，常表现为骨质疏松、边缘或邻近关节侵蚀。常伴有均匀性关节间隙变窄、滑液囊肿形成和肱骨头位置抬高。骨关节炎常表现为非对称性关节缺损并伴骨赘、软骨下硬化及囊肿形成，偶也可见关节侵蚀（图 7.5）。

超声波：骨关节炎可见骨赘、关节内游离体、骨囊肿、关节积液及关节间隙狭窄等改变。

类风湿关节炎可见滑膜囊肿增生、邻近关节侵蚀及关节积液。此外，在类风湿关节炎，肩袖病变发生率较高。超声检查可用于评估肩袖肌腱的肌腱

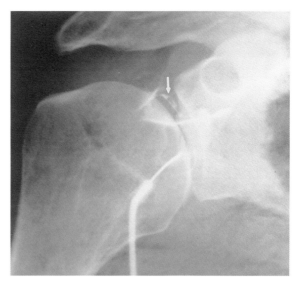

图 7.3 患者，男性，54 岁，右肩前后位透视图像显示在关节盂和肱骨之间关节腔内对比剂（箭）（Jacobson et al. 2003）

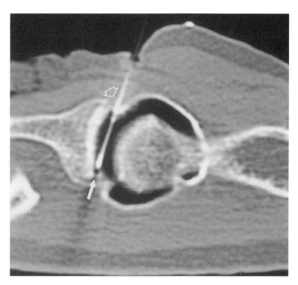

图 7.4 患者，男性，55 岁，左肩部成像。肩关节斜位显示盂肱关节侧面观。一根 20Ga 腰椎穿刺针经前方入路穿刺入关节，且未与肱骨头接触。注入气体及对比剂后行轴位 CT 扫描成像，造影剂显示进针路径经前唇（空箭），针头位于后唇基底部（实箭）（Jacobson et al. 2003）

变性及部分和完全撕裂。超声可显示肌腱增厚及回声不均匀或局灶弱低回声改变，也可发现大结节区骨皮质不规则，以及在肩袖发生病理改变的情况下出现滑囊积液。

在粘连性关节囊炎，可发现关节囊增厚及关节腔容积减小，也可见粘连。此外，动态增强扫描可见肩峰下冈上肌腱异常膨隆（臂外展位增强扫描）（Papatheodorou et al. 2006a）。

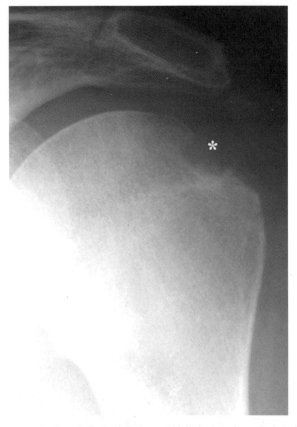

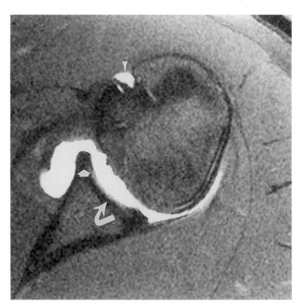

图 7.6　患者，男性，18 岁，正常左肩成像。脂肪饱和脉冲序列 MRI（重复时间 400 ms、回波时间 21ms），在肩关节内注入显影剂钆后显示高信号，对比剂沿盂肱关节和肱二头肌肌腱长头（箭头）扩展。注意斜向走行的肩胛盂关节面（弯箭），以及在肱骨内侧的盂前唇（直箭）（Jacobson et al. 2003）

图 7.5　患者，长期肩关节类风湿关节炎。左肩 X 线片（放大图）显示一典型部位的深部骨质侵蚀（星号）（Sommer et al. 2005）

磁共振成像：如果需要外科手术，除 CT 扫描外，常需进行磁共振检查（图 7.6）。

磁共振成像能确定肩袖撕裂（也可见于类风湿关节炎）。MRI 有助于各种形式的关节炎、关节内病理改变评价。对于粘连性关节囊炎，MR 关节造影检查较常规 MRI 更为可靠。

在粘连性关节囊炎，MR 关节造影可显示关节腔体积减小，喙肱韧带及关节囊增厚，也可表现为喙肱韧带与喙突间脂肪三角的消失（喙突下三角征）（图 7.7）。MR 关节造影常用于伴关节损伤 / 疼痛症状运动员（投掷选手、排球运动员、游泳者）的检查及关节游离体、冈上肌撕裂和盂唇韧带病变的显示。

适应证

两个主要的适应证包括：①粘连性关节囊炎[**]；②关节炎[**]，包括骨关节炎[**]、类风湿关节炎[**]以及其他形式的关节炎[**]。

（王金良、严志汉、赵晖、杨汉丰、杜勇）

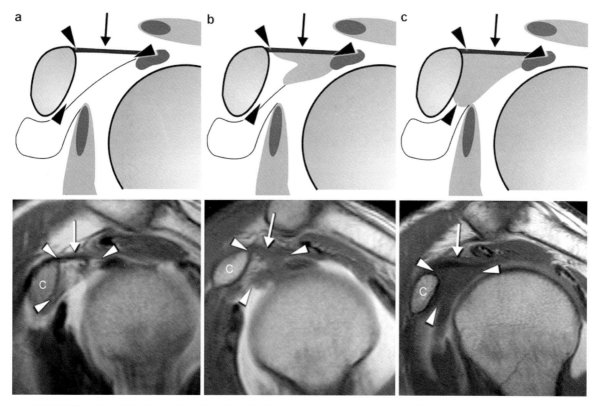

图7.7　喙突下脂肪三角，线条图（上排）及相应矢状斜面 T1WI -MRI（600/12）成像（下排）。喙突下脂肪三角边界包括：前上边为喙突（C），上边为喙肱韧带（箭），后下边为关节囊（箭头）。（a）无冻结肩的正常解剖。（b）患者，57 岁，冻结肩，喙突下脂肪三角部分闭塞。（c）患者，55 岁，冻结肩，喙突下脂肪三角完全闭塞（即喙突下三角征，subcoracoid triangle sign）（Mengiardi et al. 2004）

7.2.1.2　肩锁关节注射（图 7.8）

解剖

　　肩锁关节（acromioclavicular joint）为肩峰和锁骨形成的关节。有三个相关的韧带包括肩锁韧带、喙肩韧带和喙锁韧带。

功能

　　肩锁关节作为一个枢轴点，使手臂举过头顶。

临床表现

　　肩锁关节炎表现为在肩锁关节处疼痛及软弱无力，且手臂置于胸前处时加重。疼痛可放射至胸部或颈部，关节体检时可表现得更明显。

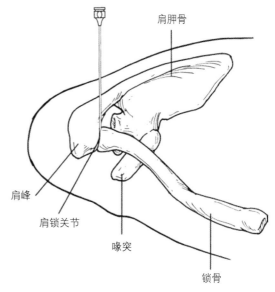

图 7.8　肩锁关节注射（Weiss 2007c, 图 3-5）

病因学

常因重复用力损伤所致。常见于举重运动员或其他运动员。肩锁关节炎因骨关节炎[**]、创伤后（陈旧性锁骨骨折[**]或关节脱位[**]）、类风湿关节炎（少见）[**]、CPPD、银屑病关节炎[**]和感染[**]引起。

鉴别诊断

鉴别诊断包括锁骨远端骨溶解[**]、肩袖病变[**]、骨折[**]和肩锁关节不稳定[**]。

注射部位

上入路法采用在锁骨远端和肩峰内侧缘之间的关节间隙处进针。

影像学 / 放射学

X线平片：平片显示关节间隙狭窄、侵蚀、骨赘形成、软骨下硬化及囊肿形成。荧光透视可用于注射引导。

超声波：可见关节积液。如果关节囊厚度小于3mm，超声检查能排除关节的炎症（Alasaarela et al.1997）。超声波也可用于关节注射和吸引术的引导。

CT：CT是观察关节炎骨表面变化（侵蚀、囊肿、硬化、关节间隙狭窄）的最佳方法。

MRI：MRI在检测软组织异常方面较超声检查更为敏感。关节炎患者常显示关节间隙狭窄、关节囊肥厚、骨赘、软骨下囊肿、软骨下骨骨髓水肿和关节积液。根据关节尾侧骨赘形成以及关节囊增厚大于或等于3mm等表现，MRI可用于预测关节注射后疼痛缓解的程度（图7.9和图7.10）（Strobel et al. 2003）。

适应证

肩锁关节注射有三个适应证，包括：①关节炎[**]，包括骨关节炎[**]、类风湿关节炎[**]以及其他形式的关节炎[**]；②锁骨远端骨质溶解[**]；③轻微肩锁韧带扭伤（Alasaarela et al. 1997）。

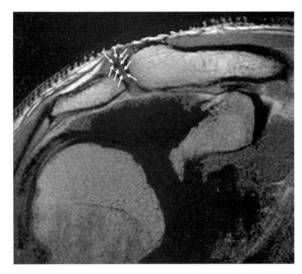

图7.9　无症状志愿者，男性，24岁，正常MRI。采用常规扫描协议。表面线圈直接固定于肩锁关节前方。无明显呼吸运动伪影。图中箭所标示分别为：锁骨外侧端和肩峰的关节软骨与关节盘之间的边界（Fialka et al. 2005）

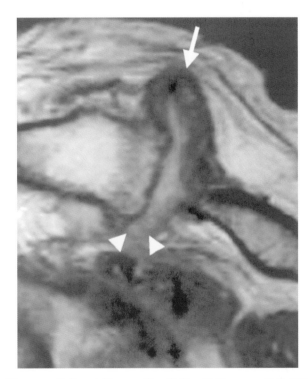

图7.10　患者，女性，70岁，肩痛，异常MRI。斜矢状面T1加权自旋回波MRI（TR/TE, 600/12）显示严重的肩锁关节骨关节炎伴有头侧（箭）及尾侧骨赘（箭头）。选择性注射麻醉剂后疼痛缓解50%（Strobel et al. 2003）

（王金良、严志汉、蒋绍军、杨汉丰、杜勇）

7.2.1.3 肩峰下囊注射（图 7.11）

解剖

肩峰下滑囊（subacromial bursa）位于肩峰和喙肩韧带下方，冈上肌浅层。肩峰下滑囊向外延伸至三角肌下方和肱骨大结节上方。三角肌下滑囊为肩峰下滑囊一种延伸。肩峰下滑囊炎因受肩峰及其骨赘冲击而引发，是最常见的肩关节滑囊炎。

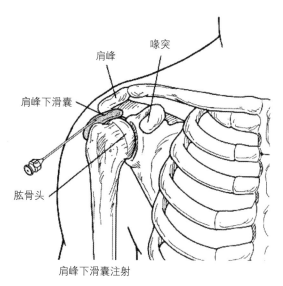

喙突
肩峰
肩峰下滑囊
肱骨头
肩峰下滑囊注射

图 7.11 肩峰下滑囊注射（Weiss 2007d，图 5-1）

功能

肩峰下滑囊在肩袖肌腱（肩胛下肌、冈上肌、冈下肌和小圆肌）和肩峰/喙肩韧带之间起到预防摩擦的作用。

临床表现

肩峰下滑囊炎临床表现为肩关节外侧疼痛并向上肢远端放射。当手臂举过头顶时疼痛加重。在夜间患者采用侧卧位也可出现夜间疼痛。肩峰下滑囊炎常因重复过头顶活动或创伤诱发。

鉴别诊断

鉴别诊断包括肩袖撕裂和颈椎神经根病。

注射部位

外侧或后入路法：在肩峰和肱骨头之间，平行于肩峰角度进针。最好采用外侧入路进针（避免肩袖肌腱内注射）。

影像学/放射学

X 线平片："outlet-Y"（译者注：冈上肌出口位摄片）或"经肩胛骨 -Y"位摄片有助于显示肩峰下间隙。Ⅱ 和Ⅲ 型肩峰会引起肩峰下滑囊撞击症。Ⅱ 型肩峰其前部弯曲且向下倾斜，Ⅲ 型肩峰其前部呈鸟嘴样且向下倾斜，而Ⅳ 型肩峰在其前部是凸向下，而非凹面向下。腋窝位（axillary view）摄片能显示喙肩韧带内的钙化灶。前位和后位摄片可显示盂肱关节及肩峰下的骨刺。它也可识别钙化肌腱炎的钙化灶。

X 线透视检查/关节造影术（滑囊造影术）：X 线透视检查可用于诊断和引导肩峰下滑囊炎的治疗。关节造影可用于诊断完全型肩袖肌腱撕裂（图 7.12 和图 7.13）。

超声波：超声波有助于识别肩袖肌腱病变（肌腱变性、局部撕裂和全层撕裂以及撞击），可确认充满液体的滑囊及肩峰下滑囊炎，也可用于引导肩峰下滑囊注射。

CT：一般情况下不使用 CT，常选择 X 线透视或超声检查。

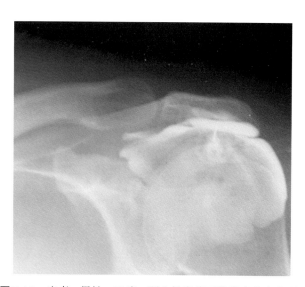

图7.12 患者，男性，30岁，孤立性肩峰下滑囊炎 Ⅰ 度表现，症状持续一个月。在荧光检查引导下，肩峰下注射类固醇类药物后症状完全消失。肩峰下滑囊腔造影显示孤立性肩峰下滑囊炎（相应 MRI 表现参见图 7.14）（Hambly et al. 2007）

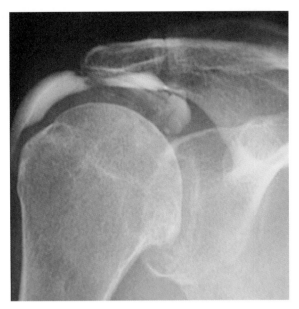

图 7.13　患者，男性，56 岁，肩锁关节增生性炎性改变，伴继发性撞击及冈上肌腱嵌入部部分层厚撕裂肌腱病（Ⅳ级），症状持续 8 个月。注射后，患者最初症状完全消退，4 周症状逐渐反弹。在 6 个月随访评价时，症状未恢复到基线状态，且患者报告日常活动有所改进。其治疗结果属于部分缓解。肩峰下滑囊造影显示冈上肌腱嵌入区部分撕裂相应的 MRI 表现见图 7.15（Hambly et al. 2007）

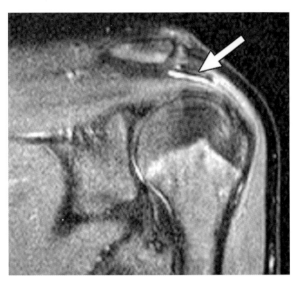

图 7.14　患者（与图 7.12 为同一患者），男性，30 岁，孤立性肩峰下滑囊炎 I 度，症状持续一个月，在荧光检查引导下，肩峰下注射类固醇类药物后症状完全消失。冠状斜位 STIR-MRI（TR/TE 为 2000/20，反转时间 160 ms，回声链长 8）显示孤立性肩峰下滑囊炎（箭头）（Hambly et al. 2007）

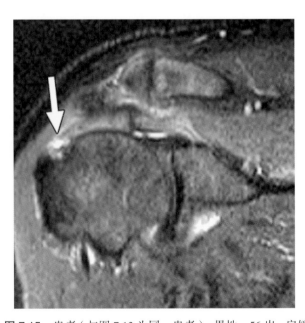

图 7.15　患者（与图 7.13 为同一患者），男性，56 岁，肩锁关节增生性炎性改变，伴继发性撞击及冈上肌腱嵌入部部分层厚撕裂肌腱病（4 级）。症状持续 8 个月。注射后，患者最初症状完全消退 4 周后症状逐渐反弹。在 6 个月随访评价时，症状未恢复到基线状态，且患者报告日常活动有所改进。其治疗结果属于部分缓解。冠状斜位 STIR-MRI（TR/TE 为 2000/20，反转时间 160ms，回声链长 8）显示冈上肌腱附着区部分层厚撕裂（箭）（Hambly et al. 2007）

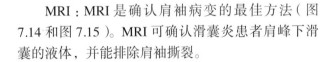

　　MRI：MRI 是确认肩袖病变的最佳方法（图 7.14 和图 7.15）。MRI 可确认滑囊炎患者肩峰下滑囊的液体，并能排除肩袖撕裂。

适应证

　　肩峰下滑囊注射主要有六种适应证：①粘连性关节囊炎**，②肩峰下**/三角肌下滑囊炎**，③肩袖撞击**：肩峰下滑囊注射区别撞击综合征与肩袖完全撕裂（在完全撕裂患者，注射后肩关节活动范围减少和无力不会得到改善），④肩袖肌腱炎（冈上肌腱炎**、肌腱变性**），⑤部分肩袖撕裂，⑥肩峰下骨刺**（Tallia and Cardone 2003; Fongemie et al. 1998）。

并发症

　　并发症包括肌炎**。

（王金良、严志汉、蒋绍军、杨汉丰、杜勇）

7.2.1.4 肩袖肌腱病（Rotator Cuff Tendino-pathy）的注射治疗（图 7.16）

解剖

肩袖由冈上肌、冈下肌、肩胛下肌和小圆肌组成。这些肌肉群均附着在肱骨近端外侧比如大、小结节附近，如同一个联合肌腱，形成了单个的连续内衬随着结构。冈上肌起自肩胛冈上背侧的冈上窝，冈下肌起自肩胛冈下背侧的冈下窝，肩胛下肌起自肩胛骨腹侧的肩胛下窝，小圆肌起自肩胛骨腋窝缘的背侧面。冈上肌、冈下肌和小圆肌附着于肱骨大结节。肩胛下肌附着于肱骨小结节和肩关节囊的前部。冈上肌和肩胛下肌包绕二头肌腱的长头。

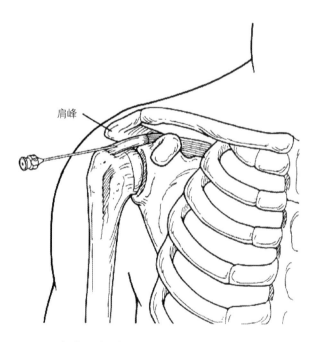

肩峰

图 7.16 肩袖肌腱注射治疗（Weiss 2007e, 图 4-11）

功能

冈上肌使肩或手臂外展；冈下肌和小圆肌使手臂和肩外旋；肩胛下肌使手臂和肩内旋，当上肢抬高时，也可使手臂向前向下。由于肩关节囊和韧带的松弛度能确保适应大范围的运动，肩袖诸肌对盂肱关节的稳定是必需的。

临床表现

肩袖肌腱受外伤可引起肩关节前外侧部疼痛。当肩关节前伸和上举、前倾、压迫肩关节、过顶活动或外展时，都可产生疼痛。也可表现活动范围受限，及在外展末期无力。体检时可出现各种症状包括 Neer 撞击征、Hawkins-Kennedy 撞击征和疼痛弧征（painful arc sign），这些均可在抗外展时产生疼痛。

病因

可能病因包括过度使用、来自肩峰的撞击[**] 及年龄所致的固有肌腱退行性变、粘连性关节囊炎[**]、盂肱关节不稳[**]以及创伤包括肩关节前脱位[**]等。

鉴别诊断

鉴别诊断包括四边孔综合征[**]、肩胛上神经病[**]、颈神经根病[**]（HNP[**]椎关节强直[**]）、臂神经丛病[**]、粘连性关节囊[**]炎、肌皮神经病、肩部不稳[**]、关节盂唇撕裂[**]、肩锁关节病[**]、盂肱关节炎[**]、二头肌断裂[**]以及大结节的撕裂性骨折[**]。

注射部位

与前述肩峰下滑囊炎穿刺路径类似，将针头插入肩峰下关节囊，腱鞘本身常不作为穿刺目标。

影像学／放射学

在断面影像上（超声波、CT 和 MRI），征象可表现为从肌腱炎到完全撕裂的各种表现。

X 线平片：完全撕裂时，显示肱骨头向上半脱位，邻近肩峰。在前后位片上肩峰肱骨距离缩短。如果距离小于或等于 7mm，90% 的病例其冈上肌为全层撕裂，67% 的病例伴有冈下肌撕裂，43% 患者伴有肩胛下肌撕裂。当采用 MRI 检查，可能显示肩袖肌的萎缩脂肪变性，尤其是冈下肌。在平片上，可显示肩峰的形态学改变（Ⅰ ~ Ⅳ型）（Saupe et al. 2006）（参见章节 7.2.1.3）。钙化肌腱炎为羟基磷石灰在肩袖肌腱沉积所引起的，在平片上表现为灶性钙化结节或边缘不清的云团样钙化灶（图 7.17 和图 7.18）。

CT：CT 可作为 MR 关节造影引导穿刺（采用旋内入路而非前入路）（Mulligan 2008）。

超声波：超声优势在于，可动态评估肩袖肌腱撞击，比如采用上肢抬高时进行超声成像。超声上，正常肌腱表现为多个内部小纤维束状强回声。当肌腱向大结节方向走行且变窄时，其上缘弓向上，大结节本身具有均匀的边缘；当滑囊面出现部分撕裂时，正常肌肉隆起边缘消失，表现为一扁平的边缘；当关节面出现撕裂时，表现为回声质地不均，且出现低回声。在肌腱附着区，肱骨大结节皮质表

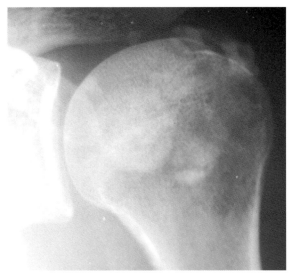

图7.17　患者，女性，56岁，钙化肌腱炎2年。肩关节前后位片显示冈上肌和冈下肌肌腱区大面积钙化灶（del Cura et al. 2007）

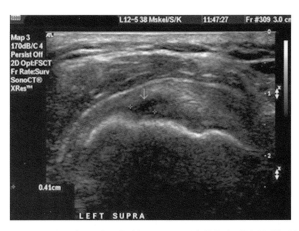

图7.19　冈上肌肌腱，长轴观。显示关节侧部分层厚撕裂，表现为邻近关节软骨处，肌腱关节面有一明显低回声缺损区（箭）（Papatheodorou et al.2006b）

部存在一薄层明亮弯曲线状边缘影。

　　钙化肌腱炎表现为肌腱内强回声，伴或不伴后方声影。能量多普勒成像也可用于评估肩袖撕裂出现的充血。超声波可直接引导穿刺针进行钙化肌腱炎灌洗治疗（Serafini et al. 2009）（图7.20和图7.21）。

　　MRI：MRI是肩痛（因肩峰下撞击和肩袖疾病所致）最有价值的检查方法。MRI可诊断滑囊炎及肩部撞击的病理解剖。常采用肢体或专用肩部线圈，结合T1加权脂肪饱和序列矢状位成像，脂肪抑制斜冠状位、矢状位T2轴向和质子密度加权成像。

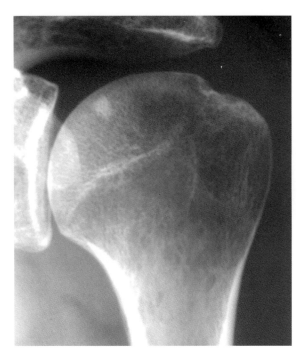

图7.18　患者，女性，56岁，钙化肌腱炎2年。治疗后1年未见钙化灶（del Cura et al. 2007）

现不规则（图7.19）。

　　在全层撕裂，可表现为肌腱上的裂隙，或在正切位上表现为肌腱消失。在肌腱回缩部可见残端肌腱，大结节处皮质不规则，关节间隙和三角肌下-肩峰下滑囊积液，还可见"软骨显露征"（uncovered cartilage sign），即在肱骨头关节软骨和关节液接合

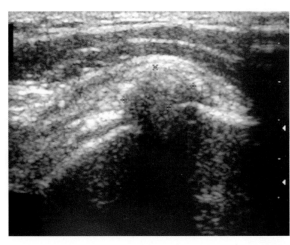

图7.20　患者，女性，39岁，钙化肌腱炎，6个月病史。注意经皮治疗后钙化声像图变化。治疗前，冈上肌腱纵切声像图显示钙化灶及声影（del Cura et al. 2007）

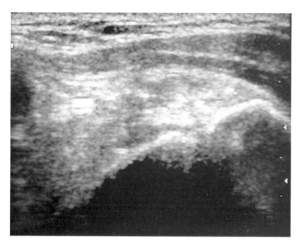

图7.21 注意经皮治疗后钙化声像图的变化。治疗10周后，钙化体积已明显减少且未见声影（del Cura et al. 2007）

肌腱炎或肌腱病，T2加权和STIR序列均可发现肌腱增粗及信号增高。如为部分肩袖撕裂，在质子密度和T2加权序列表现为肌腱连续性中断及信号增高。这一征象既可出现在肌腱关节面也可出现于滑囊面，但不会穿透肌腱全层（图7.22和图7.23）。

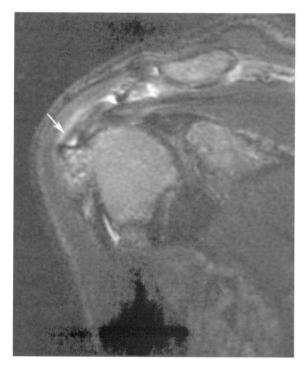

图7.22 患者，男性，62岁，右肩痛。肩关节斜冠状面修正翻转恢复序列（当前图像）和斜冠状位脂肪抑制T2加权快速自旋回波序列MRI图像（图7.23，同一部位），显示冈上肌腱（箭头）关节面内液体信号，异常信号未伸展进入肌腱的滑囊面。所有三位阅片医师都认为此征象为冈上肌腱关节面的部分撕裂（Kijowski et al. 2005）

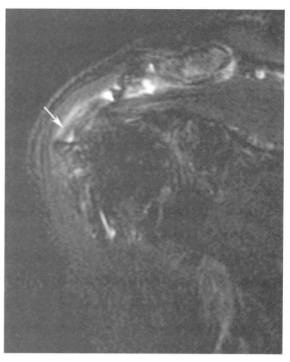

图7.23 患者，男性，62岁，右肩痛。肩关节斜冠状位修正翻转恢复序列（图7.22，同一部位）及斜冠状位脂肪抑制T2加权快速自旋回波序列，MRI图（当前图像）显示冈上肌腱（箭头）关节面内液体信号，异常信号未伸展进入肌腱的滑囊面。所有三位阅片医师都认为此征象为冈上肌腱关节面的部分撕裂（Kijowski et al. 2005）

对于全层撕裂，质子密度加权或T2加权序列表现为肌腱连续性中断及信号增强，此征穿透肌腱全层。应牢记全层撕裂可以是针尖样撕裂（pinpoint tear）或延展样穿透全部肌腱。当为延展样贯穿全层肌腱时，可能导致肌腱功能丧失。肌肉内囊肿常与全部及部分肩袖撕裂有关。这些囊肿代表腱鞘内或肩袖肌实质内的积液。肌肉内囊肿不会扩展至关节面或滑囊面。

在肌腱病以及部分或全层撕裂时，疾病的严重程度与肩峰下滑囊注射后症状的改善程度呈负相关。

通过显示肩峰下弓的形态，MRI有助于识别肩袖撞击。

磁共振关节造影术是诊断肩袖撕裂最为敏感且特异性最高的检查方法。可显示累及冈上肌或冈下肌的部分撕裂。关节面的肌腱撕裂表现为对比剂部分进入肌腱关节面（T1加权成像）；在滑囊面部分撕裂者，可在肌腱撕裂部发现液体存在；肩胛下肌的部分撕裂可表现为其肌腱颅侧1/3缺损或体积减小；在冈上肌或冈下肌全层撕裂，可表现为对比剂扩展穿透肌腱全层或肌腱不显示；当全层撕裂累及肩胛下肌时，肌腱的缺损将远超过肌腱的颅侧三分之一。

对于诊断完全及部分肩袖撕裂，超声和标准MRI具有大致相同的敏感性和特异性。超声比较经济，但其具有操作者依赖性，需要操作者具有熟练的技能。

MRI/MR关节造影术对于外科手术前检查是非常有用的，既可用于判定疾病的程度、制订修补手术计划，也可用于确定哪些患者不适合外科修补手术。因此MRI是大多数外科医师的首选（de Jesus et al. 2009）。

（王金良、严志汉、孟俊、杨汉丰、杜勇）

7.2.1.5　注射治疗二头肌腱病或二头肌腱炎（图7.24）

解剖

肱二头肌肌腱长头起自肩胛骨盂上结节及盂唇上缘，穿肩关节囊后，横行于肱骨头大、小结节之间的二头肌沟内。其在二头肌沟内通过一些韧带加强其稳固性，包括肱横韧带、上盂肱韧带、喙肱韧带及胸大肌。二头肌短头起自肩胛骨喙突，肌肉插入桡骨粗隆。二头肌也附着于前臂内侧，于肱二头肌腱膜处（腱膜纤维变性）覆盖肘窝上。此肌腱覆盖正中神经和肱动脉。肱二头肌由肌皮神经（$C_5 \sim C_7$）支配。

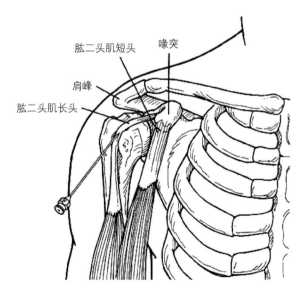

图7.24　二头肌肌腱注射治疗（Weiss 2007f，图4-5）

（图中标注：肱二头肌短头、喙突、肩峰、肱二头肌长头）

功能

肱二头肌收缩可使肘关节屈曲、前臂后旋。

临床表现

肱二头肌肌腱炎（bicipital tendinitis）表现为前肩尖锐闪痛（sharp shooting）或灼痛，且在过顶活动时疼痛加重，如过顶触及、投掷、举起或牵拉运动等。疼痛在可夜间加重，活动范围也相应减小。

如果肱二头肌肌腱断裂，会突然出现剧烈疼痛，因肌肉断端挛缩，在手臂上出现肿块。在做各种抵抗手臂运动时，可在二头肌沟处出现触压痛。

病因学

可能的病因包括：长期重复运动、撞击综合征[**]、肩袖撕裂[**]伴喙肱韧带[**]和上盂肱韧带[**]（在肩袖间隙囊，rotator cuff interval capsule）相关病灶、肩关节不稳定[**]、创伤[**]、肩关节囊僵硬[**]及骨关节炎[**]。

鉴别诊断

鉴别诊断包括：
- 肩袖损伤[**]
- 肩胛上神经病[**]
- 颈神经根病[**]
- 臂神经丛病[**]
- 粘连性关节囊炎[**]
- 肌皮神经病
- 肩部不稳定[**]
- 肩关节唇撕裂[**]
- 肩锁关节病变[**]
- 盂肱关节关节炎[**]
- 肱二头肌断裂[**]
- 大结节撕脱性骨折[**]

注射部位

将穿刺针置于肩关节前部，触及肩峰尖向尾侧3～4cm，重叠于二头肌沟腹外侧。需小心注入腱鞘而非肌腱本身。注射有助于明确诊断及缓解症状。

影像学 / 放射学

如果治疗后没有好转，可进行影像学检查。

X线平片：X线平片可显示肱二头肌肌腱的钙化，并可显示肩锁关节或盂肱关节的退行性关节病。

Fisk 位摄片可评估肱二头肌沟。

超声波：超声波可用以评定二头肌肌腱，在动态运动中评估肌腱稳定性，外旋时可发生肌腱脱位。明确肌腱的形态学变化可用以评估钙化或水肿。能量多普勒成像可显示二头肌腱内充血。正常情况下，肱二头肌肌腱其内具有多条高回声纤维条影。随着肌腱炎的产生，肌腱出现肿胀，腱鞘内积液呈低回声。彩色多普勒可观察到血流增加。这些征象与部分层厚撕裂类似。超声波对肌腱炎/肌腱病或部分层厚撕裂的诊断不是很敏感。

在完全撕裂，肌腱表现不均一。在急性完全撕裂，在二头肌沟内看不见肌腱，存在肱二头肌回缩；在慢性全层厚撕裂时，在肱二头肌沟内看不见肌腱的上部。

慢性肌腱半脱位患者采用外旋位时，可发现肌腱位于肱二头肌沟外（Papatheodorou et al. 2006b）。

在肱二头肌腱鞘炎，二头肌肌腱常存有炎症，多因长期重复运动损伤或肩部邻近结构损伤/炎症所致时，表现为腱鞘内积液（图 7.25）。

MRI：肱二头肌肌腱病 MRI 表现可类似于部分撕裂，表现为肌腱信号异常，但不同于液体信号，也并不累及肱二头肌肌腱全层。如果为全层撕裂或断裂，表现为肌腱连续性中断或信号强度增加，与液体呈等信号且贯穿肌腱全层。MRI 也有助于排除其他肩部或二头肌的异常，包括相应的盂唇撕裂（SLAP）（图 7.26）、源于冈上肌腱前部的肩袖撕裂、喙肱或上盂肱韧带即肩袖间隙囊的撕裂（Krief 2005）。肱二头肌不再由喙肱韧带所覆盖，而可能被喙肩韧带所挤压。这些前部韧带的功能是维持肱二头肌位于二头肌沟内，由于破裂，其功能的消失，将导致肱二头肌肌腱不稳定。二头肌肌腱不稳定的实际病因即是如此。

MRI 仅能提供肱二头肌肌腱的静态图像。当伴有冈上肌肌腱前部或肩胛下肌肌腱上部撕裂时，超声波可对二头肌肌腱间歇性半脱位进行独一无二的动态评估。这是非常重要的，因为在肩袖撕裂时，二头肌肌腱病非常常见，而且即使肩袖肌腱撕裂修补术后，其手术预后也不佳。

MR 关节造影诊断二头肌肌腱病敏感度较低。

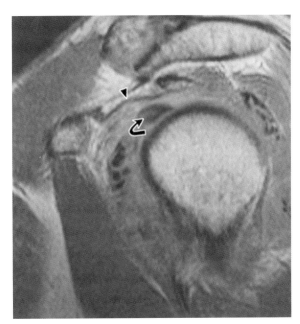

图 7.26 患者，男性，61 岁，一侧关节盂上唇前后径向（superior labral anteroposterior，SLAP）撕裂及肱二头肌肌腱长头病变（读者左侧为前方）。一个连续斜矢状面系列图像显示肱二头肌肌腱（箭）局限性信号增高，刚好在喙肱韧带（箭头）的下方（Tung et al. 2000）

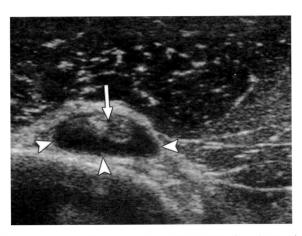

图 7.25 患者，男性，39 岁，临床表现为肱二头肌近侧腱鞘炎。超声横断面显示低回声二头肌肌腱病（箭）及显著的腱鞘炎（箭头）。在关节腔内和其他陷窝未探及液体（Robinson 2009）

并发症

并发症可能有肌腱萎缩[**]/断裂[**]和炎症反应[**]。

（王金良、严志汉、黄亚勇、杨汉丰、杜勇）

7.2.1.6 肩胛胸壁滑囊炎注射（肩胛骨弹响综合征）（图7.27）

解剖

肩胛胸壁滑囊位于前锯肌与肩胛骨腹侧面之间。

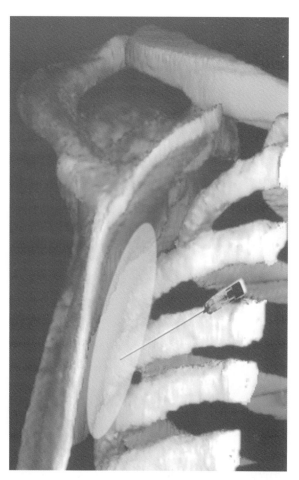

图7.27 三维CT示意图，后位观，显示肩胛胸壁滑囊注射。灰色椭圆形区表示文献中所描述的肩胛胸壁滑囊位置。滑囊一般较小，局限于一或两根肋骨范围内。穿刺针平行置于触痛肋，直至达到肋骨表面，在该处可复制出患者的疼痛（Hodler et al. 2003）

功能

肩胛胸壁滑囊起到减少肩胛骨和后胸壁之间摩擦的作用。

临床表现

肩胛胸壁滑囊炎（scapulothoracic bursitis）可引起患者肩关节区/肩胛骨周围疼痛，疼痛随肩胛胸关节运动加重，并伴有捻发音。肩胛骨弹响综合征（snapping scapula syndrome）是肩胛胸关节活动导致的响声，通常由长期重复运动损害引起（常见于棒球手）。肩胛骨弹响综合征临床表现与肩胛胸囊炎类似，但滑囊炎不一定会有弹响（捻发音）。

病因学

病因包括肩胛骨腹侧骨软骨瘤[**]、肩胛骨畸形愈合[**]或肋骨骨折[**]、Sprengel畸形（译者注：高肩胛畸形）（罕见先天性畸形，一侧肩胛骨高于对侧）[**]、严重脊柱侧凸[**]和肩胛骨先天性畸形[**]。

鉴别诊断

鉴别诊断包括胸廓出口综合征[**]及颈椎神经根病[**]。

注射部位

穿刺针在肩胛骨内缘指向受累肩胛胸囊外侧，直至触及肩胛囊重叠肋骨的痛点。

影像学/放射学

透视：由内侧至外侧观察，使肩胛骨翼部远离胸壁，采用颅侧向尾侧倾斜角度，使肋骨前、后部相重叠。穿刺靶触痛点处。注射治疗也可采用解剖标志定位，而不用X线透视引导（图7.28）。

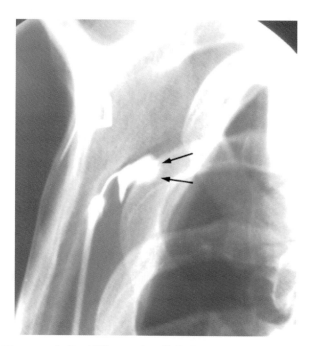

图7.28 患者，男性，47岁，曾接受过左肩关节混合注射。切线位点片显示部分对比剂局限于边界清晰的间隙内。对比剂边缘模糊（箭），提示部分少量肌肉内渗漏（Hodler et al. 2003）

X 线平片：如前文所述，平片可显示骨质异常。

C 形臂 X 线透视：可用于注射引导。

超声波：有采用超声诊断的个案报道（ Huang et al. 2005 ）。

CT：CT 可非常敏感地显示骨质异常及潜在的病变（图 7.29 ），也可用于注射引导。

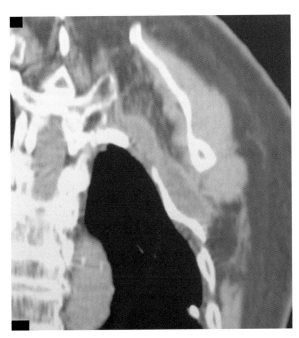

图 7.29　患者，女性，74 岁，与胸廓成形术相关的肩胛胸壁滑囊炎。冠状多平面重建 CT 显示沿左上胸壁分布的椭圆肿块（ Fujikawa et al. 2004 ）

MRI：如果临床怀疑滑囊炎，MRI 可显示滑囊，表现为一薄壁囊性肿块。

适应证

在肩胛骨内缘下部的滑囊炎（肩胛胸壁滑囊炎）为其主要适应证。

（王金良、严志汉、胡富碧、杨汉丰、杜勇）

7.2.2　肘及周围结构

7.2.2.1　肘关节注射（图 7.30 ）

解剖

肘关节包括肱骨远侧与桡、尺骨近侧之间的关节。肘关节由单一滑膜内衬组织所包绕，由三部分组成：①肱尺关节：肱骨滑车和和尺骨鹰嘴之间的关节；②肱桡关节：肱骨小头和桡骨头之间的关节；③近侧尺桡骨关节。韧带包括尺侧副韧带（ UCL ）、桡侧副韧带（ RCL ）及环状韧带。

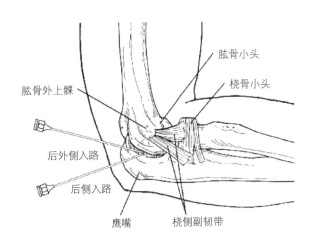

图 7.30　肘关节注射（ Weiss 2007g，图 3-9 ）

功能

肘关节可进行屈曲、伸展以及旋前 / 旋后等运动。

临床表现

肘关节炎常表现为关节疼痛和僵硬，尤其在屈曲或伸展时加重，也可出现活动范围减小。最常见病因是类风湿关节炎。类风湿关节炎常累及双侧肘关节，也可累及肩关节、腕关节及手部关节。症状始于肘关节外侧或桡侧，在旋前 / 旋后时引起疼痛。常与关节肿胀和类风湿关节炎相关。骨关节炎患者可见关节伸展性疼痛。运动中关节可出现交锁和突然停顿现象。

病因

病因包括类风湿关节炎[**]、骨关节炎[**]、创伤后关节炎[**]、痛风及CPPD[**]。

鉴别诊断

鉴别诊断包括滑膜骨软骨瘤病[**]、色素绒毛结节性滑膜炎[**]、化脓性关节炎[**]、隐性骨折[**]、剥脱性骨软骨炎[**]、上髁炎[**]及肘管综合征[**]。

注射部位

以桡骨头、鹰嘴头和肱骨远端外上髁为标记，构成一个三角形。然后采用后外侧入路穿刺进入三角中心。如采用后方入路进针，应选鹰嘴上外侧缘进针。

影像学/放射学

X线平片：关节炎患者平片可证实关节间隙狭窄，应在关节注射治疗前获得平片。类风湿关节炎患者，可表现为前、后脂肪垫抬高，也可见骨质磨损、骨质疏松及软组织水肿等；骨关节炎患者，常有骨赘形成、软骨下硬化和软骨下囊肿，当关节游离体钙化时可以显示；原发性骨关节炎患者，关节间隙和关节软骨保留时间相对较长，狭窄更常见于肱桡关节；晚期类风湿关节炎可表现为关节畸形及继发骨赘形成（图7.31）。

X线透视：透视可用于介入引导及关节造影术。

关节造影术能显示滑膜疾病包括关节内游离体以及关节囊/韧带的完整性。

超声：超声在检测微小侵蚀以及滑囊、肌腱及韧带等软组织异常方面优于平片。超声可检测到X线隐性骨折、骨赘及骨关节内游离体，也能评估关节囊和滑膜。部分学者认为对于训练有素的操作人员，超声是一种优秀、有效的检查方法，可替代MRI用于肘关节检查（Martinoli et al. 2001）。

CT：CT检查有助于骨质疾病包括关节软骨的显示。

MRI：MRI可更为敏感地定性早期类风湿关节炎的滑囊炎和骨骼改变。MRI对骨关节炎、CPPD以及滑膜骨软骨瘤病等疾病关节腔内的骨软骨关节游离体显示也非常敏感。MRI可显示类风湿关节炎、痛风及晶体性关节炎等疾病的滑膜增厚，也可很好地检测到关节积液及关节周围滑膜囊肿（通常在肘窝）。用钆剂对比增强扫描可用于鉴别滑膜增厚与积液，因两者平扫表现类似。关节侵蚀表现为关节边缘明亮信号病灶。关节造影有用助于直接显示韧带撕裂（Bhutani et al.）。

对关节不稳定患者应采用MRI或MR关节造影（图7.32）。

适应证

肘部注射治疗的主要适应证有四个：①骨关

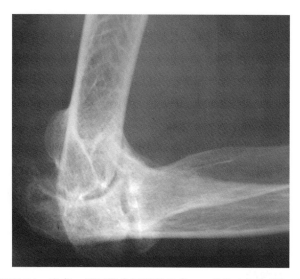

图7.31 患者，进展期类风湿关节炎。X线片（细节片）显示左肘关节毁损及畸形，可见继发退行性骨赘形成（Sommer et al. 2005）

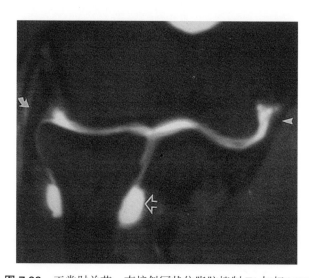

图7.32 正常肘关节。直接斜冠状位脂肪抑制T1加权MRI关节造影显示尺侧副韧带前束（箭头）及桡侧副韧带（弯箭）呈线样低信号区。尺侧副韧带前束由肱骨内上髁伸展至尺骨高耸结节（sublime tubercle，译者注：尺骨冠突前内侧隆起的非关节面部分有一小突起）。对比剂正常呈池状绕桡骨颈周围分布（空箭）（Steinbach et al. 2002）

节炎[**]；②类风湿关节炎[**]；③结晶性关节炎[**]；④桡骨头骨折（对疑似骨折者，主要是血液或脂肪小体抽吸，而非药物注射）。

禁忌证

肘部注射首要禁忌证是人工关节[**]。其他禁忌证包括感染[**]和关节不稳[**]（图 7.33）。

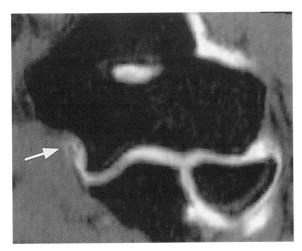

图 7.33 尺侧副韧带全层厚撕裂。直接斜冠状位脂肪抑制 T1 加权肘关节 MRI 显示尺侧副韧带在肱骨附着处完全中断（箭）（关节不稳例子，作为注射治疗禁忌证之一）（Steinbach et al. 2002）

并发症

肘部注射并发症包括类固醇性关节炎（虽然这一观点的证据仍存疑）[**]以及肌腱内注射可能引起的肌腱断裂[**]。

（王金良、严志汉、谭红平、杨汉丰、谢建平）

7.2.2.2 外上髁及内上髁注射

上髁大体解剖学（图 7.34 和图 7.35）
外上髁炎注射治疗（图 7.36）

解剖

肱骨外上髁是前臂伸（桡侧腕短伸肌）和旋后诸肌的起始点。因此肱骨外上髁炎常累及这些肌腱。但一般较少累及桡侧腕长伸肌、指伸肌和尺侧腕伸肌，可伴相应桡神经小分支卡压（桡管综合征）。

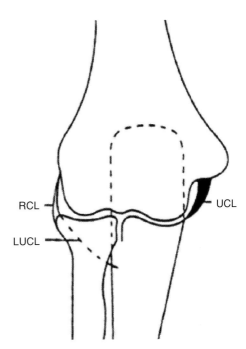

图 7.34 此示意图示肘部侧副韧带的临床重要性：尺侧副韧带（ulnar collateral ligament，UCL）前侧、桡侧副韧带（radial collateral ligament，RCL）和 UCL 后侧（LUCL）（Cotten et al. 1997）

功能

外上髁是完成肘关节伸展及旋后肌肉的附着处。

临床表现

肱骨外上髁炎（lateral epicondylitis）表现为外上髁区疼痛及触痛，且因伸展和旋后运动而加重。

病因学

反复用力和过度使用损伤，有急、慢性两种类型。50% 网球选手发病，也见于业余运动员，尤其是球拍类运动。

鉴别诊断

鉴别诊断包括：骨折[**]、剥脱性骨软骨炎[**]、关节内骨软骨碎片[**]、关节炎（肱桡关节退行性关节疾病[**]）、桡管综合征[**]、肌皮神经卡压、正中神经卡压[**]、肿瘤[**]、颈神经根病[**]以及外上髁肌腱完全撕裂[**]。

注射部位

采用外侧入路，选取外上髁远端，肌腱的表浅部位（避免肌腱内注射）。

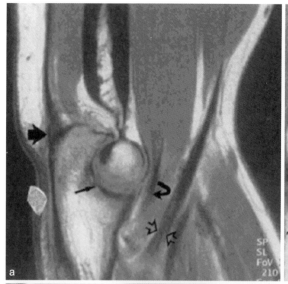
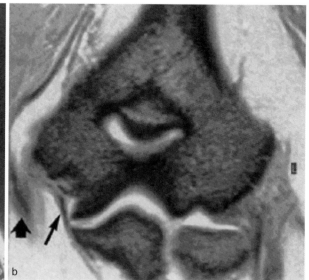
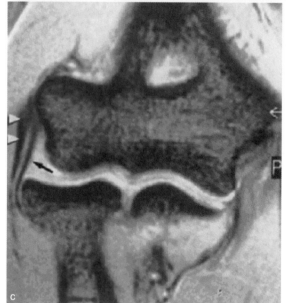

图 7.35 （a）正常肘部解剖。矢状位 T1 加权 MRI 显示鹰嘴关节面有一明显缺损，表现为正常骨皮质空信号的中断（小箭）；这是一个正常的凹槽，不应被误为病变。肱三头肌肌腱附着于鹰嘴近侧（大箭）。肱二头肌肌腱远端经过桡骨粗隆（空箭）的前方，肱肌嵌入尺骨（弯箭）。（b）正常 UCL 和屈肌腱束。冠状 T2 加权 MRI 显示完整的 UCL 从肱骨外上髁伸展至尺骨（长箭）近端。屈肌腱起源于肱骨外上髁（短箭）更表浅层。（c）正常 RCL（箭）和伸肌腱束。冠状 T2 加权 MRI 显示 RCL 表现为条带样的空信号，位于伸肌腱群（箭头）的深面，伸肌腱群起源于肱骨外上髁（Sonin et al. 1996）

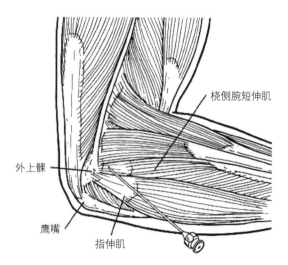

图 7.36 外上髁炎注射治疗（Weiss 2007h，图 4-7）

桡侧腕短伸肌

外上髁

鹰嘴

指伸肌

影像学 / 放射学

一般情况下不需影像学检查，除非药物治疗后临床症状难以改善患者。

X 线平片：可发现肱骨外上髁邻近的钙化灶。平片有助于排除退行性关节病、剥脱性骨软骨炎以及关节游离体（关节内骨软骨碎片）。

超声：超声可用于介导注射治疗。超声诊断敏感性高，但特异性低。超声征象包括：肌腱内钙化、肌腱肥大、邻近皮质层不规则、局灶低回声区以及肌腱大面积回声不均匀（Levin et al. 2005a）（图 7.37）。

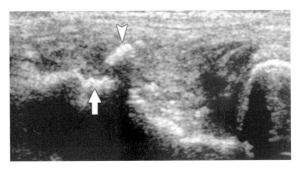

图 7.37 患者，男性，37 岁，肱骨外上髁炎，有右肘关节症状。超声沿伸肌总腱纵向扫描。肌腱表现增厚及广泛不均匀，伴有一钙化灶（箭头）和邻近骨质结构明显不规则（箭）（Levin et al. 2005b）

CT：CT 有助于排除骨折或剥脱性骨软骨炎等疑似患者。

MRI：MRI 比超声更为敏感（Miller et al. 2002）。主要征象包括在肱骨外上髁伸肌嵌入邻近区的肌腱内信号增高。可伴有外侧副韧带相关异常如增厚、部分撕裂以及完全撕裂（图 7.38 和图 7.39）。

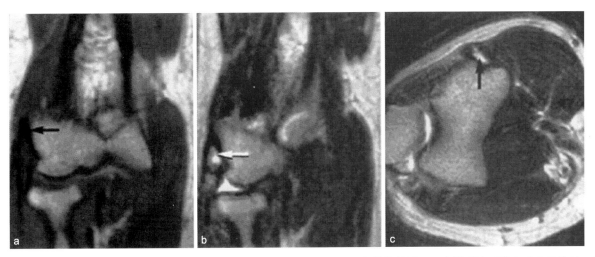

图 7.38 外上髁炎（a）冠状位 T1 加权 MRI 示伸肌腱群（箭）起始处浅淡中等信号影。正常情况该区域表现为无信号，但在 T1 加权成像上水肿较难观察。（b）T2 加权成像（3800/90）上该区域显示明显高信号（箭），即广泛水肿。（c）轴位 T2 加权成像也可显示伸肌腱处高信号（箭），提示严重炎性改变（Sonin et al. 1996）

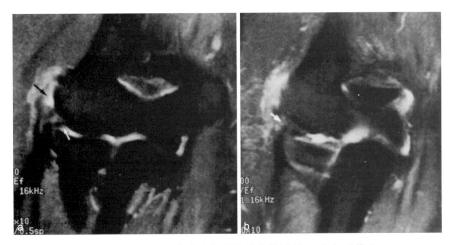

图 7.39 患者，女性，56 岁，肘部外侧疼痛，冠状位脂肪抑制快速自旋回波 T2 加权成像（TR/TE：3000/60）。（a）MRI 显示指总伸肌腱完全撕裂（为外科手术所证实），与重度肱骨外上髁炎一致。UCL 起始处增厚伴信号轻度增高（短箭）。（b）图示外侧 UCL 起始处增厚及信号增高（箭），韧带增厚为手术证实（Bredella et al. 1999）

（王金良、严志汉、岳小林、杜勇、谢建平）

肱骨内上髁注射治疗（高尔夫肘）（图7.40）

解剖

肱骨内上髁的前面是前臂屈肌和旋前肌（桡侧腕屈肌、旋前圆肌和掌长肌）起源处，故这些肌肉常受内上髁炎累及。尺侧腕屈肌和指浅屈肌很少受累。高达50%的患者可能存在尺神经在内侧上髁槽内卡压。

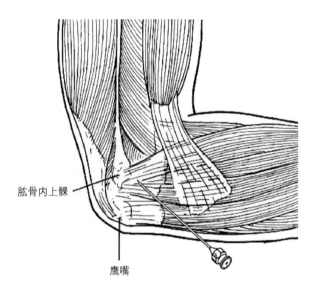

图7.40　肱骨内上髁炎注射治疗（Weiss 2007i, 图4-9）

功能

肱骨内上髁为完成肘关节屈曲和旋前肌群的附着处。

临床表现

肱骨内上髁炎（medial epicondylitis）表现为局部疼痛及压痛，且在肘关节屈曲或旋前时加重。

病因学

病因包括重复用力或过度使用损伤，如高尔夫、投掷或服务等相关运动。有急性和慢性两种类型。

鉴别诊断

鉴别诊断包括UCL损伤[**]、应力骨折[**]、剥脱性骨软骨炎[**]、尺神经病[**]、肘关节炎[**]、完全性韧带撕裂[**]伴肘外翻不稳（需手术治疗）、旋前圆肌综合征[**]和颈椎神经根病变[**]。

注射部位

内侧入路法采用肱骨内上髁稍远侧邻近肌腱表面，避免韧带内注射。

影像学/放射学

X线平片：前后位、侧位和斜位可排除一些疾病（骨折、关节内骨软骨游离体及骨关节炎）。多达1/3的患者可在内上髁附近发现钙化。

超声：超声能准确诊断肱骨内上髁炎。对于经验丰富的操作者，超声是可靠的、更容易利用的，且较MRI更为经济的检查方法（Park et al. 2008）。超声也有助于肌腱炎和部分层厚肌腱撕裂的评价，常表现为局灶低回声和无回声病灶。在完全撕裂患者，可无肌腱结构显示。超声也可识别肌腱内钙化和骨皮质不规则。

CT：CT有助于疑似骨折或剥脱性骨软骨炎患者的诊断。

MRI：通常不需进行MRI检查，除非临床表现不典型或者患者药物治疗效果不佳。MRI能可靠诊断肱骨内上髁炎，常表现为T1和T2加权上屈肌总腱增厚及信号增高，还可出现肌腱周围软组织水肿。这一征象对诊断内上髁炎具有特异性（图7.41）。MRI也有助于相关的尺神经卡压诊断，还可显示剥脱性骨软骨炎、骨折或其他类型的软组织损伤。MR关节造影有助于显示UCL断裂（Kijowski 2005）。

适应证

肱骨外上髁及内上髁注射主要有两个适应证（Genovese 1998）：外上髁炎（网球肘）[**]及内上髁炎（高尔夫球肘）[**]。

并发症

肱骨外上髁及内上髁注射常见并发症包括：①类固醇性关节病[**]（尽管支持这一观点的证据尚有疑问）；②治疗内上髁炎时尺神经注射；③肌腱内注射可能导致肌腱断裂[**]。

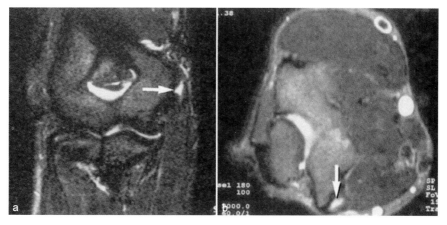

图 7.41 （a，b）肱骨内上髁炎。（a）冠状位脂肪抑制 T2 加权（2550/90）示屈肌腱群起始处液体样高信号（箭）。（b）轴位 STIR（TR/TI：5000/60/120）示内上髁内正常骨髓邻近的高信号（箭）。不全撕脱伤与重度肌腱炎很难鉴别（Sonin et al. 1996）

（王金良、严志汉、肖应权、谢建平、杜勇）

7.2.2.3 注射治疗鹰嘴滑囊炎（图 7.42）

功能

鹰嘴滑囊可减轻尺骨近端伸肌面与邻近皮肤的摩擦。

临床表现

鹰嘴滑囊炎（olecranon bursitis）表现为肘关节后方疼痛性肿胀及压痛，但关节活动范围正常。

病因学

常见病因包括反复创伤[**]或感染[**]（1/3 为化

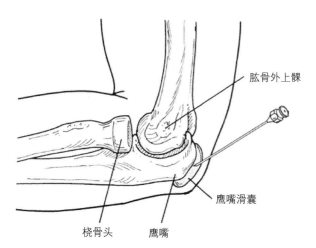

肱骨外上髁

鹰嘴滑囊

桡骨头　鹰嘴

图 7.42 鹰嘴滑囊注射（Weiss 2007j, 图 5-3）

脓性感染）、类风湿关节炎[**]、痛风[**]及 CPPD[**]。

注射部位

取肘关节屈曲位，在触及鹰嘴滑囊上方采用后入路法。应注意避开尺神经沟中的尺神经。

影像学/放射学

X 线平片：平片可用于评价骨折以及显示钙化。

超声：超声是一种非常有效的诊断方法。超声表现包括积液、滑膜增厚、游离体、血供丰富以及类风湿关节炎的类风湿结节（Blankstein et al. 2006）。

MRI：除用于评价骨髓炎或脓肿外，通常无需进行 MRI 检查。无菌性鹰嘴滑囊炎表现为混合性积液（T1WI 低信号、T2WI 信号多变）伴边缘强化（图 7.43）。可见软组织水肿及强化、肱三头肌肌腱增厚及鹰嘴内骨髓水肿。不过，这一征象更常见于化脓性滑囊炎。化脓性滑囊炎的常见征象包括分叶状边缘、滑囊分隔、软组织水肿及肱三头肌肌腱增厚等。化脓性滑囊炎与无菌性滑囊炎的 MRI 表现有大量相同征象。滑囊抽吸术仍然是诊断可疑感染性滑囊炎的金标准（Floemer et al. 2004）。

适应证

鹰嘴滑囊注射的四个主要适应证是：①鹰嘴滑囊炎（非感染性）；②痛风；③类风湿关节炎；④创

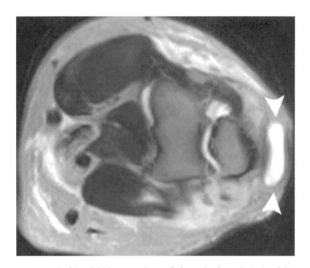

图 7.43 患者，男性，61 岁，手术证实肱三头肌肌腱插入鹰嘴处断裂伴非化脓性鹰嘴滑囊积液。轴位脂肪抑制 T2WI（4050/70）示形态规则、边界清楚、无分叶的均匀高信号影液体聚集（箭头）（Floemer et al. 2004）

伤。抽吸术仅用于感染性滑囊炎。

禁忌证

鹰嘴滑囊主要的禁忌证包括：人工关节 [**] 及感染 [**]（见图 7.44）。

并发症

肱三头肌肌腱内注射可能致其破裂 [**]，这是鹰嘴滑囊注射的主要并发症。

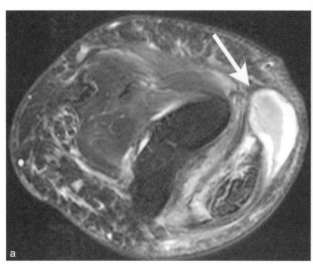

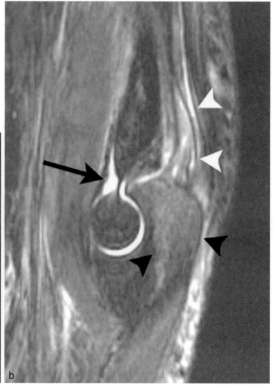

图 7.44 （a）患者，女性，26 岁，经培养证实为化脓性鹰嘴滑囊炎。右肘关节轴位脂肪抑制 T2WI（TR/TE 为 4500/35，翻转时间为 60ms）显示鹰嘴滑囊内积液（箭）呈明显低信号混杂聚集。（b）矢状位脂肪抑制 T2WI（5735/90）示肘关节腔中等量积液（箭），肱三头肌肌腱插入部增厚呈高信号改变（白箭头）。注意鹰嘴骨髓也呈高信号（黑箭头）（Floemer et al. 2004）

（肖应权、严志汉、刘东、徐晓雪、谢建平）

7.2.3　腕、手掌和手指

7.2.3.1　桡腕关节和腕骨间关节注射（图 7.45 和 7.46）

解剖

　　腕关节是人体最复杂的关节，由多个骨及关节组成。其中骨包括尺、桡骨远端，八块腕骨及五块掌骨；关节包括：远侧尺桡关节、桡腕关节、腕骨间关节以及掌腕关节。三角纤维软骨复合体（triangular-fibrocartilage complex）分隔尺骨远端与近排腕骨（舟状骨、月骨和三角骨），它将桡骨远端

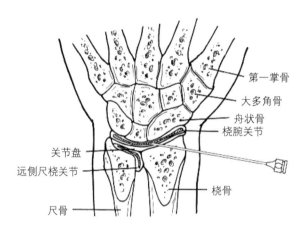

图 7.45　腕关节（桡腕）注射（Weiss 2007k，图 3-11）

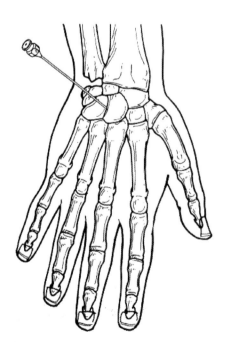

图 7.46　腕骨间关节注射（Weiss 2007l，图 3-13）

连接于尺骨茎突。远排腕骨由大多角骨、小多角骨、头状骨及钩骨构成（由桡侧至尺侧）。豌豆骨附于三角骨上。

　　腕关节可分为桡腕关节、远侧尺桡关节和腕骨间关节。此外，还有一个共同的腕掌关节（common carpometacarpal）——第一腕掌关节和豌豆三角骨关节。最重要的是桡腕室（radiocarpal compartment），它由桡骨远端、三角纤维软骨复合体和近排腕骨构成。远侧尺桡关节位于三角纤维软骨复合体的近侧。舟月韧带、月骨三角韧带及相应的近排腕骨将尺桡关节和腕骨中间关节腔（mid carpal compartment）分隔开。腕骨中间关节将近、远排腕骨分隔开。

　　除舟月韧带、月骨三角韧带以外，还有很多其他韧带，形成其余腕骨间的连接，也称为骨间韧带（interosseous ligaments）。此外，桡腕、豌豆骨钩骨间韧带以及掌、背侧腕骨间韧带还加强腕骨间关节。

　　远排腕骨通过背侧掌腕和豆掌韧带连接于掌骨上。关节的外侧面和内侧面分别有桡侧及尺侧副韧带形成支持。

　　屈肌支持带是一种纤维结构，可防止手部屈肌腱拉伸时从腕部滑脱。伸肌支持带形成类似排状结构支持手部伸肌。伸肌支持带将肌腱细分成六个背侧隔室，相反屈肌支持带无类似细分情况。

功能

　　桡尺远侧关节完成腕部旋前、旋后运动，桡腕和腕间关节完成腕部的桡、尺侧偏斜运动，还可完成背伸和掌屈运动。

　　桡偏运动由桡侧腕长伸肌、拇长展肌、拇长伸肌、桡侧腕屈肌和拇长屈肌共同完成。尺偏运动由尺侧腕伸肌、尺侧腕屈肌、指伸肌和小指伸肌共同完成。背伸由指伸肌、桡侧腕长伸肌、桡侧腕短伸肌、示指伸肌、拇长伸肌和小指伸肌共同完成。

　　掌屈由指浅屈肌、指深屈肌、尺侧腕屈肌、拇长屈肌、桡侧腕屈肌和拇长展肌共同完成。

临床表现

　　腕关节炎表现为腕关节重度疼痛，伴桡腕或腕间关节活动范围进行性减小。

病因

骨关节炎[**]可为原发性，也可继发于桡骨远端或舟状骨的创伤[**]、骨折[**]或脱位[**]。慢性舟月骨脱位[**]和月骨脱位[**]也可导致骨关节炎，缺血性坏死[**]及腕骨失稳[**]也可导致。其他类型关节炎包括类风湿关节炎[**]、痛风[**]、CPPD[**]、银屑病关节炎[**]和莱姆病[**]等也可见于腕部。

鉴别诊断

鉴别诊断包括：手舟骨骨折[**]、de Quervain（凯文）腱鞘炎[**]、舟月骨分离[**]、Kienböck 病（月骨缺血性坏死）[**]、桡骨远端骨折[**]、Preiser 病（舟骨缺血性坏死）[**]、舟骨 - 小多角骨 - 大多角骨关节炎[**]及肌腱炎[**]。

注射部位

桡腕关节注射，常采用背侧入路法，腕关节旋前并轻度屈曲放松置于毛巾上，经示指伸肌与拇长伸肌间进入。透视或超声有助于引导。

腕间关节注射，采用背侧入路。透视或超声有助于引导。

影像学/放射学

X 线平片：在关节注射前，后前位和侧位 X 线检查有助于显示骨性关节炎和类风湿关节炎的关节改变（图 7.47）。当有软骨钙质沉着症和桡腕关节压痕（radiocarpal joint indentation）表现时，应怀疑 CPPD，因 CPPD 表现类似于骨性关节炎。

超声：超声检查可用于床旁关节检查以及引导穿刺注射。超声不仅有助于评价骨质破坏和滑膜炎，还可用于评价肌腱以及早期骨骨关节炎和类风湿关节炎的肌腱末端病变（Øtergaard et al. 2008）。

关节造影：关节造影有助于评价由于骨间韧带以及三角纤维软骨复合体撕裂导致的关节不稳。若同时结合 CT 或 MRI 进行评价，其敏感性更高。

CT：CT 并不常规使用，其评价骨质破坏的敏感性略优于平片，但在诊断关节炎时无助于滑膜炎的评价。不过，对于隐性骨折及缺血坏死，CT 却能很好地显示骨质细节。

MRI：MRI 是早期类风湿关节炎的诊断金标准。对骨质破坏、关节渗出、关节间隙变窄和滑囊炎等方面的敏感性，明显优于平片（图 7.48）；对滑膜的评价略优于超声或与其近似。对于关节失稳患者，MRI 可评价韧带撕裂或肌腱异常。它也能用于检测隐性骨折或缺血性坏死（Østergaard et al. 2008）。

核素骨显像：骨核素扫描对骨炎性病变检测敏感度高，表现为核素摄取增高，但特异性较低。与 MRI 联合应用，有助于诊断早期未分类关节炎（Duer et al. 2008）。

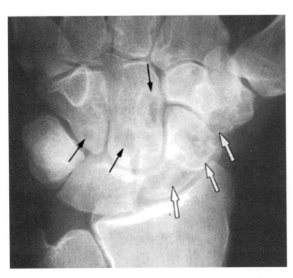

图 7.47　患者，女性，42 岁，类风湿关节炎。后前位 X 线平片显示腕骨多发骨质破坏灶（黑、白箭）（Taouli et al. 2004）

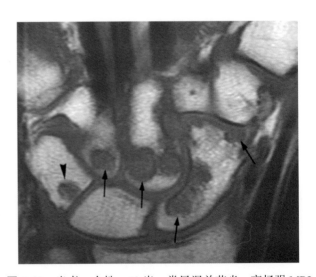

图 7.48　患者，女性，42 岁，类风湿关节炎。高场强 MRI 常规自旋回波 T1WI 平扫示腕骨多发骨质破坏（箭）。其中三角骨（箭头）骨质破坏灶在 X 线平片上未见显示，主要是因平片上豆状骨重叠投影所致（Taouli et al. 2004）

适应证

常见适应证包括：关节炎[**]、轻症舟月骨进行性塌陷[**]（scapholunate advanced collapse，SLAC）（进行性退行性关节炎，最初局限于舟状骨和桡骨，进展累及头状骨和月骨）以及多角舟骨关节炎[**]（triscaphe arthritis）（局限于大多角骨、小多角骨和舟状骨远端的退行性关节炎）。

（肖应权、严志汉、刘东、徐晓雪、杨汉丰）

7.2.3.2 腕部腱鞘囊肿抽吸及注射治疗（图 7.49）

解剖

腱鞘囊肿（ganglion cysts）是手、腕部最常见的肿瘤样病变，腱鞘囊肿内容物为黏稠的液体。它由腕骨间韧带，尤其是舟月韧带慢性退行性变致滑膜膨胀而成。腱鞘囊肿多起源于腕关节的背侧，在舟月关节处占病例的 60%~70%；起源于掌侧腕关节者常位于桡舟关节或舟-多角关节，占病例的

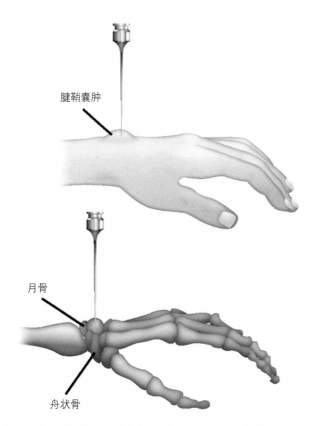

图 7.49　腕部腱鞘囊肿（由 Michael Dobryzcki 供图）

20%~25%；10%~15% 腱鞘囊肿起源于 A1 滑车或远侧指间关节的屈肌腱鞘。

功能

不适用，因为这不是正常结构。

临床表现

腱鞘囊肿常表现为一个可压缩性肿块，常为无痛性（但也可伴疼痛），可伴活动范围受限。腱鞘囊肿如果位于腕管内，可能会因撞击正中神经而导致感觉或运动功能障碍。隐匿性腱鞘囊肿（occult ganglion）如果无组织肿胀，可能仅表现为疼痛，难以通过查体发现。不过，对于慢性背侧腕关节疼痛患者，临床上很难将隐匿性腱鞘囊肿和滑膜炎相鉴别。

病因

病因包括：过度使用、重复运动所致损伤以及创伤或关节炎[**]。

鉴别诊断

鉴别诊断包括：肿瘤[**]、感染[**]、炎症包括滑囊炎[**]、退行性骨关节病[**] 及创伤[**]。在腕关节背面，鉴别诊断也包括背侧撞击综合征[**]、伸肌腱鞘炎[**]、舟骨或月骨缺血性坏死[**]、炎性关节炎[**] 以及后骨间神经病[**]。在腕关节掌侧面，鉴别诊断包括：多角-舟退行性关节病患者的桡侧腕屈肌腱鞘炎[**]、副肌（手指短伸肌[**]）以及色素绒毛结节性滑膜炎[**]（腱鞘巨细胞瘤）。手指腱鞘囊肿鉴别诊断包括远端指节间关节的黏液囊肿[**] 或 Dupuytren（迪皮特朗）病[**]（即手固定屈曲挛缩，手指掌屈且不能收缩）。

注射位置

依据腱鞘囊肿不同的解剖部位，直接将穿刺针插入囊肿内。先用一只 20~30ml 注射器进行抽吸，然后注入类固醇激素和局麻药，在抽吸中及抽吸后可用止血钳保持穿刺针稳定。

影像学 / 放射学

大多数病例都需要影像检查以确定诊断及进行术前评价。

X 线平片：平片可排除相关的骨质异常如舟-大多角-小多角关节的退行性骨关节病。如果没有

相关软组织肿胀，平片常常很难发现腱鞘囊肿。

超声：采用 10M～17MHz 换能器可获得较优的图像。超声结合 X 线平片对绝大多数病例可做出明确诊断，超声可明确肿块大小、内容物以及与邻近结构之间的解剖关系。多普勒超声通过评价血流可排除其他诊断。超声图上，腱鞘囊肿表现为透声结构（sonolucent structure），如果为慢性囊肿可伴有分隔和回声内容物（图 7.50）。对于背侧腕关节，超声可评价舟月韧带联系；对于掌侧腕关节，彩色多普勒超声可区别腱鞘囊肿与假性动脉瘤，也可对腱鞘囊肿与桡侧腕屈肌腱鞘炎进行鉴别；对于腕管，超声可识别肿块对正中神经及肌腱的压迫情况；对于手指，超声能够显示肌腱和滑车的解剖。此外，超声还可用于介导囊肿的穿刺抽吸与注射治疗（Teefey et al. 2008）。

MRI：采用腕关节专用线圈。脂肪抑制 T1 加权、T2 加权和 STIR 序列结合多平面成像。MRI 有助于慢性腕部疼痛及无可触诊肿块患者的诊断，MRI 可用于发现腱鞘囊肿。在诊断背侧隐性腱鞘囊肿，MRI 与超声诊断价值相当。与超声一样，MRI 可显示肿块大小、内容物及其与邻近解剖结构之间的关系。腱鞘囊肿表现为边界清楚圆形分隔结构、增强囊壁和分隔强化（图 7.51 和图 7.52）。MRI 可鉴别腱鞘囊肿与滑膜炎，滑膜炎边界不清、呈分层状或肥厚样表现，增强后全层强化（Anderson et al. 2006）。

适应证

抽吸及注射治疗的最主要适应证为症状性腱鞘囊肿，囊肿常可引起疼痛和感觉异常。

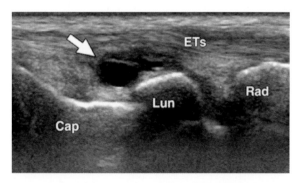

图 7.50 患者，女性，24 岁，腕关节背侧腱鞘囊肿。腕关节背侧矢状位超声图显示腱鞘囊肿位于月骨（lunate，Lun）与伸肌腱（extensor tendons，ETs）之间，该腱鞘囊肿表现为低回声且内部薄层分隔，囊内黏性液体表现为无回声区。Cap，capitate，头状骨；Rad，radius，桡骨（Bianchi et al. 2008）

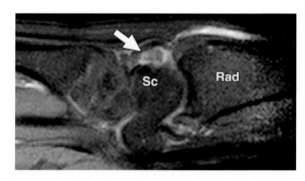

图 7.51 患者（与图 7.50 同一患者），女性，24 岁，腕关节背侧腱鞘囊肿。较图 7.51 稍外侧，矢状位 T1 加权增强扫描显示囊肿内部为等信号，注意囊壁强化。Sc，scaphoid，舟状骨；Rad，radius，桡骨（Bianchi et al. 2008）

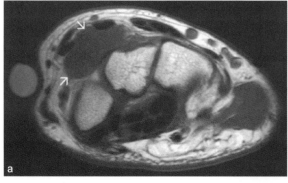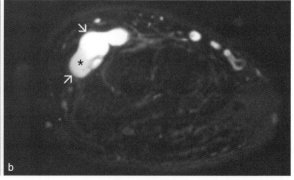

图 7.52 患者，女性，23 岁，MRI 显示腕关节背侧腱鞘囊肿特征性表现。（a）T1WI 示一局限性较大肿块（箭）。放置的维生素胶囊用于标明患者的疼痛部位，已使软组织轻微受压移位。临床上，却无软组织肿胀表现。（b）相应区域轴位快速自旋回波 T2 加权成像显示一局限性囊性肿块（箭）伴内部分隔（星号）（Anderson et al. 2006）

（肖应权、严志汉、刘东、徐晓雪、杨汉丰）

7.2.3.3 第一腕掌关节注射治疗（图 7.53 ）

解剖

第一腕掌关节（ the first carpometacarpal joint ）是大多角骨与第一掌骨间的一种鞍型关节，是手部关节炎最常受累的关节。此关节由薄壁关节囊包绕，周围有五条韧带，包括前斜、后斜、背桡、掌骨间和尺侧副韧带。

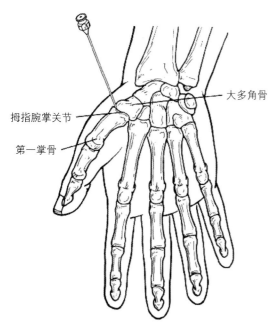

大多角骨

拇指腕掌关节

第一掌骨

图 7.53 第一腕掌关节注射治疗（ Weiss 2007m，图 3-15 ）

功能

第一腕掌关节具有并排（ apposition ）屈 / 伸及外展 / 内收的功能。

临床表现

第一腕掌骨性关节炎临床表现为运动时疼痛及活动范围受限，拇指掌面有压痛。

病因

病因包括：骨关节炎[**]、类风湿关节炎[**]、焦磷酸钙沉积病[**]、痛风[**]、血清阴性脊柱关节病[**]（强直性脊柱炎[**]和银屑病关节炎[**]）和感染[**]。

鉴别诊断

鉴别诊断包括：de Quervain 腱鞘炎[**]、桡侧腕屈肌腱炎[**]、狭窄屈拇长屈肌腱鞘炎[**]、慢性脱臼[**]和骨折（ Bennett 骨折[**]）。

注射部位

注射部位取第一掌骨近端第一掌腕关节伸肌面，注意避开桡动脉和拇指伸肌肌腱。

影像学 / 放射学

X 线平片：常用前后位、侧位及斜位。X 线平片可显示骨性关节炎征象包括：关节间隙变窄、软骨下骨硬化、骨赘形成、囊变及骨碎片，晚期病例可见桡侧半脱位（图 7.54 ）。

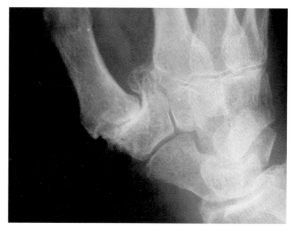

图 7.54 进展期关节退行性变：关节间隙消失、骨性关节面硬化、大骨赘、骨质破坏及邻近关节正常。(www.eatonhand.com/img/img00031.htm)（ 图片选取经 Dr. Charles Eaton 同意 ）

透视：透视有助于介导注射，但即使对于晚期关节炎患者也并非必要（ Mandl et al. 2006 ）。

超声：超声有助于评价关节和引导穿刺注射。超声对骨质破坏和滑膜炎的评价非常敏感，对于早期骨关节炎与类风湿关节炎患者，超声检查对肌腱和肌腱末端病的评价也较敏感性，其敏感性远优于平片。

MRI：采用小表面线圈进行高分辨率薄层成像，冠状位、轴位、快速自旋回波和 STIR 序列很有用。MRI 有助于评价关节软骨，对积液、骨质破坏和滑囊炎敏感性高，也有助于评价韧带、肌腱和囊肿（ Connell et al. 2004; Cardoso et al. 2009 ）。

适应证

第一腕掌关节注射治疗两个主要的适应证是：①关节炎；②过度使用。

并发症

第一腕掌关节注射治疗主要并发症包括：①桡动脉内注射，②拇指伸肌肌腱注射。

（肖应权、严志汉、刘东、徐晓雪、杨汉丰）

7.2.3.4 注射治疗 de Quervain 腱鞘炎（图 7.55）

解剖

de Quervain 腱鞘炎（de Quervain's tenosynovitis）是发生于拇长展肌和拇短伸肌（其借伸肌支持带连接于桡骨茎突）的卡压性肌腱炎。肌腱外包有一层滑膜鞘。组织学检查显示无炎症，但有增厚和混合性退行性变，故称为慢性退变（肌腱炎或肌腱病）更为准确。

功能

拇短伸肌和拇长展肌使拇指在手平面远离手掌（即桡侧外展）。

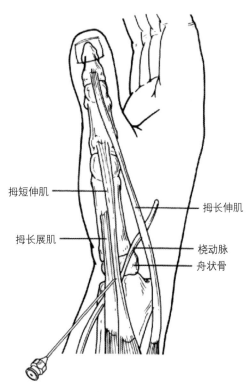

图 7.55　de Quervain 注射（Weiss 2007n, 图 4-3）

拇短伸肌
拇长展肌
拇长伸肌
桡动脉
舟状骨

临床表现

de Quervain 腱鞘炎临床表现为拇指基底部疼痛及肿胀，桡骨茎突压痛以及腕部桡侧或第一背侧筋膜室变硬、增厚。疼痛随拇指活动加剧，同时伴腕关节向尺侧或桡侧偏斜。"Finkelstein 动作"（Finkelstein maneuver）有助于诊断，即将拇指置于掌侧，其余四指折叠弯曲紧扣拇指，同时腕关节向尺侧偏斜。de Quervain 腱鞘炎常见于婴儿母亲或保姆，因为她们重复提升动作，也可见于创伤或类风湿关节炎。

鉴别诊断

包括第一腕掌关节骨性关节炎[**]、交叉综合征[**]（桡腕伸肌腱鞘炎）、Wartenberg 综合征[**]/手痛感觉异常[**]（cheiralgia paresthetica）（桡浅感觉神经卡压）、Kienböck 病（月骨缺血性坏死）、腕管综合征[**]、手舟骨骨折[**]、颈神经根病[**]、外上髁炎[**]和假性动脉瘤[**]。

注射部位

注射部位取桡骨茎突尖端，拇长展肌与拇短伸肌肌腱之间。手取侧位放松置于毛巾上，尺侧面在下方，使肌腱放松。

影像学/放射学

影像学检查有助于非典型性或难治性病例的诊断。

X 线平片：用于排除骨折。

超声：显示滑膜鞘弥漫性环状低回声样增厚（双靶征，double-target pattern）（图 7.56）。超声也有助于引导滑膜内注射，以避免肌腱内注射（Kamel et al. 2002; Jeyapalan and Choudhary 2009）。

MRI：MRI 显示在腕关节第一伸肌筋膜室内及其周围，对应于腱鞘增厚的软组织肿块，在 T1 和 T2 加权像均显示（腱鞘周围水肿）信号强度降低（图 7.57）。STIR 序列扫描信号增高伴强化，轴位相显示最佳（Anderson et al. 2004）。

核素骨显像：核素骨显像在血流期、血池期和骨质期均可显示核素增多。三期核素骨显像可能有助于排除舟骨骨折。

适应证

de Quervain 腱鞘炎是主要的适应证。

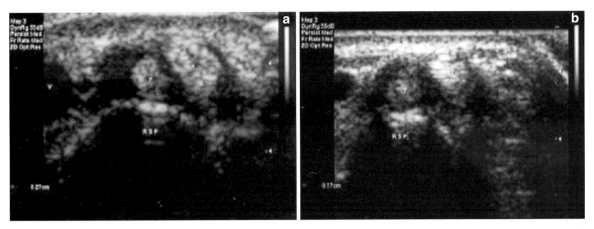

图 7.56 （a）对有症状的拇长展肌及拇短伸肌肌腱进行超声横断位成像，显示滑膜鞘环状弥漫性增厚（0.27cm）呈低回声，产生特征性的双靶征，提示 de Quervain 腱鞘炎。（b）注射治疗一周后，同一患者超声横断位扫描显示滑膜鞘壁较前变薄（0.17 cm）。T，肌腱；RSP，桡骨茎突。11 MHz（Kamel et al. 2002）.（图片经过 BMJ 出版公司的同意取自于 Annals of the Rheumatic Disease, Kamel et al, vol. 61, pp 1034-35, 2002.）

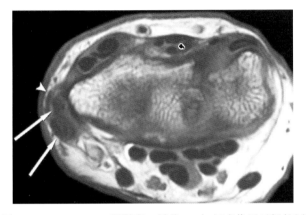

图 7.57 de Quervain 腱鞘炎。轴位 T1 加权成像显示拇长展肌和拇短伸肌肌腱增厚（箭），肌腱内信号增高及滑膜鞘扩大（箭头）（Clavero et al. 2003）

并发症

de Quervain 腱鞘炎注射治疗有三个主要的并发症，包括：①桡动脉注射[**]；②拇伸肌腱内注射[**]；③桡神经浅支损伤。

（肖应权、严志汉、韩福刚、徐晓雪、杨汉丰）

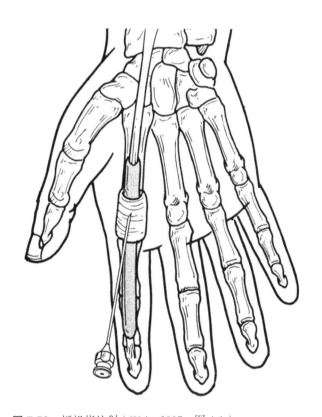

图 7.58 扳机指注射（Weiss 2007o, 图 4-1）

7.2.3.5 扳机指（狭窄性腱鞘炎）注射治疗（图 7.58）

解剖

扳机指（trigger finger）是慢性炎症引起围绕屈肌肌腱的腱鞘增厚所致，又称为狭窄性腱鞘炎（stenosing tenosynovitis）。狭窄性腱鞘炎导致肌腱不稳滑出纤维骨管，通常位于 A1 滑车，其覆盖于掌指关节的掌侧（在手指屈曲过程中，滑车起着维持肌腱腱鞘相对手指固定的作用）。狭窄性腱鞘炎的肌腱增厚，将影响滑车的位置，妨碍手指的伸展或屈曲。

临床表现

患者临床表现为手指或拇指由屈曲位伸直时或伸直后再屈曲时的疼痛。相对于屈曲障碍，手指伸直困难更为常见。常伴有手指屈曲或伸展时的关节撞击或弹响。有时需要借助外力才能完成手指伸展或屈曲动作。手指关节僵硬和疼痛很常见。查体时可发现与屈肌肌腱相关的触痛结节，其最常累及示指，其次为拇指（扳机拇指），而后为中指及第四指。

病因

病因包括：特发性、重复性运动损伤，类风湿关节炎[**]，痛风[**]，糖尿病，甲状腺功能低下，肾病，淀粉样变性[**]和感染[**]（感染病因包括：淋球菌、金黄色葡萄球菌、链球菌属、多杀性巴氏杆菌以及啮蚀艾肯菌）

鉴别诊断

鉴别诊断包括：腱膜挛缩症（Dupuytren's contracture）[**]、腱鞘囊肿[**]、掌指关节骨性关节炎[**]或关节损伤[**]、屈肌肌腱或腱鞘肿瘤[**]、伸肌肌腱损伤[**]、UCL损伤[**]或猎场看守人拇指[**]（gamekeeper's thumb）（针对扳机拇指）以及de Quervain腱鞘炎[**]（针对扳机拇指）。

注射位置

注射位置选择在A1滑车水平屈肌腱鞘表面的远侧掌褶。应避免肌腱内注射。

影像学/放射学

在无外伤或炎性关节炎病史时，通常不必进行影像检查（Makkouk et al. 2008）。

X线平片：有助于观察异物或排除骨折及关节炎（Katzman et al. 1999）。

超声：超声有助于临床表现不典型患者的确诊。A1滑车增厚呈低回声以及多普勒超声表现呈富血供具有特异性诊断价值（图7.59）。近50%的病例常可发现屈肌肌腱炎及腱鞘炎。超声可用于介导注射治疗及经皮肌腱松解术（Guerini et al.2008; Bodorm et al. 2009）。

MRI：MRI可用于排除其他病因和临床表现不典型患者。对早期屈肌和伸肌腱鞘炎以及未经治疗的类风湿关节炎，MRI敏感性优于超声（Wakefeld et al.2007）。狭窄性腱鞘炎的MRI征象包括：肌腱或腱鞘增厚、腱鞘内液体增多以及增强后腱鞘强化。如需获得高质量MRI图像，需使用手指线圈，薄层T1和脂肪抑制T2成像。可表现为肌腱增厚及肌腱信号增高，还可发现腱鞘内少量积液和皮下组织水肿。

适应证

扳机指是唯一的适应证。

并发症

两个主要并发症：①肌腱破裂[**]，②急性细菌性腱鞘炎[**]（图7.60）。

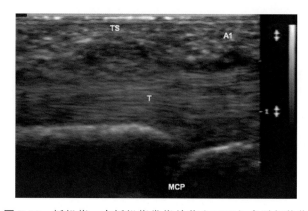

图7.59 扳机指。在扳机指掌指关节（MCP）水平矢状位超声图显示屈肌腱掌侧局限性腱鞘炎（TS）和A1滑车增厚。在动态成像中可观察到伸展运动时屈肌肌腱运动迟缓（Khoury et al.2007）

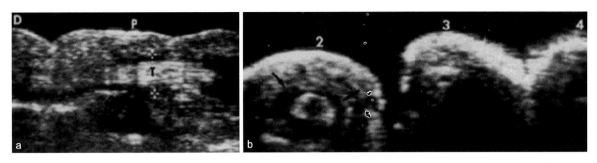

图 7.60 患者，手穿刺伤后继发急性细菌性腱鞘炎。（a）右手第二指中节指骨水平屈肌腱超声矢状位扫描，注意屈肌腱（T）弥漫性肿大，光标位于低回声腱鞘的外缘。空心箭指示中节指骨。P，掌面；D，末节指骨。（b）第二、三、四指近节指骨水平横断位扫描显示一低回声区环绕一根增大的强回声屈肌腱（T）。这一表现与腱鞘积液表现相似，但后经手术证实为脓液（Jeffrey et al.1987）

（肖应权、严志汉、宁刚、徐晓雪、杨汉丰）

7.2.3.6 注射治疗指间关节炎（图 7.61）

解剖

指间关节是一种屈戌关节，每个关节包括一个掌侧韧带和两个侧副韧带。伸肌腱稳定背侧面，还有一薄滑囊较松弛地在背侧跨过关节。每根手指有两个指间关节（近侧和远侧指间关节），在拇指仅有一个指间关节。掌指间关节是一种髁状关节，它由掌侧韧带和侧副韧带加固。

功能

指间关节使手指和拇指产生屈曲及伸展运动。掌指关节可完成屈曲、伸展、内收、外展和环转运动。

临床表现

指间关节炎（interphalangeal joint arthritis）表现为手指疼痛，尤其是活动时。常有僵硬并随疾病进展，活动受限、关节肿胀／增大。若是骨关节炎，近侧指间关节出现 Bouchard 结节，远侧指间关节出现 Heberden 结节。

病因

骨性关节炎[**]（包括退行性变，可能与职业相关）、类风湿关节炎[**]、痛风[**]、CPPD[**]、银屑病关节炎[**]和感染[**]（仅抽吸）。类风湿关节炎常累及指间关节和掌指关节，相反，骨性关节炎常累及远侧和近侧指间关节。

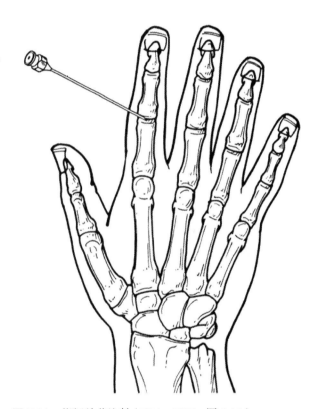

图 7.61 指间关节注射（Weiss 2007p, 图 3-17）

鉴别诊断

鉴别诊断包括：尺神经病[**]、腕管综合征[**]、雷诺综合征[**]、肌炎[**]、骨折[**]、肌腱／韧带损伤[**]、颈神经根型颈椎病[**]、臂丛神经压迫[**]和外周动脉疾病[**]。

注射部位

注射部位选择在关节处屈曲位时，关节背侧中线区。

影像学/放射学

X线平片：应获得后前位、侧位和斜位片。骨性关节炎表现为关节间隙丢失、骨赘、骨性关节面硬化和关节半脱位（图7.63）。骨赘形成是诊断骨性关节炎最敏感、最特异的征象。

类风湿关节炎表现为：骨质破坏、关节间隙丢失、关节周围骨质疏松以及软组织肿胀（图7.62）。

如果掌指关节处出现类似骨性关节炎的改变，应怀疑CPPD或血色病。

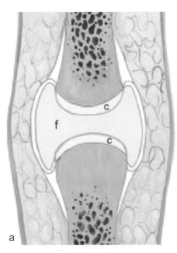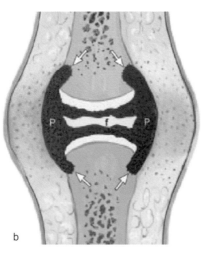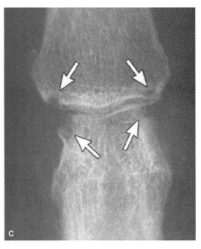

图7.62 （a）滑膜关节示意图显示关节积液（f）和关节软骨（c）。（b，c）示意图（b）和X线平片（c）显示炎性关节炎、滑膜炎和血管翳（P）导致软骨破坏。可见边缘性骨质破坏（箭），此外软骨下骨板暴露于关节内滑膜炎f液体。（Jacobson et al.2008）（彩图见书后插页）

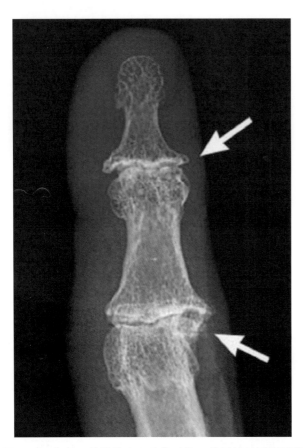

图7.63 患者，骨关节炎。后前正位X线平片显示指间关节间隙狭窄、软骨下骨质硬化及骨赘形成（箭）（Jacobson et al.2008）

化脓性关节炎表现为：关节间隙变窄、骨质疏松以及骨质破坏。化脓性关节炎是关节注射的禁忌证，但为关节抽吸适应证（图7.64）。

超声：对于骨性关节炎，超声发现骨赘和关节间隙狭窄较平片更为敏感。此外，灰阶超声成像可检测滑膜炎，炎症期多普勒信号会增强。超声也有助于评价掌指关节以及指间关节的病变，用以检测腱鞘炎。对类风湿关节炎患者骨质破坏及炎症评价，超声敏感性优于X线平片及临床检查（Keen et al. 2008; Szkudlarek et al. 2006）。

CT：对于发现骨质破坏CT敏感性优于平片。不过，对于滑膜炎的检测，其敏感性低于超声或MRI。

MRI：MRI是金标准。MRI对关节内早期炎性改变和破坏性改变的显示更为敏感，这包括对关节炎患者的骨质破坏、滑囊炎和骨髓水肿等改变的确认。此外，MRI还可显示软组织病变，如腱鞘炎和指间关节异常。虽然对骨关节炎相关改变的评价，MRI优于其他检查方法（包括超声），但对滑囊炎的评价，其特异性可能与超声相当（Ostergaard et al. 2008）。

放射性核素显像：骨放射性核素显像对滑囊炎的敏感性很高，但特异性较低。

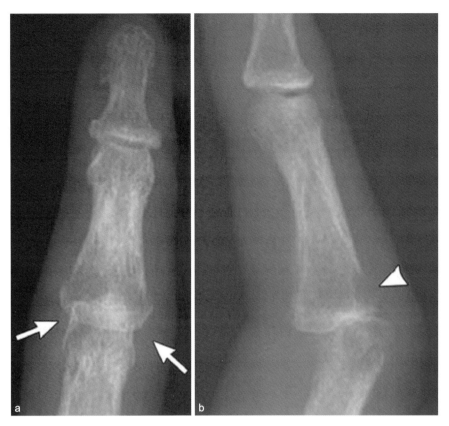

图 7.64 （a、b）患者，化脓性关节炎。后前位和斜位 X 线片示关节间隙变窄（箭）、骨质疏松、软组织肿胀及骨质破坏（箭头）。注意：化脓性关节炎是注射治疗禁忌证（Jacobson et al.2008）

（肖应权、严志汉、陈志仁、徐晓雪、杨汉丰）

7.3 上肢神经

7.3.1 臂丛阻滞（经腋入路）（图 7.65）

7.3.1.1 解剖

臂丛神经经前、中斜角肌之间，锁骨中段下方，第 1 肋上方，进入腋窝。在腋窝，臂丛发出肌皮神经、桡神经、正中神经及尺神经，伴随腋动脉走行逐渐形成分支。环绕腋动脉的鞘状结构在腋窝远侧区至少部分包绕正中神经、桡神经、尺神经和肌皮神经支。在轴位像上，围绕腋动脉分布，可见正中神经位于前内侧象限，尺神经位于后内象限，桡神经沟位于后外象限，肌皮神经支位于前外象限。

7.3.1.2 功能

上述神经的功能将在相应章节进行讨论。

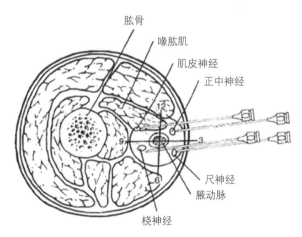

图 7.65 腋窝区臂丛发出的肌皮神经、桡神经、正中神经及尺神经之间相互分布关系（Waldman 2001）

7.3.1.3 注射部位

患者手臂外展，肘关节屈曲，手指尖贴近耳朵。可用手触诊辨别腋动脉。而后在腋动脉后方进针。须牢记尺神经和桡神经现在位于双下象限，术者判断进针过程诱发出来感觉异常的类型。如果回抽阴性，且无持续感觉异常，即可在此注射。如果开始引出桡神经分布区感觉异常，为了进行尺神经阻滞，可退针再进入后内侧象限；如果开始引出尺神经分布区域感觉异常，应退针，重新轻度向前、外侧进针入含有桡神经的后外侧向像。类似操作方法穿刺腋动脉前方可阻滞正中神经和肌皮支神经。

7.3.1.4　影像学 / 放射学

X 线平片：创伤时有助于骨性解剖结构识别。

超声：超声有助于介导操作，还可直接神经成像，常用于软组织疾病诊断，适用于各种适应证。

CT：CT 可识别创伤时平片不足以发现的骨折或脱位。

MRI：对任何一种适应证，MRI 能更好地显示软组织病变，也能直接进行神经成像（图 7.66）。

7.3.1.5　适应证

上肢神经注射治疗主要适应证如下：

- 诊断和治疗神经卡压（桡管综合征）[**]
- 创伤性或压迫性神经疼痛，不包括桡神经沟综合征[**]
- 急性肘关节以下疼痛急诊包括带状疱疹、臂丛神经炎、Parsonage Turner 综合征[**]、创伤[**] 等，直到能明确有效的治疗方法
- 对更为近侧的臂丛神经阻滞有禁忌证时（如：锁骨上、锁骨下或肌间沟），常由于入路困难（解剖变异[**]、锁骨骨折[**] 以及起搏器[**]）或感染等
- 难治性术后或创伤后疼痛
- 截肢后疼痛
- 创伤性神经损伤相关疼痛
- 癌症[**]（图 7.66）
- 反应性交感神经营养不良[**]

7.3.1.6　并发症

腋动脉血肿[**]、气胸[**] 及动脉内注射（伴血栓[**]、栓子[**] 及夹层形成[**]）是经腋入路进行臂丛阻滞的罕见的潜在并发症。

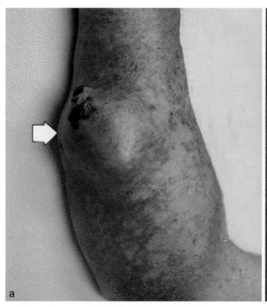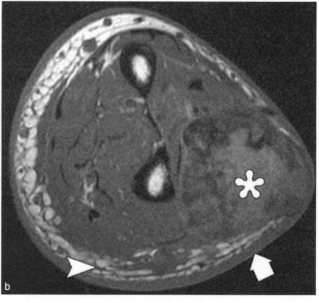

图 7.66　上肢神经注射的适应证。（a, b）患者，男性，85 岁，左前臂高级多形性未分化肉瘤，已接受术前放射性治疗（剂量 6250 cGy）。（a）初始放射治疗后 3 个月照片显示前臂掌侧一巨大局限性突起肿块（箭），伴溃疡和广泛放射性皮炎。（b）轴位 T1 加权成像显示软组织肿块（星号），皮肤（箭）及皮下软组织（箭头）的放射诱导性改变（Garner et al. 2009）（彩图见书后插页）

（肖应权、严志汉、韩福刚、李杨、杜勇）

7.3.2 肌皮神经（图 7.67）

7.3.2.1 解剖

肌皮神经发至 $C_5 \sim C_7$ 神经根，起源于上、中干，前支及臂丛神经外侧束（图 7.68）。

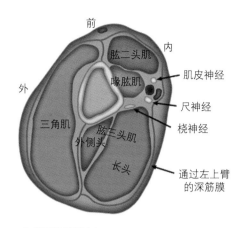

图 7.68 上臂断层解剖（Illustrated by Michael Dobryzcki）

7.3.2.2 功能

肌皮神经提供运动神经支配喙肱肌、二头肌和肱肌。其末端成为前臂外侧皮神经，提供前臂桡侧感觉神经支配。

7.3.2.3 注射部位

在腋窝远侧可触及腋动脉。注射选择胸大肌肌腱下方。穿刺针与手臂平行向喙突方向进针。可用刺激神经方法区别正中神经及肌皮神经。

7.3.2.4 影像学 / 放射学

超声：超声有助于介导操作（图 7.69）。

7.3.2.5 适应证

肌皮神经注射的两个主要适应证是：①止血带

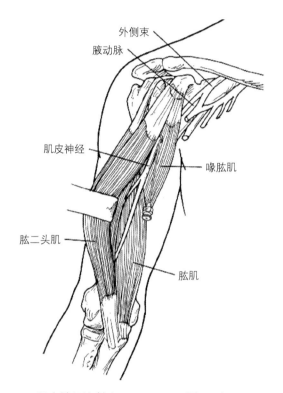

图 7.67 肌皮神经注射（Weiss 2007q, 图 6-3）

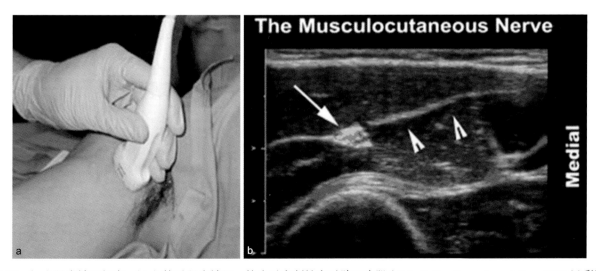

图 7.69 （a）肌皮神经超声。（b）箭示肌皮神经。箭头示穿刺针穿过肱二头肌（Schafhalter-Zoppoth and Gray 2005）（彩图见书后插页）

损伤，②肱肌、喙肱肌及肱二头肌痉挛。

7.3.2.6 并发症

肌皮神经注射的一个潜在且严重并发症是腋动脉注射。

（肖应权、严志汉、刘东、李杨、杜勇）

7.3.3 桡神经

7.3.3.1 注射治疗桡管综合征 / 后骨间神经综合征（图7.70）

解剖

桡神经邻贴肱骨走行至外侧肌间隔，在此它分出表浅感觉支和深部运动支（后骨间支神经，posterior interosseous nerve）。后骨间支神经走行穿过桡管。桡管由肱桡关节和旋后肌近端围成。Frohse弓即位于此处，它为连接肱桡肌与肱肌的纤维组织。应当注意后骨间神经可在桡骨头平面受压，多因桡动脉解剖异常、桡侧腕短伸肌及Frohse弓等所致（图7.71）。

功能

后骨间神经提供前臂桡侧肌肉和伸肌面的神经支配，但不支配肱桡肌、肘肌及桡侧腕长伸肌。因此，该神经支配如下肌肉：

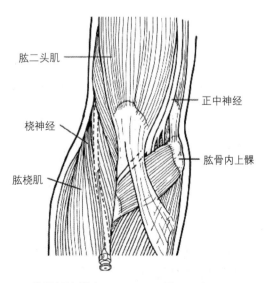

图7.70 桡神经注射（Weiss 2007r，图6-12）

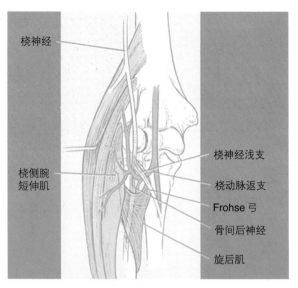

图7.71 桡管内骨间后神经受压示意线图。骨间后神经可在四个典型部位受压：桡骨小头平面筋膜带、突出的桡血管返支、桡侧腕短伸肌近肌腱内侧缘及Frohse弓或旋后肌近侧缘。（Ferdinand et al. 2006）

- 拇短伸肌
- 桡侧腕短伸肌
- 指伸肌
- 小指伸肌
- 旋后肌
- 拇长展肌
- 拇长伸肌
- 尺侧腕伸肌
- 示指伸肌

临床表现

桡管综合征（radial tunnel syndrome）表现为前臂伸肌疼痛，无肌力减弱。后骨间神经综合征表现为肘关节外侧疼痛，可有手指和手伸肌肌力减弱，无感觉丢失。在腕关节屈曲及前臂旋前时症状加重。

病因

病因包括：过度使用、外部压缩（腱鞘囊肿[**]、脂肪瘤[**]、滑膜炎[**]）或创伤[**]（桡骨小头骨折[**]/关节脱位[**]）及软组织肿瘤[**]/肿胀[**]。

鉴别诊断

鉴别诊断包括：肱骨外上髁炎[**]、伸肌慢性骨筋膜室综合征[**]（chronic extensor compartment syndrome）及颈神经根型颈椎病。

注射部位

选择在肱桡肌与肱二头肌肌腱间肘前区注射，穿刺针向头、桡及背侧方向进针。

影像学 / 放射学

超声：高分辨率超声能够显示旋后肌内的骨间后神经卡压。该神经可呈水肿样（增大且低回声），可能明确肿块压迫神经。孟氏骨折（Monteggia fractures）（前臂骨折合并桡尺近侧关节脱位）导致连接区狭窄及肿胀，由于旋后肌腹牵张性损伤所致。

MRI：MRI 同样可显示骨间后神经的受压。通常可显示去神经支配后肌肉水肿，故旋后肌、尺侧腕伸肌、指伸肌、第五指伸肌、拇长展肌、食指固有伸肌、拇长伸肌及拇短伸肌等可出现异常信号（图 7.72 和图 7.73）。桡侧腕伸肌是否受累取决于患者该肌是否受骨间后神经支配。MRI 也能评价导致神经受压的病理改变，如脂肪瘤、腱鞘囊肿及类风湿滑膜炎。

适应证

桡管综合征是阻滞的主要适应证。

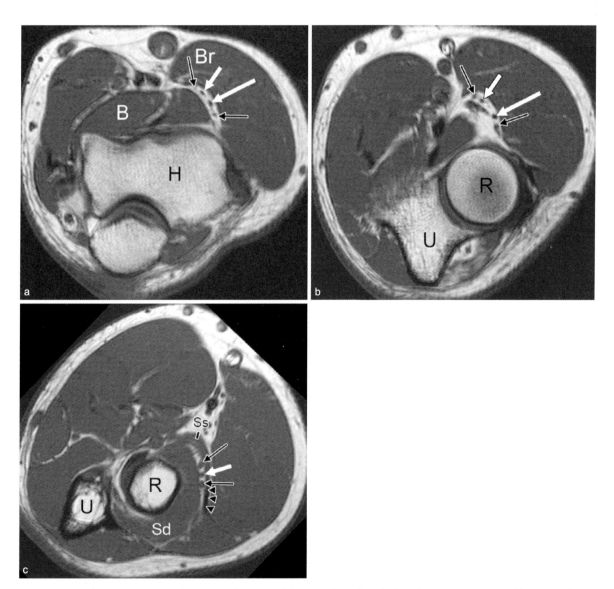

图 7.72 （a–c）桡神经及其分支的正常 MRI 影像解剖。横断位 T2 加权快速自旋回波图（3350/60），成像平面分别在（a）肱骨远端,（b）尺桡近侧关节和（c）旋后肌近端。骨间后神经（长白箭）和桡浅神经（短白箭）表现为肌间脂肪中等信号强度结构，注意伴随神经走行的血管（黑箭）。骨间后神经在旋后肌深头与浅头之间进入旋后肌内，同时桡神经表浅走行至旋后肌表面。注意旋后肌浅头肌腱的起始部，也称为 Frohse 弓（图 c 箭头）。B，肱肌；Br，肱桡肌；H，肱骨；R，桡骨；Sd，旋后肌深头；Ss，旋后肌浅头；U，尺骨（Ferdinand et al. 2006）

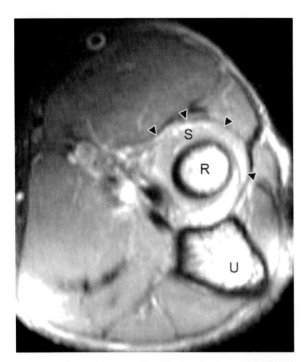

图 7.73 患者，男性，74 岁，旋后肌水肿，临床怀疑桡管综合征。轴位中间加权 MRI（91/20）显示旋后肌内水肿（箭头），在桡管内注射麻药后患者症状缓解。R，桡骨；S，旋后肌；U，尺骨（Ferdinand et al. 2006；Spinner et al. 1968）

（肖应权、严志汉、宁刚、徐晓雪、杜勇）

7.3.4 尺神经

7.3.4.1 注射治疗肘管综合征（肘部尺神经）（图 7.74）

解剖

肘管综合征（cubital tunnel syndrome）是上肢第二常见的神经卡压疾病，仅次于腕管综合征，是因肘管内尺神经受病理性压迫所致。肘管位于内上髁（内侧缘）和鹰嘴（外侧缘）之间，在此处尺神经穿行于肘管支持带（Osborn 带）下方。肘管底为尺侧副韧带，受压部位包括肘管自身以及更远侧的尺侧腕屈肌头之间。

功能

在前臂，尺神经为尺侧腕屈肌及指深屈肌（内侧半）提供运动神经支配。在手部，尺神经（通过尺神经深支）为以下肌肉提供运动支配：小鱼际肌（包括小指对掌肌、小指展肌及小指短屈肌）、拇收肌、拇短屈肌（深头）及第三和第四蚓状肌、背侧骨间肌和掌侧骨间肌。在手部，尺神经也支配（通过尺神经浅支）掌短肌。尺神经也提供手部（尺侧）背侧、掌侧以及第四指尺侧半和第五指全部的感觉神经支配。

临床表现

肘管综合征表现为肘部轻度疼痛（achy pain），当压迫内侧肘部时疼痛加重，第四指及第五指感觉麻木及麻刺感。由于手部固有肌受尺神经所支配，故可出现握手无力。晚期时，可在第四指及第五指发展形成尺侧爪形手（ulnar claw deformity），这多因慢性重复损伤及急性创伤所致。尺管综合征可与肘管综合征的区别在于：肘管综合征患者手部尺侧伸部感觉麻木。屈肘试验有助于鉴别：即保持肘关节完全屈曲及腕关节完全伸展位三分钟出现症状为阳性。

病因学

病因包括过度使用、尺神经半脱位、肱骨骨折**、骨软骨骨折**、退行性关节病**伴骨赘形成以及软组织肿块包括腱鞘囊肿**或骨性肿瘤**如骨软骨瘤**等的外源性压迫。其他病因也包括类风湿关节炎**所致的滑膜炎**以及感染**和外部压迫。

鉴别诊断

鉴别诊断包括内上髁炎**、颈椎间盘疾病**、臂神经丛病**、胸廓出口综合征**、肺上沟肿瘤**、

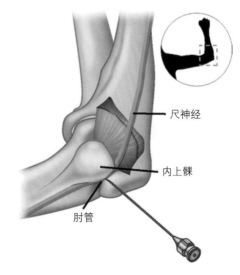

图 7.74 肘部尺神经解剖（由 Michael Dobrzycki 供图）

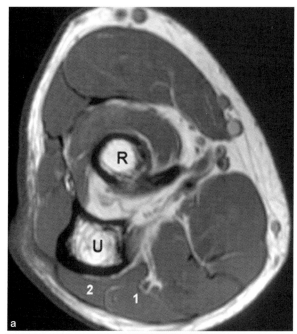

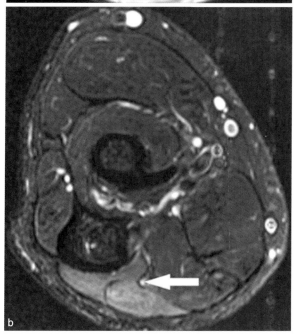

图 7.75 （a,b）患者，男性，44 岁，肘管综合征，表现为在玩横向长笛时前臂疼痛。轴位 T2WI SE MRI（500/16）（a）及相应 T2WI 压脂 SE MRI（5340/58）（b）时性显示尺侧腕屈肌（图 a 中 1）及指深屈肌（图 a 中 2）肌肉大小正常，但图 b 中显示尺神经信号增高，提示局限性神经炎（箭）。R，桡骨；U，尺骨（Andreisek et al. 2006）

肘关节炎[**]、肘关节内侧不稳[**]及肱三头肌弹响综合征[**]（肘部弯曲或伸展时肱三头肌内侧头或肌腱脱位超过内上髁，导致肘关节出现弹响，伴相应肘部内侧不适）。

注射部位

采用肘关节屈曲，经后内侧入路，选择在内上髁内侧尺神经沟的表层。穿刺针与皮肤表面成 45°角，于相对表浅注射。

影像学 / 放射学

X 线平片：肘管位片（cubital tunnel view）有助于评估。平片有助于识别骨赘和退行性关节病，也有助于识别肘外翻畸形或骨软骨体及骨软骨瘤。此外，也有助于识别肿瘤和感染。

CT：轴位像上，CT 很容易识别肘管的骨质部分。

超声：超声可显示尺神经扩大呈低回声，正常束状形态丢失（>7.5 mm^2）。肘关节弯曲运动时进行动态成像可显示由于肘管内扁平化导致的尺神经撞击（Martinoli et al. 2004）。超声可有助于病因检测，包括肌肉异常及肿块病灶。

MRI：肘管综合征可显示神经增粗，或在 T2 加权或 STIR 序列上神经内信号增高（图 7.75），在肘关节屈曲运动时可出现尺神经脱位。也可出现尺神经支配肌肉的去神经支配表现，即包括指深屈肌或尺侧腕屈肌的水肿或萎缩。MRI 也可显示继发性病因，比如：滑膜炎、退行性关节病或肿瘤（Andreisek et al.2006）。

（任逢春、严志汉、陈志仁、徐晓雪、杜勇）

7.3.4.2 注射治疗尺管综合征（腕部尺神经）（图 7.76）

解剖

尺管综合征（Guyon' s canal syndrome）是尺神经在穿行尺管过程中受卡压所致。这是尺神经卡压第二常见病因。尺管为位于钩状骨钩突及豌豆骨之间的纤维骨性管道（图 7.77）。该管由掌侧腕关节韧带及豆钩韧带所覆盖，尺神经在管内分为浅表支及深支。

在尺管近侧，前臂远侧的背侧皮支为手掌及手指背部尺侧半提供感觉支配（因此，尺管综合征该支配区不会出现感觉丢失，而在肘管综合征会出现）。

功能

Guyon 管内的尺神经经深部运动支支配小鱼际肌，包括两个尺侧肌和蚓状肌，以及手掌内骨间肌（参见 7.3.4.1 章节）。该神经也支配拇短屈肌深头。这部分尺神经负责 50% ~ 80% 握力、50% 抓力和手指外侧向偏移，并能完成近端指间关节和掌指关节屈曲运动。其浅表皮支提供手掌尺侧、整个第五指屈侧面及第四指尺侧半的感觉支配，浅表支也提供掌短肌的运动支配。

临床表现

尺管综合征可导致第四和第五指麻木及感觉障碍，并伴有腕部灼痛，手部动作笨拙，一般很难将两指分开，且用两指做掐捏动作。尺管综合征与肘管综合征的区别在于，肘管综合征患者手掌尺侧伸面有麻木感。

尺管综合征有四种亚型，I 型是尺神经在尺管近侧部分（尺神经分叉近侧）受压，它是尺管综合征最常见的类型。常可伴有钩状骨钩突骨折或腱鞘囊肿，表现为手部固有肌运动减弱及手掌尺侧、尺侧一个半手指屈面感觉缺失（手部尺侧背面及最后两手指感觉正常）。II 型表现为尺神经在腕关节远侧受压（尺神经分叉后的运动支），而浅表皮支未受累。常累及尺神经支配的手部肌肉，可导致手爪样畸形。III 型涉及深部运动支的外周分支神经撞击，可能小鱼际肌不受累，但骨间肌及蚓状肌群运动肌力减弱。IV 型常累及浅支病变，仅导致纯感觉缺失，无肌力减弱。

病因

尺管综合征常因腕关节及手部重复运动性损伤引起，多为腕关节屈曲、外展、抓握或扭曲等重复运动所致。

可见于骑自行车者、举重运动员、手提钻操作者或经常拿拐杖的人，也可见于打高尔夫的人或打击手。此外可继发于创伤包括钩状骨骨折[**]、腱鞘囊肿[**]、肌肉异常[**]、尺动脉动脉瘤[**]或豌豆骨-三角骨关节炎[**]。

鉴别诊断

鉴别诊断包括颈椎神经根病[**]、臂丛神经损伤[**]、胸廓出口综合征[**]、肺上沟瘤[**]、上髁炎[**]、类风

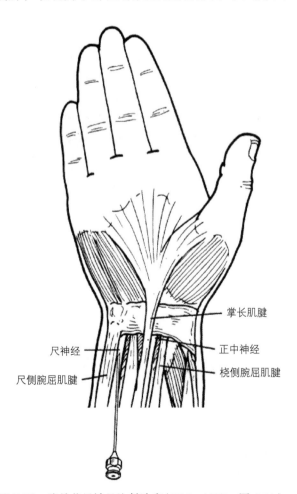

掌长肌腱

尺神经

正中神经

尺侧腕屈肌腱

桡侧腕屈肌腱

图 7.76　腕关节尺神经注射治疗（Weiss 2007s，图 6-14）

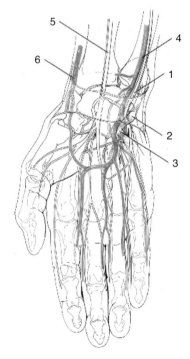

图 7.77　尺神经走行掌侧观。尺神经（1）穿行于 Guyon 管（译者注：即尺神经管）内，该管位于豌豆骨（2）和钩状骨钩突（3）之间。除了尺神经外，Guyon 管还包含尺动脉（4）、脂肪，偶尔也包含静脉、正中神经（5）及桡动脉（6）（Andreisek et al. 2006）

湿性关节炎[**]、腕部骨折[**]、尺动脉动脉瘤/血栓或深横韧带破裂。

注射部位

注射时腕关节屈曲位并手紧握，选择在腕关节掌侧注射。注射点应在尺侧腕屈肌肌腱的桡侧，即肌腱和尺动脉之间。

影像学/放射学（Hochman and Zilberfarb 2004）

X线平片：拇指外展桡侧偏斜侧位片有助于鉴别钩状骨钩突骨折、腕骨脱位或软组织肿块，也可识别尺侧腕屈肌附着区钙化性肌腱炎。半旋后斜位片可识别豌豆骨脱位或骨折。

超声：尺神经在豌豆骨重叠区位于尺动脉尺侧，呈细线状。超声也可显示肌肉异常、囊肿或其他肿块。

CT：CT可辨别骨质异常，比如：豌豆骨、钩状骨或三角骨等的骨折，对骨折的诊断CT具有最高的准确性。CT也可识别脱位，表现与尺管综合征相似。

MRI：通常不必进行MRI检查。但是，MRI非常有助于显示尺管内的尺神经及其穿入周边的两条分支。MRI可观察神经的信号强度及大小，也可显示导致神经受压病因包括肌肉异常、囊肿或其他肿块等（图7.78）。MRI可确认手部固有肌肉的去神经支配水肿，呈高信号（Andreisek et al. 2006）。

适应证

该注射治疗最主要适应证是尺管综合征[**]。

并发症

尺神经注射相关的两种主要并发症是：①尺侧腕屈肌肌腱破裂[**]，②尺动脉内注射[**]。

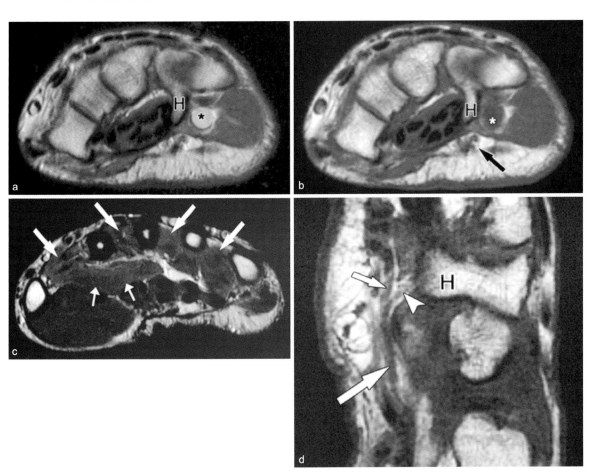

图7.78 （a-d）患者，男性，57岁，手部腱鞘囊肿压迫尺神经。（a）钩状骨钩突平面（H），轴位中间加权MRI（3500/40）显示一高信号腱鞘囊肿（星号）。（b）相应轴位T1WI SE MRI（420/11）显示腱鞘囊肿紧邻钩状骨的钩突（H），并靠近尺神经（箭）。（c）掌骨平面，轴位中间加权MRI（3500/40），显示拇收肌（小箭）及所有骨间肌（大箭）信号增高。（d）钩状骨钩突平面（H），矢状位T1WI SE MRI显示尺神经（大箭）及其分支为浅表感觉支（小箭）和深部运动支（箭头）

（任逢春、严志汉、邢永贵、张青、杜勇）

7.3.5 正中神经

7.3.5.1 注射治疗旋前圆肌综合征（肘部正中神经）（图 7.79）

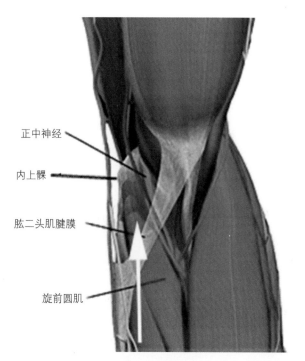

正中神经

内上髁

肱二头肌腱膜

旋前圆肌

图 7.79 正中神经注射治疗旋前圆肌综合征。白箭表示注射部位（www.primalpictures.com）（彩图见书后插页）

解剖

正中神经源于 $C_6 \sim T_1$ 神经根，特别是臂丛神经的内侧和外侧束。该神经在手臂邻贴腋动脉走行，经肘部时在肱骨远端上髁外侧的掌侧面滑车处通过，在旋前圆肌肱骨头与尺骨头之间进入前臂（图 7.80）。旋前圆肌综合征通常是正中神经在旋前圆肌两头间受压所致，神经卡压其他部位包括腱膜纤维束或肱二头肌腱膜以及指浅屈肌弓起点。受压罕见原因是解剖变异，如肱骨干远端的髁上突，借 Struthers 韧带，就与肱骨内上髁形成了一个纤维骨性管道。

正中神经在手臂内侧与肱动脉毗邻走行，在肱二头肌和肱肌之间穿行。在手臂位于动脉外侧，在手臂外周及肘窝处前行至动脉内侧。正中神经在前臂近端发出前骨间肌支。

功能

肘窝内未分支的正中神经支配以下肌群：
- 旋前圆肌
- 掌长肌
- 桡侧腕屈肌
- 指浅屈肌

以下包含正中神经前骨间肌支：
- 指深屈肌外侧
- 旋前方肌
- 拇长屈肌

正中神经在手部支配第一和第二蚓状肌及鱼际肌（见章节 7.3.5.2）。

正中神经的感觉支配包括第一、第二、第三和第四指的一半掌侧面，以及这些手指远侧指节的伸侧。手掌的桡侧面由正中神经掌侧皮支支配，该分支从正中神经发出后由正中至屈肌支持带。

临床表现

旋前圆肌综合征（pronator teres syndrome）的临床表现为肘部、前臂屈侧以及正中神经远端分布区的疼痛、感觉异常及麻木，可伴或不伴肌力减弱。

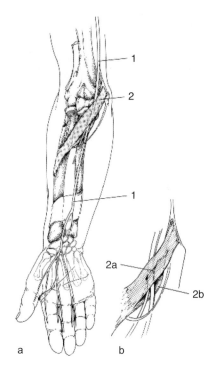

图 7.80 （a）正中神经（1）走行前面观，沿肘关节走行，穿过旋前圆肌（2）两头之间，进入前臂。（b）旋前圆肌综合征最常见部位细节特写图，正中神经在该处穿过旋前圆肌的肱骨头（2a）及尺骨头（2b）（Andreisek et al. 2006）

可出现拇指外展、拇指和食指屈曲无力以及前三个手指和手掌的麻木。

病因学

典型的病因包括：解剖或先天性肌肉**（旋前圆肌**或肱二头肌**）或骨骼**（尺骨**）异常。其他病因包括：创伤**（肘部血肿**或骨折）、长期的外部压迫、肿块**、尺骨头异常**以及重复性活动（职业清洁工、举重者、职业驾驶员）。

鉴别诊断

神经根型颈椎病**、臂丛神经损伤**、腕管综合征**、内上髁炎**、骨折**、脱位**、肌炎**以及肘关节炎**。

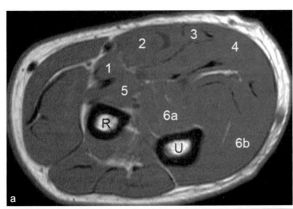

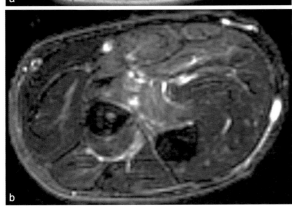

图 7.81 患者，男性，58岁，反复铲雪（旋前旋后）后出现旋前圆肌综合征。（a）前臂中部水平的轴位 T1WI 成像（重复时间/回波时间，560 ms/9 ms）显示前臂近端肌肉体积和信号正常。（1，旋前圆肌；2，桡侧腕屈肌；3，掌长肌；4，指浅屈肌；5，拇长屈肌；6a，指深屈肌的桡侧部分；6b，指深屈肌的尺侧部分），以及桡骨（R）和尺骨（U）正常信号。（b）相应的压脂 T2WI SE MRI（4340/106，回波链长度为8）显示正中神经支配的所有肌肉信号强度增加，提示水肿。指深屈肌的尺侧部分受尺神经支配而未受到影响（Andreisek et al. 2006）

注射部位

在肘部皱痕中间部分，内上髁和二头肌腱之间，直接注入旋前圆肌。

影像学/放射学

X线平片：平片有助于排除髁上突，并评估肘关节异常。

超声：使用经验很少。

MRI：轴位 MRI 显示在肱肌和旋前圆肌之间有一小圆形丝状结构。一般难以观察到正常神经，但在神经肿大及信号增高后常可见到。肌肉的去神经支配水肿包括旋前圆肌等很容易诊断，在 T2WI 压脂及 STIR 序列上表现为高信号（图7.81）。

适应证

肘窝正中神经注射主要有三个主要适应证：①旋前圆肌综合征，②前骨间神经综合征，③腕管综合征。

并发症

肘窝正中神经注射可能会遇到一个潜在且严重的并发症是：肱动脉注射，从而引起血栓形成**、栓子**及夹层**，可导致肢体缺血。

（任逢春、严志汉、邢永贵、张青、杜勇）

7.3.5.2 腕管综合征注射（图7.82）

解剖

腕管综合征（carpal tunnel syndrome）是上肢最常见的神经卡压疾病，它是因正中神经（$C_6 \sim T_1$）受到病理性卡压所致。正中神经位于腕管浅表，在指浅屈肌和拇长屈肌肌腱之间，第二指浅屈肌上方，紧邻屈肌支持带深层。

功能

在腕管水平及手部的正中神经支配第一和第二蚓状肌以及鱼际肌。正中神经提供感觉支配包括第一、第二、第三和第四手指桡侧半，以及上述手指远节指骨的伸侧面。手掌桡侧面受正中神经的手掌皮支支配，该皮支从正中神经中心发出至屈肌支持带。

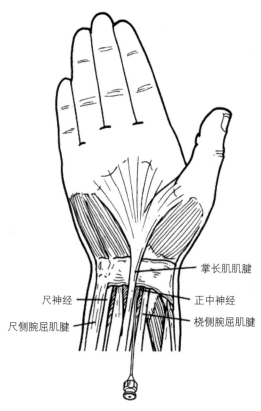

尺神经
尺侧腕屈肌肌腱
掌长肌肌腱
正中神经
桡侧腕屈肌肌腱

图 7.82 腕部正中神经注射（Weiss 2007s, 图 6-13）

临床表现

腕管综合征表现为腕部疼痛、渐进性麻木和麻刺感，累及区域包括拇指和前三指及第四指桡侧面。在腕部做重复伸直和屈曲运动时症状加重，且以夜间为甚。晚期时，双手行动可变笨拙。

病因学

慢性重复损伤**、创伤**、肿块**（腱鞘囊肿**及脂肪瘤**等）、系统疾病、腕骨骨折**（头状骨**及钩状骨**等）。

鉴别诊断

鉴别诊断包括颈椎神经根病**、胸廓出口综合征**、臂丛神经病**、尺神经病**、旋前圆肌综合征**和 Quervain 腱鞘炎**。

注射部位

常用注射点选择在腕关节掌侧面，邻近腕皱痕平面处，桡侧腕屈肌的尺侧缘。如出现掌长肌，注射点选择在桡侧腕屈肌和掌长肌肌腱之间，正中神经正好位于这些肌腱的深面。

影像学／放射学

人们常通过临床检查和／或肌电图／神经传导速度试验等获得腕管综合征的诊断，对不能确诊病例以及腕管松解术后复发或症状无缓解患者可进行影像学检查。

X 线平片：通常价值不大，腕管位摄片可显示骨赘、骨折及腕关节不稳。

CT：CT 可很好显示腕骨解剖，尤其是使用 3D 重建技术。

超声：超声可很好显示正中神经，包括神经束膜。应用动态成像（手指屈伸时）很容易与屈肌腱相区别，区别尺神经与尺动脉也很容易。正中神经可在豌豆骨水平（邻近）发生肿大，面积超过 15 mm²。超声诊断的灵敏度为 88%，特异度为 96%，阴性预测值为 86%。正中神经在钩状骨平面可受压变扁，也可显示屈肌支持带的掌弓（Lee et al. 1999; Buchberger 1997）。

MRI：运用轴位高分辨率 MRI 可很好显示正常神经及其囊泡（vesicles）。正常情况下，在豌豆骨处正中神经会变扁。腕管综合征常为临床诊断，一般情况下无需 MRI 检查。不过，对于腕管综合征，MRI 的灵敏度为 37%～96%，特异度为 23%～87%，因为特异度较低，MRI 对腕管综合征的临床评估价值不大。

但是，轴位成像可显示正中神经在豌豆骨水平肿大及在钩状骨水平变扁，在压脂 T2WI 和 STIR 上该神经增高信号（图 7.83）。此外，在钩状骨钩部可见屈肌支持带掌弓。需注意的是，MRI 表现是非特异性的，在无症状的人群中也可看到相似表现。在测量神经横断面面积及变扁程度上，超声和 MRI 上无显著差异。然而，MRI 显示腱鞘囊肿、屈肌支持带弓、神经轻度受压和腱鞘肥厚等更好。MRI 有助于排除其他病因，如类风湿关节炎或痛风，也有助于腕管松解术后随访。此外，MRI 可检测肿块和先天异常包括正中神经分叉，也有助于腱鞘炎的检测（Andreisek et al. 2006; Hochman and Zilberfarb 2004; Buchberger 1997）。

适应证

腕管综合征是主要的适应证，对本征，在考虑手术之前均应进行注射治疗，本法可预测手术后的疼痛缓解效果。

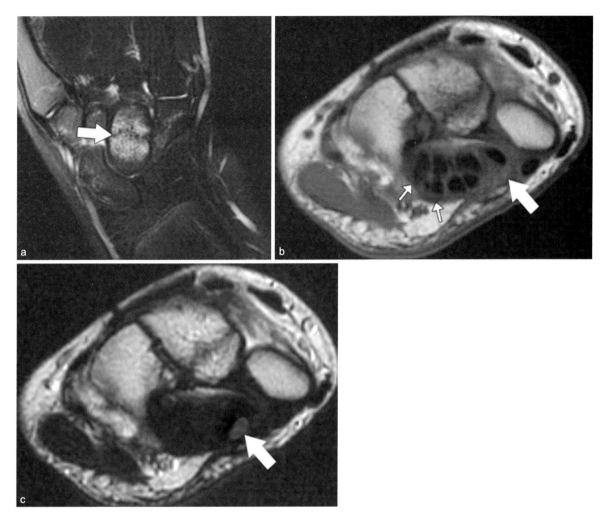

图 7.83 患者，女性，14 岁，腕管综合征，腕关节创伤致头状骨骨折。电诊断试验提示正中神经在腕管水平完全性传导阻滞。（a）腕关节冠状位压脂 T2WI SE MRI（3500/100，回波链长度为 12）显示头状骨（箭）骨折，无错位。（b）腕管水平轴位 T1WI SE MR（540/10）显示屈肌支持带弓适度弯曲（小箭）和正常大小的正中神经（大箭）。（c）与图 b 相同层面，轴位 T2WI SE MRI（4200/100，回波链长度为 12）显示正中神经（箭）信号增高，与腕管综合征一致（Andreisek et al. 2006）

（任逢春、严志汉、孙鸿、韩福刚、杨汉丰）

参考文献

Weiss LD. Easy injections. Philadelphia: Elsevier, 2007a, p. 16

Weiss LD. Easy injections. Philadelphia: Elsevier, 2007b, p. 17

Jacobson JA, Lin J, Jamadar DA, Hayes CW. Aids to successful shoulder arthrography performed with a fluoroscopically guided anterior approach. Radiographics. 2003;23(2):373-8; discussion 379

Sommer OJ, Kladosek A, Weiler V, Czembirek H, Boeck M, Stiskal M. Rheumatoid arthritis: a practical guide to state-of-the-art imaging, image interpretation, and clinical implications. Radiographics. 2005;25(2):381-98

Papatheodorou A et al. Ultrasound of the shoulder, rotator cuff, and non-rotator cuff disorders. Radiographics. 2006a; 26:E23

Mengiardi B, Pfirrmann CW, Gerber C, Hodler J, Zanetti M. Frozen shoulder: MR arthrographic findings. Radiology. 2004;233(2):486-92. Epub 2004 Sep 9

Weiss LD. Easy injections. Philadelphia: Elsevier, 2007c, p. 20

Alasaarela E, Tervonen O, Takalo R, Lahde S, Suramo I. Ultrasound evaluation of the acromioclavicular joint. J Rheumatol. 1997;24(10):1959-63

Fialka C, Krestan CR, Stampfl P, Trieb K, Aharinejad S, Vécsei V. Visualization of intraarticular structures of the acromioclavicular joint in an ex vivo model using a dedicated MRI protocol. AJR Am J Roentgenol. 2005;185(5):1126-31

Strobel K, Pfirrmann CW, Zanetti M, Nagy L, Hodler J. MRI features of the acromioclavicular joint that predict pain relief from intraarticular injection. AJR Am J Roentgenol. 2003; 181(3):755-60

Weiss LD. Easy injections. Philadelphia: Elsevier, 2007d, p. 86

Hambly N, Fitzpatrick P, MacMahon P, Eustace S. Rotator cuff impingement: correlation between findings on MRI and outcome after fluoroscopically guided subacromial bursography and steroid injection. AJR Am J Roentgenol. 2007;189(5): 1179-84

Tallia AF, Cardone DA. Diagnostic and therapeutic injection of the shoulder region. Am Fam Physician. 2003;67(6):1271-8

Fongemie AE, Buss DD, Rolnick SJ. Management of shoulder impingement syndrome and rotator cuff tears. Am Fam Physician. 1998;57(4):667-74, 680-2

Weiss LD. Easy injections. Philadelphia: Elsevier, 2007e, p. 73

Saupe N, Pfirrmann CW, Schmid MR, Jost B, Werner CM, Zanetti M. Association between rotator cuff abnormalities and reduced acromiohumeral distance. AJR Am J Roentgenol. 2006;187(2):376-82

del Cura JL, Torre I, Zabala R, Legórburu A. Sonographically guided percutaneous needle lavage in calcific tendinitis of the shoulder: short- and long-term results. AJR Am J Roentgenol. 2007;189(3):W128-34

Mulligan ME. CT-guided shoulder arthrography at the rotator cuff interval. AJR Am J Roentgenol. 2008;191(2):W58-61

Papatheodorou A, Ellinas P, Takis F, Tsanis A, Maris I, Batakis N. US of the shoulder: rotator cuff and non-rotator cuff disorders. Radiographics. 2006b;26(1):e23

Serafini G, Sconfienza LM, Lacelli F, Silvestri E, Aliprandi A, Sardanelli F. Rotator cuff calcific tendonitis: short-term and 10-year outcomes after two-needle us-guided percutaneous treatment – nonrandomized controlled trial. Radiology. 2009;252(1):157-64

Kijowski R, Farber JM, Medina J, Morrison W, Ying J, Buckwalter K. Comparison of fat-suppressed T2-weighted fast spin-echo sequence and modified STIR sequence in the evaluation of the rotator cuff tendon. AJR Am J Roentgenol. 2005;185(2):371-8

de Jesus JO, Parker L, Frangos AJ, Nazarian LN. Accuracy of MRI, MR arthrography and ultrasound in the diagnosis of rotator cuff tears: a meta-analysis. AJR Am J Roentgenol. 2009;192(6):1701-7

Weiss LD. Easy injections. Philadelphia: Elsevier, 2007f, p. 65

Robinson P. Sonography of common tendon injuries. AJR Am J Roentgenol. 2009;193(3):607-18

Krief OP. MRI of the rotator interval capsule. AJR Am J Roentgenol. 2005;184(5):1490-4

Tung GA, Entzian D, Green A, Brody JM. High-field and low-field MR imaging of superior glenoid labral tears and associated tendon injuries. AJR Am J Roentgenol. 2000;174(4): 1107-14

Hodler J, Gilula LA, Ditsios KT, Yamaguchi K. Fluoroscopically guided scapulothoracic injections. AJR Am J Roentgenol. 2003;181(5):1232-4

Huang CC, Ko SF, Ng SH, Lin CC, Huang HY, Yu PC, Lee TY. Scapulothoracic bursitis of the chest wall: sonographic features with pathologic correlation. J Ultrasound Med. 2005; 24(10):1437-40

Fujikawa A, Oshika Y, Tamura T, Naoi Y. Chronic scapulothoracic bursitis associated with thoracoplasty. AJR Am J Roentgenol. 2004;183(5):1487-8

Weiss LD. Easy injections. Philadelphia: Elsevier, 2007g, p. 25

Martinoli C, Bianchi S, Giovagnorio F, Pugliese F. Ultrasound of the elbow. Skeletal Radiol. 2001;30(11):605-14. Epub 2001 Aug 30

Bhutani C, Chhabra A, Batra K, Elbow MRI. http://emedicine. medscape.com/article/401161-overview

Steinbach LS, Palmer WE, Schweitzer ME. Special focus session. MR arthrography. Radiographics. 2002;22(5): 1223-46

Cotten A, Jacobson J, Brossmann J, Pedowitz R, Haghighi P, Trudell D, Resnick D. Collateral ligaments of the elbow: conventional MR imaging and MR arthrography with coronal oblique plane and elbow flexion. Radiology. 1997;204(3): 806-12

Sonin AH, Tutton SM, Fitzgerald SW, Peduto AJ. MR imaging of the adult elbow. Radiographics. 1996;16(6):1323-36

Weiss LD. Easy injections. Philadelphia: Elsevier, 2007h, p. 67

Levin D, Nazarian LN, Miller TT, O'Kane PL, Feld RI, Parker L, McShane JM. Lateral epicondylitis of the elbow: US findings. Radiology. 2005a;237(1):230-4

Levin D, Nazarian LN, Miller TT, O'Kane PL, Feld RI, Parker L, McShane JM. Lateral epicondylitis of the elbow: US findings. Radiology. 2005b;237(1):230-4. Epub 2005 Aug 18

Miller TT, Shapiro MA, Schultz E, Kalish PE. Comparison of sonography and MRI for diagnosing epicondylitis. J Clin Ultrasound. 2002;30(4):193-202

Bredella MA, Tirman PF, Fritz RC, Feller JF, Wischer TK, Genant HK. MR imaging findings of lateral ulnar collateral ligament abnormalities in patients with lateral epicondylitis. AJR Am J Roentgenol. 1999;173(5):1379-82

Weiss LD. Easy injections. Philadelphia: Elsevier, 2007i, p. 70

Park GY et al. Diagnostic value of ultrasound for clinical medical epicondylitis. Arch Phys Med Rehabil. 2008;89(4):738-42

Kijowski R et al. Magnetic resonance imaging findings in patients with medial epicondylitis Skeletal Radiol. 2005; 34(4):196-202

Genovese MC. Joint and soft-tissue injection. A useful adjuvant to systemic and local treatment. Postgrad Med. 1998;103(2): 125-34

Weiss LD. Easy injections. Philadelphia: Elsevier, 2007j, p. 89

Blankstein A et al. Ultrasonographic findings in patients with olecranon bursitis. Ultraschall Med. 2006;27(6):568-71

Floemer F, Morrison WB, Bongartz G, Ledermann HP. MRI characteristics of olecranon bursitis. AJR Am J Roentgenol. 2004;183(1):29-34

Weiss LD. Easy injections. Philadelphia: Elsevier, 2007k, p. 28

Weiss LD. Easy injections. Philadelphia: Elsevier, 2007l, p. 30

Taouli B, Zaim S, Peterfy CG, Lynch JA, Stork A, Guermazi A, Fan B, Fye KH, Genant HK. Rheumatoid arthritis of the hand and wrist: comparison of three imaging techniques. AJR Am J Roentgenol. 2004;182(4):937-43

Østergaard M, Pedersen SJ, Døhn UM. Imaging in rheumatoid arthritis – status and recent advances for magnetic resonance imaging, ultrasonography, computed tomography and conventional radiography. Best Pract Res Clin Rheumatol. 2008;22(6):1019-44

Duer A, Østergaard M, Hørslev-Petersen K, Vallø J. Magnetic resonance imaging and bone scintigraphy in the differential diagnosis of unclassified arthritis. Ann Rheum Dis. 2008; 67(1):48-51. Epub 2007 Feb 8

Teefey SA, Dahiya N, Middleton WD, Gelberman RH, Boyer MI. Ganglia of the hand and wrist: a sonographic analysis. AJR Am J Roentgenol. 2008;191(3):716-20

Bianchi S, Della Santa D, Glauser T, Beaulieu JY, van Aaken J. Sonography of masses of the wrist and hand. AJR Am J Roentgenol. 2008;191(6):1767-75

Anderson SE, Steinbach LS, Stauffer E, Voegelin E. MRI for differentiating ganglion and synovitis in the chronic painful wrist. AJR Am J Roentgenol. 2006;186(3):812-8

Weiss LD. Easy injections. Philadelphia: Elsevier, 2007m, p. 33

Mandl LA, Hotchkiss RN, Adler RS, Ariola LA, Katz JN. Can the carpometacarpal joint be injected accurately in the office setting? Implications for therapy. J Rheumatol. 2006;33(6): 1137-9

Connell DA, Pike J, Koulouris G, van Wettering N, Hoy G. MR imaging of thumb carpometacarpal joint ligament injuries. J Hand Surg Br. 2004;29(1):46-54

Cardoso FN, Kim HJ, Albertotti F, Botte MJ, Resnick D, Chung CB. Imaging the ligaments of the trapeziometacarpal joint: MRI compared with MR arthrography in cadaveric specimens. AJR Am J Roentgenol. 2009;192(1):W13-9

Weiss LD. Easy injections. Philadelphia: Elsevier, 2007n, p. 63

Kamel M, Moghazy K, Eid H, Mansour R. Ultrasonographic diagnosis of de Quervain's tenosynovitis. Ann Rheum Dis. 2002;61(11):1034-5

Jeyapalan K, Choudhary S. Ultrasound-guided injection of triamcinolone and bupivacaine in the management of de

Quervain's disease. Skeletal Radiol. 2009;38(11):1099-103. Epub 2009 Jun

Anderson SE, Steinbach LS, De Monaco D, Bonel HM, Hurtienne Y, Voegelin E. "Baby wrist": MRI of an overuse syndrome in mothers. AJR Am J Roentgenol. 2004;182(3): 719-24

Clavero JA, Golanó P, Fariñas O, Alomar X, Monill JM, Esplugas M. Extensor mechanism of the fingers: MR imaging-anatomic correlation. Radiographics. 2003;23(3):593-611

Weiss LD. Easy injections. Philadelphia: Elsevier, 2007o, p. 59

Makkouk AH et al. Trigger finger: etiology, evaluation, and treatment. Curr Rev Musculoskelet Med. 2008;1(2):92-96

Katzman BM et al. Utility of obtaining radiographs in patients with trigger finger. Am J Orthop. 1999;28(12):703-5

Guerini H et al. Sonographic appearance of trigger fingers J. Ultrasound Med. 2008;27(10):1407-13

Bodorm M et al. Ultrasound-guided first annular pulley injection for trigger finger. J Ultrasound Med. 2009;28(6):737-43

Khoury V, Cardinal E, Bureau NJ. Musculoskeletal sonography: a dynamic tool for usual and unusual disorders. AJR Am J Roentgenol. 2007;188(1):W63-73

Wakefield RJ et al. Finger tendon disease and untreated early rheumatoid arthritis comparison of ultrasound and magnetic resonance imaging. Arthritis Rheum 2007;57(7):1158-64

Jeffrey RB Jr, Laing FC, Schechter WP, Markison RE, Barton RM. Acute suppurative tenosynovitis of the hand: diagnosis with US. Radiology. 1987;162(3):741-2

Weiss LD. Easy injections. Philadelphia: Elsevier, 2007p, p. 35

Jacobson JA, Girish G, Jiang Y, Resnick D. Radiographic evaluation of arthritis: inflammatory conditions. Radiology. 2008;248(2):378-89

Keen HI et al. Can ultrasonography improve on radiographic assessment in osteoarthritis of the hands? A comparison between radiographic and ultrasonographic detected pathology. Ann Rheum Dis. 2008;67(8):1116-20

Szkudlarek M et al. Ultrasonography of the metacarpophalangeal and proximal interphalangeal joints in rheumatoid arthritis: a comparison with MRI, conventional radiography, and clinical examination. Arthritis Res Ther. 2006;8(2):R52

Ostergaard M et al. Imaging in rheumatoid arthritis – status and recent advances for MRI, ultrasound, CT, and computed radiography. Best Pract Res Clin Rheumatol. 2008;22(6): 1019-44

Waldman SD. Interventional pain management, 2nd ed. Philadelphia: Saunders, 2001

Garner HW, Kransdorf MJ, Bancroft LW, Peterson JJ, Berquist TH, Murphey MD. Benign and malignant soft-tissue tumors: posttreatment MR imaging. Radiographics. 2009;29(1): 119-34

Weiss LD. Easy injections. Philadelphia: Elsevier, 2007q, p. 109

Schafhalter-Zoppoth I, Gray AT. The musculocutaneous nerve: ultrasound appearance for peripheral nerve block. Reg Anesth Pain Med. 2005;30(4):385-90

Weiss LD. Easy injections. Philadelphia: Elsevier, 2007r, p. 120

Ferdinand BD, Rosenberg ZS, Schweitzer ME, Stuchin SA, Jazrawi LM, Lenzo SR, Meislin RJ, Kiprovski K. MR imaging features of radial tunnel syndrome: initial experience. Radiology. 2006;240(1):161-8

Spinner M. The arcade of Frohse and its relationship to posterior interosseous nerve paralysis. J Bone Joint Surg Br. 1968; 50:809-812

Martinoli C, Bianchi S, Pugliese F, Bacigalupo L, Gauglio C, Valle M, Derchi LE. Sonography of entrapment neuropathies in the upper limb (wrist excluded). J Clin Ultrasound. 2004;32(9):438-50

Andreisek G, Crook DW, Burg D, Marincek B, Weishaupt D. Peripheral neuropathies of the median, radial, and ulnar nerves: MR imaging features. Radiographics. 2006;26(5): 1267-87

Weiss LD. Easy injections. Philadelphia: Elsevier, 2007s, p. 123

Hochman MG, Zilberfarb JL. Nerves in a pinch: imaging of nerve compression syndromes. Radiol Clin North Am. 2004; 42(1):221-45

Lee D et al. Diagnosis of carpal tunnel syndrome: ultrasound versus electromyography. Radiol Clin North Am. 1999; 37(4):859-72

Buchberger W. Radiologic imaging of the carpal tunnel. Eur J Radiol. 1997;25(2):112-7

8 下 肢

8.1 前言

本章将讨论各种影像学方法用于诊断下肢疾病的优势与不足。

8.1.1 X 线平片

X 线平片是检查下肢病变首选影像检查方法，能显示骨骼、积液、钙化性病变以及不透射线的异物，也可用于评价骨折 / 脱位、关节炎、感染和肿瘤等。

8.1.2 骨扫描

骨扫描是指采用核医学闪烁显像技术，其诊断疾病的敏感性高，但特异性差，且不能准确显示解剖部位。但骨扫描可用于检查 X 线隐匿性骨折（应力性骨折）、骨髓炎 / 脓毒性关节炎和反射性交感神经营养障碍（复杂区域性疼痛综合征）。

8.1.3 超声

除美国外，超声在下肢疾病的应用相对其他影像学方法更为常见。其有助于评价软组织病变如关节、肌腱和韧带等，也可与 MRI 一起用于评价肌腱和韧带病变。超声具有实时成像能力，但主要不足是其具有操作者依赖性。

8.1.4 CT

CT 能进行横断面成像，用以评价骨和关节病变。与 MRI 相比，其较少用于软组织疾病评价。在医院急诊室或急诊中可每天 24 小时、每周 7 天利用。

8.1.5 MRI

MRI 具有很好的软组织对比率，并能以任意平面成像，几乎可用于骨骼肌肉系统所有疾病的成像，然而美中不足的是由于骨皮质缺乏信号，其对骨皮质成像检查较差。而 CT 评价骨皮质优于 MRI。MRI 可直接显示肌群、关节软骨、关节间隙、肌腱、韧带、滑囊及神经。此外，MR 关节造影可提高关节疾病的诊断敏感性。MRI 的局限性包括金属伪影和钙化。

8.1.6 需要排除的主要临床疾病

- 关节感染（脓毒性关节炎）
- 骨皮质模糊
- 骨膜反应
- 关节间隙消失
- 关节周围骨质疏松
- 关节腔积液
  在注射任何甾体类药物之前，诊断性关节抽吸十分必要
- MRI 与 CT 较平片诊断敏感性更高
- 骨折
- 可表现为骨皮质连续性中断
- 亚急性期可出现骨膜反应
- 完全性骨折可出现错位
- MRI 与 CT 较平片诊断敏感性更高
- 糖尿病足（Chatha et al. 2005）
- 夏科足（Charcot foot）（糖尿病神经性关节

病）的临床和影像学表现可与骨髓炎相似

两者均可出现红斑和足水肿症状

MRI：两种疾病均可显示软骨下骨髓信号异常、关节积液、骨膜反应及软组织水肿

MRI 鉴别基于疾病的分布：

骨髓炎常趋向发生于承压区，并在骨突处形成溃疡（跖骨头、指间关节、跟骨后部跖面或腓骨远端）

神经病理改变常见位于中足部

铟标记白细胞核素扫描将有助于诊断

- 出血素质
- 缺血性坏死
- 急性创伤性软组织损伤（ACL、PCL、MCL、半月板撕裂及骨软骨骨折）
- 使用甾体类药物达到最大限量
- 关节假体仅限于关节注射
- 即将进行关节手术（数日之内）

8.1.7 下肢注射并发症

下肢（lower extremity）注射主要并发症包括：

- 血肿 / 出血
- 感染
- 一过性滑膜炎（注射后甾体类耀斑，post-injection steroid flare）
- 一过性下肢无力及感觉异常（可出现于髋部、腘囊肿、坐骨结节滑囊、髂腰肌滑囊及神经注射）
- 髋部或腘窝注射后动、静脉损伤

（曾利川、刘东、张青、杨汉丰、杜勇）

8.2 下肢关节、滑囊和韧带

8.2.1 髋关节及周围结构

8.2.1.1 髋关节注射（图 8.1 和图 8.2）

解剖（图 8.3）

髋关节（hip joint）是由股骨头和骨盆髋臼构成的一种滑膜球窝关节，内衬透明软骨，关节腔内含

有滑膜液。髋关节囊连接于股骨颈基底部与髋臼唇基底部之间，其边缘突出关节囊内。关节囊由纵向和环形纤维构成，环形纤维也称为轮匝带且包绕股骨颈。髋臼周围环绕纤维软骨，髋臼唇呈环状包绕股骨头进一步稳定关节。四条韧带（髂股韧带、坐骨股骨韧带、耻股韧带）使髋关节得以加固。圆韧带为关节囊内韧带，连接股骨头小凹和髋臼切迹，内含动脉分支血管供应股骨头。横韧带横跨髋臼下部，并连接圆韧带。

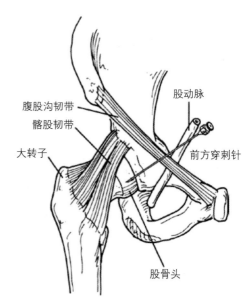

图 8.1　髋关节注射，前方入路（Weiss 2007a，图 3-21）

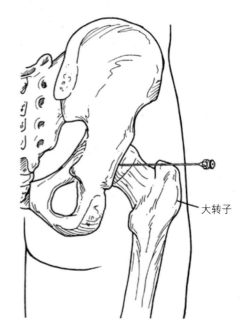

图 8.2　髋关节注射，外侧入路（Weiss 2007b，图 3-23）

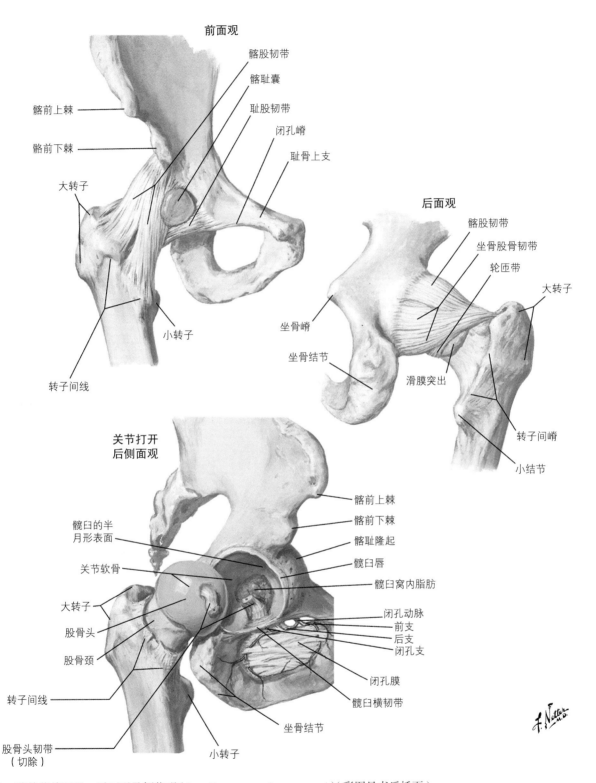

前面观

髂股韧带
髂耻囊
耻股韧带
闭孔嵴
耻骨上支

髂前上棘
髂前下棘
大转子
小转子
转子间线

后面观

髂股韧带
坐骨股骨韧带
轮匝带
大转子
坐骨嵴
坐骨结节
滑膜突出
转子间嵴
小结节

关节打开
后侧面观

髋臼的半
月形表面
关节软骨
大转子
股骨头
股骨颈
转子间线
股骨头韧带
（切除）
小转子

髂前上棘
髂前下棘
髂耻隆起
髋臼唇
髋臼窝内脂肪
闭孔动脉
前支
后支
闭孔支
闭孔膜
髋臼横韧带
坐骨结节

图 8.3　髋关节前面观、后面观及侧位观（ http://www.netterimages.com/ ）（彩图见书后插页）

功能

在机体运动和静止状态，髋关节均起支持身体的作用，能产生外旋/内旋、屈曲/伸展、外展/内收等动作。

临床表现

髋关节疼痛表现为髋部、臀部、腹股沟区和大腿的疼痛与僵硬，甚至可产生下背痛。疼痛从髋关节放射且随运动加剧。疼痛可导致活动能力减低，此外，也可出现活动范围减小。

病因学

病因包括骨关节炎[**][** 指该疾病可进行影像检查，即某种疾病可表现为一种临床综合征，但其潜在病理可实际成像（如颈神经根病成像可出现颈椎骨质增生或椎间盘突出影像表现）]、类风湿关节炎[**]、痛风[**]、CPPD[**]、银屑病关节炎[**]、强直性脊椎炎[**]和感染[**]。

鉴别诊断

鉴别诊断包括腰部神经根病[**]、髋关节缺血性坏死[**]、关节内骨软骨碎片[**]、骶髂关节痛[**]、骨盆病变[**]、滑囊炎[**]、肌腱炎[**]、疝[**]、骨折[**]、肾结石[**]、动脉瘤[**]、新生物[**]、肌炎[**]和带状疱疹[**]。

注射部位

前方入路穿刺点位于股总动脉外侧 4cm，腹股沟韧带下方，股骨头上方；外侧入路穿刺点选择在大转子上方 2cm；斜垂直入路也即前外侧入路，应避开股总神经血管束（图 8.4）。

影像学/放射学

X 线平片：骨关节炎平片显示关节间隙变窄（上外侧）、骨赘形成、软骨下硬化及囊肿形成（图8.5）。类风湿关节炎的特征表现为关节间隙变窄（中心性、均匀性）、骨质破坏及骨质疏松且常伴髋臼内陷（髋关节中央型脱位），两种类型关节炎均可出现大量关节积液，可通过发现股骨头外侧脱位而诊断。缺血性坏死是髋关节疼痛的另一常见诊断，但与 MRI 相比，平片发现较晚。平片也可显示创伤后骨折和脱位。

平片也可发现软组织钙化，据此常可提示钙化性腱鞘炎或滑囊炎。

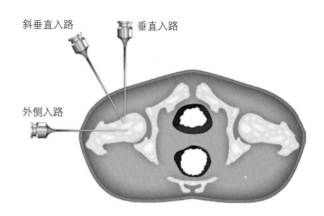

图 8.4　进入髋关节的各种入路：直接垂直进针、倾斜进针及外侧进针（Peterson et al. 2008）

透视：透视有助于介导髋关节抽吸、注射及关节造影。

超声：超声有助于检测中等量髋关节积液及介导（Pourbagher et al. 2005），同时也可显示周围软组织。

CT：CT 有助于骨肿瘤包括骨样骨瘤（定位瘤巢优于 MRI）的检测。对于损伤后 X 线片隐匿性骨折的检测十分敏感，尤其是骨盆和关节内骨软骨碎片以及血肿的检测。CT 也可定性软组织钙化，可为射频消融或注射治疗提供介导，并能避开神经血管束（图 8.6）。

MRI：MRI 对髋臼唇撕裂、积液、侵蚀、软骨下囊肿、关节内游离体、骨髓水肿及周围软组织病变很敏感，是评价骨髓、缺血性坏死及应力性骨折最好的检查方法。对于肿瘤的定性也十分有用。

MR 关节造影：该法提高了对髋臼唇撕裂以及关节炎早期软骨缺失检测的敏感性（图 8.7 及图 8.8）。

核素检查：检测病变敏感性高，但不具特异性。有助于检测转移、缺血性坏死、应力性骨折、关节炎以及 Paget 病。

适应证（Mauffrey and Pobbathy 2006）

髋关节介入常在如下情况使用：
- 主要适用于不适于手术的患者
- 髋关节疼痛
- 骨关节炎（参见：对于髋关节骨关节炎患者透视介导类固醇治疗的有效性）[**]
- 类风湿关节炎[**]
- 晶体诱导性关节炎[**]
- 髋关节撞击综合征[**]（femoroacetabular

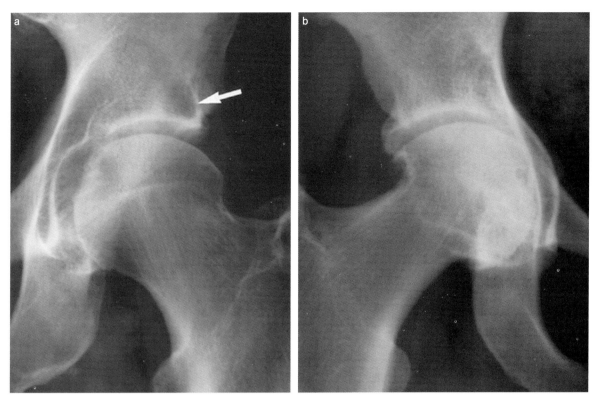

图 8.5　骨关节炎。（a）前后位显示左髋早期骨关节炎，无明显软骨丢失。髋臼的软骨下囊样病变（箭）提示该骨关节炎。股骨头外缘可见一微小骨赘形成。（b）另一患者前后位显示一个不常见的右髋骨关节炎。该病例关节移位方向为内侧，并伴关节内陷。该表现常与类风湿关节炎相混淆。但注意骨质密度正常并可见骨赘形成 。约 20% 的髋关节骨关节炎患者伴髋关节内移，该患者为其代表之一（Manaster 2000）

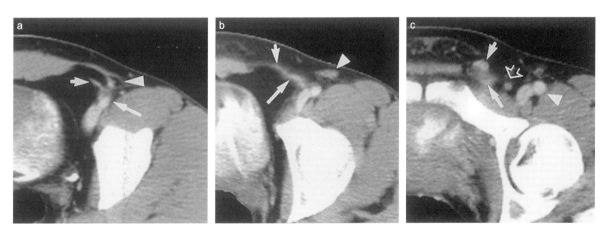

图 8.6　（a-c）CT 显示正常横断面解剖，尤其是神经血管束。在髋关节水平 CT 增强扫描显示腹股沟区正常 CT 解剖，图（a）至（c）是由上至下。（a）腹壁下动脉（短箭）起源于髂外动脉（长箭）。脂肪组织围绕精索（箭头）在此进入腹股沟深环。（b）腹股沟韧带（短箭），精索在腹股沟管内（长箭），同时显示正常表浅淋巴结（箭头）。（c）精索位于腹股沟浅环（短实箭），显示腹股沟韧带（长箭）。股管位于外侧，其内含有股血管 / 神经血管束（箭头）以及 Cloquet 淋巴结（空箭）（Shadbolt et al. 2001）

impingement syndrome）（Wisniewski and Grogg 2006; Crawford and Villar 2005）

· 疼痛髋关节置换术[**]

· 诊断确定初次或翻修髋关节置换术后疼痛缓解的可能性

禁忌证

缺血性坏死[**]是甾体类药物注射禁忌证，但已有使用滑液补充剂（viscosupplementation）的报道（Liang and Ma）；感染是注射治疗（非抽吸治疗）另一禁忌证。

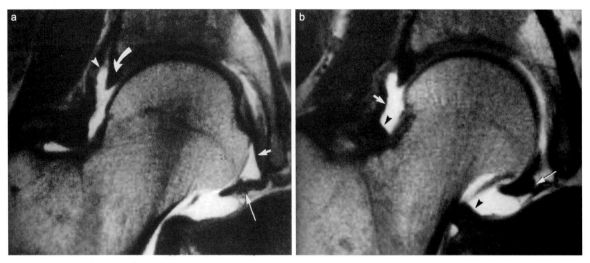

图 8.7　患者，男性，43 岁，慢性髋部疼痛，关节内对比造影 MRI T1WI（TR/TE=600/17）检查显示正常解剖。（a）中线冠状位显示圆韧带长轴（短箭）及其附着于横韧带（长箭），可见正常盂上唇（弯箭）和较大的上盂唇周围隐窝（箭头）。（b）更靠后方的冠状位 MRI，轮匝带纤维环（箭头）十分明显，为髂股韧带的纵向纤维（短箭）。横韧带及关节盂开始融合部可见一裂隙（长箭）（Petersilge 2000）

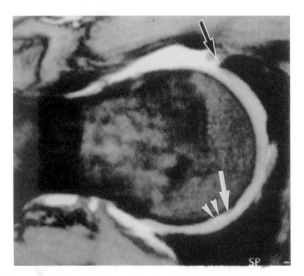

图 8.8　患者，女性，42 岁，右髋关节早期骨关节炎。MR FLASH（400/11，翻转角为 60°）斜横断位图像显示软骨缺损区造影剂充填（箭头），邻近软骨（白箭）表现为低信号。前下髋白盂唇（黑箭）部分分离，未见邻近软骨缺损（Schmid et al. 2003）

并发症（Peterson et al. 2008）

　　髋关节介入治疗的三大主要并发症（Peterson et al. 2008）包括：①一过性下肢无力；②一过性下肢感觉异常；③股动脉或股静脉损伤[**]。

（曾利川、刘东、严志汉、杨汉丰、杜勇）

8.2.1.2 大转子疼痛综合征注射治疗（图 8.9）

解剖

　　大转子滑囊位于大转子邻近，臀小肌与臀中肌之间，实际上是一个关节囊复合体（臀大肌下、臀中肌、臀小肌）。大转子疼痛综合征（greater trochanteric pain syndrome）是区域性疼痛综合征的一个新分类，包括大转子滑囊炎及臀中肌肌腱异常。大多数大转子疼痛综合征患者事实上是臀肌肌腱损伤引起的，而非滑囊炎所致（如果有滑囊炎存在，可能是继发于臀肌肌腱损伤）。

功能

　　滑囊可减少肌肉与邻近结构之间的摩擦，同时可吸收钝力的冲击。臀中肌负责髋关节外展。

临床表现（大转子疼痛综合征）

　　患者典型表现为髋关节前方及外侧区疼痛、髋关节外侧触痛和 / 或疼痛部位不能取侧卧位。疼痛常于夜间加重，髋关节外展时可出现疼痛或无力。Trendelenburg 征（抵抗髋关节外展）可有助于确诊大转子疼痛综合征。

病因学

　　大转子疼痛综合征病因包括：臀中肌肌腱病[**]、大转子滑囊炎[**]、类风湿关节炎[**]、腿不等长 / 骨盆倾斜[**]及髂胫束综合征[**]。

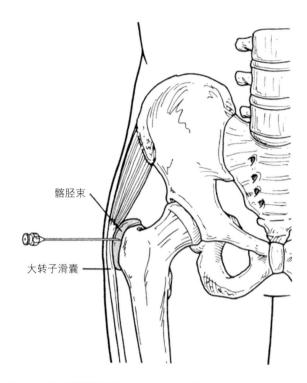

髂胫束

大转子滑囊

图 8.9 转子滑囊注射（Weiss 2007c, 图 5-5）

鉴别诊断

鉴别诊断包括腰椎神经根病[**]、感觉异常性股痛[**]、弹响髋综合征[**]、疝气[**]、髋关节病[**]、缺血性坏死[**]、骨折[**]及骨盆或大腿的骨性或软组织肿瘤[**]。

注射部位

通常采用大转子上方的外侧入路，穿刺针横行通过臀中肌肌腱/髂胫束到达大转子滑囊。

影像学/放射学

X 线平片：平片通常帮助不大，但可显示大转子囊周围钙沉着。平片可确诊下肢不等长为骨盆倾斜的原因，同时也可排除其他髋关节疼痛病因。

超声：超声可显示充液的囊腔位于臀中肌、臀大肌肌腱之间的大转子附近。对臀中肌、臀小肌出现的肌腱病变进行评价（Kong et al. 2007）。超声也有助于介导注射治疗。

CT：CT 可显示滑囊内积液，但其敏感性低于超声及 MRI。

MRI：与超声相比，MRI 操作者依赖性更小，可显示大转子的骨髓水肿，显示滑囊积液也容易。可显示邻近臀肌肌腱的肌腱病变（肌腱炎、腱鞘炎、部分或完全性肌腱撕裂），并可排除引起髋外侧疼

痛的其他病因（Kong et al. 2007）（图 8.10–8.12）。

适应证

介入治疗的主要适应证为大转子滑囊炎[**]或臀中肌肌腱病。

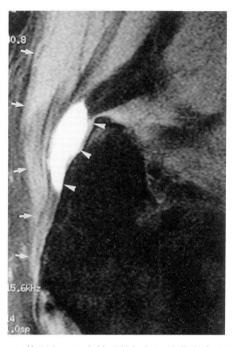

图 8.10 尸体研究。经大转子外侧部冠状位滑囊造影 T1WI 脂肪抑制序列 MRI（500/22）显示臀中肌下滑囊（箭头）位于臀中肌及其韧带外侧部（箭）的深面（Pfirrmann et al. 2001）

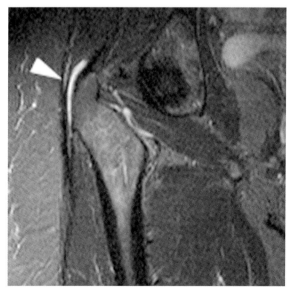

图 8.11 冠状位短时反转恢复序列（short tau inversion recovery，STIR）显示大转子周围有高信号，提示转子滑囊炎（箭头）（Fang and Teh 2003）

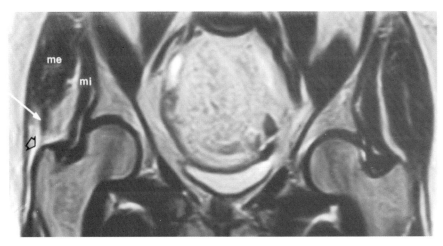

图 8.12 患者，女性，74 岁，转子滑囊炎（臀大肌下），手术证实为右侧外展肌肌腱袖局灶全层撕裂。髋关节冠状 T2WI 快速自旋回波（TR/TE 为 3879/102，采用 0.2T MRI 后处理图）显示臀中肌（me）与臀小肌（mi），右臀中肌肌腱（实箭）拉长且远端不连续，在大转子外上缘可见小片状高信号影（2 型）（空箭）。通常情况下，在 T2WI 图像上，大转子上方显示 2 型高信号足以诊断撕裂伤（Cvitanic et al. 2004）

禁忌证

注射前必须排除髋关节包括大转子的骨折[**]（Feldman and Staron 2004; Jones and Erhard 1997）。

（曾利川、刘东、严志汉、杨汉丰、杜勇）

8.2.1.3 髂腰肌滑囊注射（图 8.13）

解剖

髂腰肌滑囊（iliopsoas bursa）是人体内最大的滑囊腔，位于髋关节前方，髂腰肌与耻骨上支的髂耻隆起之间（髂耻隆起是耻骨上支的一个轻微隆起结构，是髂耻沟内侧界标志，该沟有髂肌及腰大肌共同通过）。约 15% 人群髂腰肌滑囊与髋关节相通。部分学者将髂耻滑囊与髂腰肌滑囊相区别，将髂腰肌滑囊描述为位于股三角内侧，靠近髂腰肌的小转子插入部，而将前面述及的髋关节前方的滑囊称之为髂耻滑囊。

功能

髂腰肌滑囊垫于髂腰肌与骨盆边缘或耻骨上支接合部的肌肉肌腱之间。

临床表现

髂腰肌滑囊炎常表现为髋部前方疼痛，如果邻近股神经受激惹，疼痛可放射到大腿至膝关节前方区域。当髋关节背伸或外旋（尤其是伴外展）时，疼痛会加重，常伴腹股沟触痛。该综合征可伴随出现一局部肿块，也可伴有麻木和麻刺感。髂腰肌滑囊炎也可伴有内侧弹响髋综合征（internal snapping hip syndrome）（也称为内侧关节外弹响髋综合征，medial extraarticular snapping hip syndrome），表现为髋关节屈曲或外展时一种弹响感觉，同时伴可察觉的噪音及疼痛，这是由于在髋关节伸展过程中，髂腰肌肌腱与髂前上棘、小转子或髂耻嵴摩擦所致。

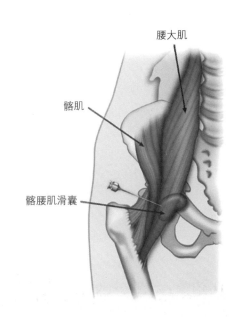

图 8.13 髂腰肌滑囊注射：显示腰大肌、髂肌及髂腰肌滑囊的解剖（由 Michael Dobryzcki 供图）

病因学

可能为一种全髋关节置换术[**]后状态。此外，其他病因包括髋关节过度使用如奔跑、足球、芭蕾、跨栏或跳高，创伤，关节炎[**]（骨关节炎[**]或类风湿关节炎[**]），滑膜软骨瘤病[**]及缺血性坏死[**]等。

鉴别诊断

鉴别诊断包括腹股沟疝[**]、髋关节病变[**]、新生物[**]、腰部神经根病[**]和感觉异常性股痛。

注射部位

外侧入路在超声、CT 或透视引导下进行，选择髂耻隆起关节线水平，如果存在扩大的髂腰肌滑囊，此处即为靶定位置。否则，注射治疗选择在髂腰肌肌腱和髋关节囊之间进行。

影像学/放射学

超声：对于髋内侧弹响综合征患者，超声可见髂腰肌腱紧贴髂耻隆起之上。不过超声具有很强的操作依赖性。超声可确认因积液而增大的髂腰肌滑囊，也有助于髂腰肌滑囊注射及髂腰肌腱注射（Adler et al. 2005）（图 8.14）。

CT：CT 可显示液体聚积，常位于髋关节前方，髂腰肌与耻骨上支髂耻隆起之间（图 8.15）。CT 也可显示髂腰肌肌腱增厚及相关的髋关节疾病。CT 联合髋关节造影有助于确定滑囊与髋关节的交通，进一步明确诊断。

MRI：MRI 可选择性用以评价髂腰肌滑囊。髂腰肌滑囊炎特征性表现为滑囊扩张积液，并可能与髋关节交通（图 8.15）。可伴随髂腰肌肌腱炎/肌腱病变相关征象，表现为 T2WI 序列高信号。

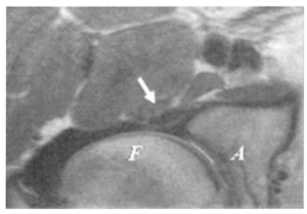
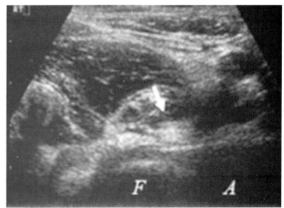

图 8.14　患者，男性，19 岁，关节线（joint line）水平髂腰肌肌腱轴位图。自旋回波质子加权序列（左）及相应超声（右）显示髂腰肌肌腱（箭）、股骨头（F）和髋臼髂耻隆起（A）的相互关系。该肌腱韧带（箭）显示为位于关节囊内侧及浅层的椭圆形结构，并沿髂耻隆起外缘分布（Adler et al. 2005）

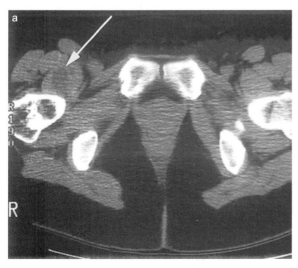
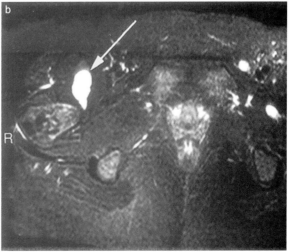

图 8.15　患者，女性，41 岁，腹股沟区疼痛，髋关节屈曲受限。（a）CT 平扫显示髂腰肌内低密度区（箭）。（b）T2WI 脂肪抑制有助于确认髂耻滑囊的典型部位液体积聚（箭），且伴有炎症。MRI 可更好地显示滑囊内液体性质且有更高的诊断可信度（Shadbolt et al. 2001）

适应证

髂腰肌滑囊介入治疗主要适应证包括：①髂腰肌滑囊炎[**]；②髂腰肌弹响综合征（可进行超声成像）[**]。

并发症

髂腰肌滑囊介入治疗的主要并发症包括：①无力（由于累及股神经，出现一过性表现），②感觉异常（由于累及股神经，出现一过性表现）。

（曾利川、刘东、赵晖、徐晓雪、杜勇）

8.2.1.4 臀大肌坐骨滑囊注射（图 8.16）

解剖

臀大肌坐骨滑囊（ischiogluteal bursa，译者注：也称坐骨结节滑囊）位于坐骨结节与臀大肌之间，坐骨神经内侧，邻近半腱肌及股二头肌起始端（腘绳肌腱）。

功能

在腘绳肌肌肉肌腱结合部与坐骨结节间起缓冲作用。

临床表现

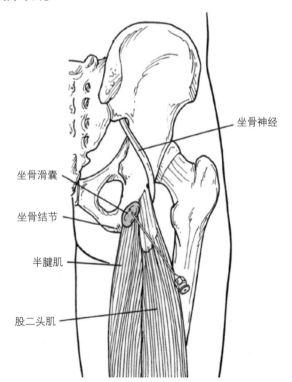

图 8.16　坐骨滑囊注射（Weiss 2007d，图 5-7）

臀大肌坐骨滑囊炎表现为臀部区域疼痛，可为难以忍受的剧痛。在坐位、爬楼梯或奔跑时疼痛加剧。当坐骨神经受压或受刺激时，疼痛可向大腿后方放射。触诊时可存在臀大肌坐骨滑囊表面触痛。由于临床表现相似，臀大肌坐骨滑囊炎需与梨状肌综合征相鉴别。疼痛常出现于汽车 / 卡车司机，因为他们需长时间取坐位；也可发生于一些运动员，如容易跌倒或久坐运动者（划船）；也可见于肥胖患者，因其坐骨结节承受了较多重量。

病因学

病因包括过度使用综合征（久坐）、运动、反复跌倒（创伤[**]）、体重减轻和乏力。

鉴别诊断

鉴别诊断包括血肿[**]、实质肿瘤[**]、脓肿[**]、色素绒毛结节性滑膜炎[**]、滑膜软骨瘤病[**]、滑膜血管瘤[**]、脂肪瘤[**]及滑膜肉瘤[**]等，可与臀大肌坐骨滑囊炎表现相似。梨状肌综合征[**]的表现也可与之相似。

注射部位

注射针应进针至坐骨结节，同时避开坐骨结节外侧的坐骨神经。

影像学 / 放射学

X 线平片：慢性患者可出现受累坐骨结节皮质不规则，也可出现邻近组织钙化。

超声：可显示邻近坐骨结节后内侧部分下方积液囊腔，可有回声内容。

CT：CT 可显示坐骨结节周围积液，位于后内下方。

MRI：MRI 可选择性使用，用于排除髋关节、骨盆以及周围软组织病变，也可排除源于脊柱的病变。MRI 表现包括滑囊囊样扩大，特征性位于坐骨结节后内侧下方（图 8.17）。常有倾向在囊腔内出现血液 – 液体界面，表现为在 T1WI 信号多变，T2WI 呈现高信号，而在增强扫描时表现为滑囊内层强化及周围软组织强化。对于肿瘤患者，臀大肌坐骨滑囊炎表现可与软组织或骨干骺端信号相似，此时需活检予以确诊。同时在某些情况下，也需通过抽吸等方法排除感染（如结核等）。如果滑囊破裂，囊液可扩散至大腿后部或坐骨神经而导致诊断困难，这时可伴大腿后部牵涉痛。

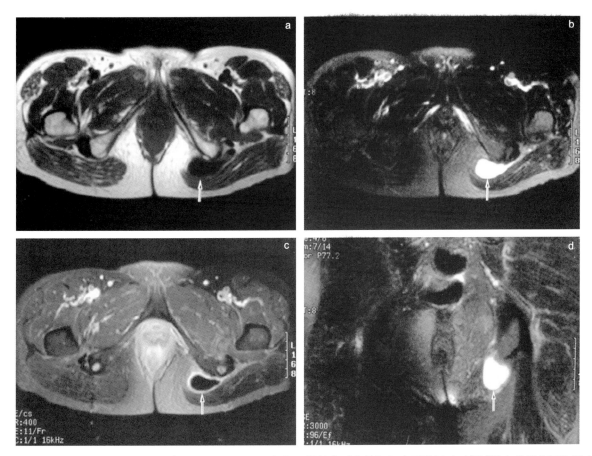

图 8.17 患者，女性，68 岁，坐骨滑囊炎。（a）T1WI：紧邻坐骨结节后方软组织内可见相对于邻近肌肉的低信号块影（箭）。（b）T2WI：在坐骨结节区的高信号块影。（c）T1 对比增强：在坐骨结节区的滑囊壁强化呈高信号（箭）。滑囊延伸至坐骨结节内侧。（d）T2WI 冠状位显示均匀高信号块影（箭）。增大的滑囊向下、向内延伸至坐骨结节下面（Cho et al. 2004）

适应证

介入治疗主要适应证为臀大肌坐骨滑囊炎[**]。

并发症

主要并发症为坐骨神经受累后出现一过性下肢无力及感觉异常。

（曾利川、刘东、沈江、谢建平、杜勇）

8.2.1.5 耻骨联合关节注射治疗耻骨骨炎（图 8.18）

解剖

耻骨联合是一种非滑膜性关节，在中间关节间隙含有一软骨盘。关节内衬透明软骨附着于耻骨内缘，并由上、下韧带及前、后韧带加强固定。收肌群和前腹壁肌群（腹直肌、腹外斜肌、腹内斜肌、腹横肌）附着于耻骨联合，并起到稳定前骨盆的作用。

功能

耻骨联合可进行轻微头尾向转换及轻微增宽/变窄以吸收步行中的冲击。女性耻骨联合增宽可使婴儿出生时通过。

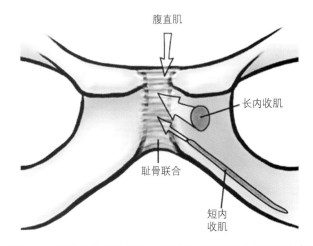

图 8.18 男性尸体正常解剖。线图显示肌腱附着处的相对部位及覆盖耻骨联合囊的相对方向（箭）（Robinson et al. 2007）

临床表现（耻骨骨炎）

耻骨骨炎（osteitis pubis）表现为腹股沟区隐酸痛及耻骨联合区疼痛，也可在改变方向、奔跑或踢蹬时出现剧烈疼痛以及腹股沟内运动范围减小。疼痛可由耻骨联合放射至腹股沟和骨盆。此外，也可出现耻骨前压痛以及跛行步态。

病因学

通常因运动员的重复性运动损伤所致，如奔跑、跳高等。其他原因包括：在表面坚硬或不均匀地面锻炼、过快增加锻炼时间和强度、鞋不合脚、步态障碍或下肢不等长[**]、怀孕[**]和先前盆腔手术[**]。

鉴别诊断

鉴别诊断包括闭孔肌损伤[**]、耻骨应力性骨折[**]、前列腺炎[**]、尿道感染、盆腔炎性疾病[**]、疝[**]和骨髓炎。

注射部位

在透视下，穿刺针直接穿刺进入耻骨联合中央至关节间隙，CT 或超声也可用于引导操作。

影像学/放射学

X 线平片：早期耻骨骨炎平片可为阴性表现；平片可显示耻骨内侧边缘双侧对称性硬化、骨质破坏及边缘骨赘形成，而关节间隙明显增宽、皮质边缘不清（由于边缘侵蚀）显示较为少见。晚期患者可出现关节破坏及耻骨排列不齐（图 8.20）。

透视/耻骨联合裂隙注射：对于大多数耻骨骨炎患者，注入对比剂会渗入耻骨联合边缘的上方或下方，或渗入关节边缘外侧及下方的骨质缺损区内。但是对于轻型病例，可不出现外渗现象（图 8.19）。对比剂外渗超过关节边缘外侧及下方，提示常伴有长收肌或股薄肌慢性撕裂伤。对于严重炎症患者，可见对比剂进入静脉或淋巴管内。

MRI：MRI 征象包括耻骨联合骨髓水肿（对称或非对称性）、联合间盘向背侧或头侧突出、收肌可出现单侧或双侧撕裂伤（图 8.21 及图 8.22）。耻骨联合可增宽、边缘表现不规则及侵蚀，也可出现关节内积液。随着疾病进展，耻骨内在 T1WI、T2WI 上均表现为低信号（Omar et al. 2008）。

骨扫描：即使在疾病早期，耻骨联合就可显示中等程度至显著的核素摄取。单光子发射计算机断层扫描（single photon emission computed tomography，SPECT）成像有助于骨盆检查。通常显示双侧摄取，也可为单侧。核素摄取征象可确认提示邻近收肌的损伤。

适应证

耻骨联合注射主要适应证为耻骨骨炎[**]。

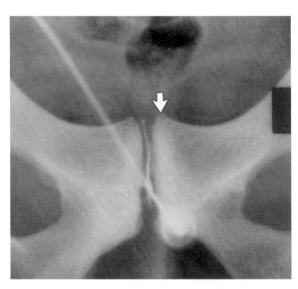

图 8.19　患者，男性，19 岁，运动员，耻骨骨炎。前后位 X 线片显示耻骨联合间隙注射后正常表现。对比剂局限于纤维软骨盘间隙中心部位，无外渗。耻骨内缘可见骨质硬化及骨赘（箭）（O'Connell et al. 2002）

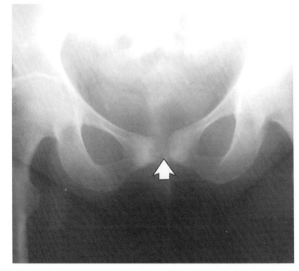

图 8.20　患者，男性，29 岁，足球运动员。前后位 X 线片显示广泛的耻骨骨炎骨质破坏改变及关节间隙增宽（箭）（O'Connell et al. 2002）

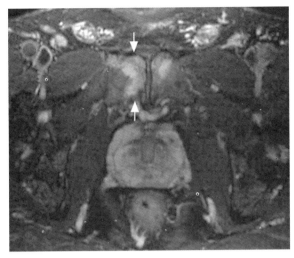

图 8.21 患者，男性，超级马拉松运动员，轻度耻骨骨炎。轴位 T2WI 显示耻骨联合骨髓水肿（箭），延伸至双侧耻骨体的前后全层（Omar et al. 2008）

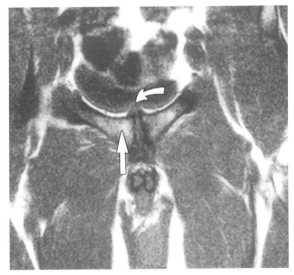

图 8.22 患者，男性，22 岁，运动员，耻骨骨炎。冠状位 T1WI（TR/TE：620/20）显示关节表面不规则，关节旁骨髓由脂肪组织代替（直箭），纤维软骨盘向上突出挤压膀胱（弯曲箭）（O'Connell et al. 2002）

禁忌证

耻骨联合注射主要禁忌证为感染（Ross and Hu 2003）**，虽然需活检和微生物检查等方法来明确感染，但人们常依靠临床表现来鉴别。其骨质破坏比骨炎更为明显。骨髓炎为进行性疾病，而骨炎为自限性疾病。

（曾利川、刘东、陈志仁、张青、杜勇）

8.2.2 膝关节及周围结构

8.2.2.1 膝关节注射治疗关节炎（图 8.23 及图 8.24）

解剖

膝关节是一个非常重要的屈戍关节，由胫 – 股及髌 – 股两部分构成。为人体最大、最复杂关节。关节囊内衬以滑膜，含有滑液。股骨内、外髁与胫

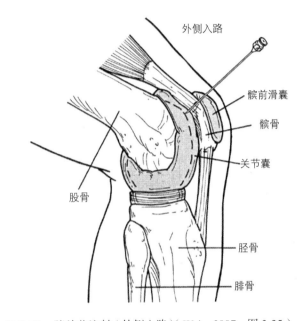

图 8.23 膝关节注射（外侧入路）（Weiss 2007e,图 3-25）

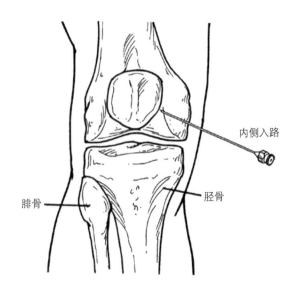

图 8.24 膝关节注射（内侧入路）（Weiss 2007f,图 3-27）

骨髁形成关节，在胫骨两髁之间髁间嵴含有内、外侧两个结节。

髌骨有一个内侧面和外侧面，其附着于关节囊前部，并与股骨髁前部形成关节。

外侧及内侧半月板为巨大的软骨盘，形成对股骨、胫骨关节软骨的补充。它们提供额外的支持，并起着吸收冲击的作用。

膝关节有多条连接于关节囊内、外的韧带，包括前交叉韧带、后交叉韧带及横韧带，还有髌韧带、髌骨支持带、内外侧副韧带。此外，还有斜腘韧带及弓状腘韧带。这些韧带的讨论超出本节讨论的范围（图 8.25 至图 8.27）。

功能

膝关节支撑身体重量，具屈曲及伸展功能，也能轻度内旋及外旋。

临床表现（关节炎）

关节炎常表现为膝关节疼痛及僵硬，活动时加重，常伴活动范围减小。

病因学

病因包括骨关节炎[**]/退行性骨关节病[**]、类风湿关节炎[**]、CPPD[**]及痛风[**]及感染[**]。

鉴别诊断

鉴别诊断包括骨折[**]、滑囊炎[**]、肌腱炎[**]、韧带或半月板撕裂[**]、胫骨或股骨坏死、髋关节疾病、距小腿关节疾病[**]、肿瘤[**]及色素绒毛结节性滑膜炎[**]。

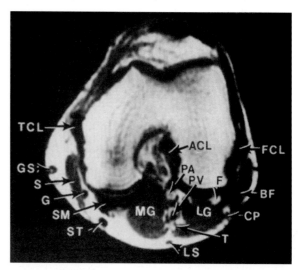

图 8.26 胫侧副韧带（TCL）及腓侧副韧带（FCL）连接于股骨上髁水平的轴位 MRI。该层面前交叉韧带（ACL）连接于外侧髁。半膜肌（SM）间和腓肠肌（MG）内侧头之间的间隙可标明定位半膜肌－腓肠肌滑囊。腓总神经（CP）沿股二头肌（BF）后方下降。可见腓肠豆骨（F）（译者注：腓肠肌内籽状纤维软骨）位于腓肠肌（LG）外侧头内。缝匠肌（S）、股薄肌（G）、半腱肌（ST）在稍下方水平形成"鹅足样结构"（pes anserinus）。同时也显示髌骨、大隐静脉（GS）、小隐静脉（LS）、腘动脉（PA）、腘静脉（PV）和胫神经（T）（Mesgarzadeh et al. 1988）

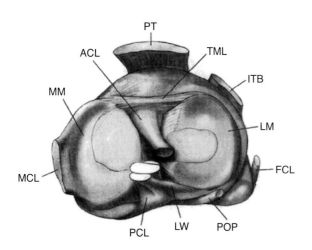

图 8.25 膝关节解剖。MM，内侧半月板；ACL，前交叉韧带；PT，髌韧带；TML，横半月板韧带；ITB，髂胫带；LM，外侧半月板；FCL，腓侧副韧带；POP，腘肌肌腱；LW，Wrisberg 韧带；PCL，后交叉韧带；MCL，内侧副韧带（Peterson et al. 2008）

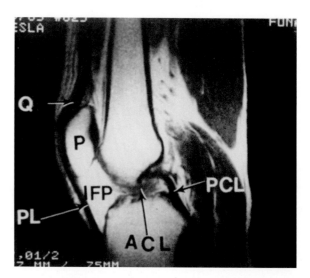

图 8.27 经髁间窝的矢状位显示后交叉韧带（PCL）、股四头肌（Q）、髌骨（P）、髌韧带（PL）、髌下脂肪垫（IFP）及模糊的前交叉韧带（ACL）。注意后交叉韧带弓状向后突出（Mesgarzadeh et al. 1988）

注射部位

常采用前外侧或前内侧入路。前外侧入路选择在髌骨外侧的上半部分进行，进针指向髌骨与股骨外侧髁之间；前内侧入路选择在髌骨内侧进行，进针指向髌骨与股骨内侧髁之间。

影像学/放射学

X线平片：X线平片常为膝关节最初级且最重要的检查手段，常包括前后位、侧位及切线位（评价髌股关节）。可采用负重位评价关节炎患者的关节间隙变窄情况。

骨关节炎征象包括不均匀或局部关节间隙变窄以及骨赘形成，也可出现软骨下硬化及囊肿形成。

类风湿关节炎患者可出现均匀性关节间隙变窄及积液，同时可出现软组织肿胀、骨质疏松及破坏。关节间隙半脱位、滑膜囊肿及骨膜炎等改变也常可在平片上见到。青少年类风湿关节炎可出现生长障碍如骨骺过度生长。

对于CPPD患者，常可累及胫股内侧关节。对单发的髌股退行性关节病具提示性意义。软骨钙质沉着症常见，也可出现韧带及肌腱周围钙化灶（图8.28）。

透视：透视有助于膝关节注射或抽吸介导。对于肥胖或髌股骨关节炎患者，透视有助于内侧、外侧入路的引导。可采用一种前内侧或前外侧入路法，该法进针点选择在髌韧带内侧或外侧，经髌骨的下方，穿刺针可触及股骨内侧髁或外侧髁。

超声：超声对术后患者或软组织水肿特别明显的患者十分有用，有助于介导治疗。可采用髌骨上缘几厘米处经股四头肌腱入路法；此外，可选择经上内侧、上外侧入路进入髌上隐窝（suprapatellar recess），此路径可避开神经血管结构。超声适用于评价膝关节周围软组织结构，但对于膝关节本身的评价其敏感度低。软组织结构包括：肌腱、肌肉、韧带及关节囊。超声可用以评价关节积液、滑膜增厚及关节软骨异常，甚至骨皮质以及关节炎患者的关节腔内游离体。但超声具操作依赖性且不可用于显示承重区，因此，对于评价滑膜增厚、骨质破坏、软骨异常等，敏感性低于MRI。

CT：不常使用，除非怀疑伴有骨折时采用。

MRI：MRI是骨关节炎、类风湿关节炎以及其他关节病变最敏感的检查方法。对于骨关节炎及类

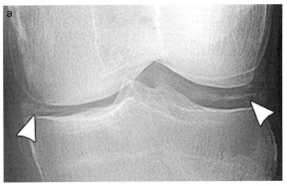
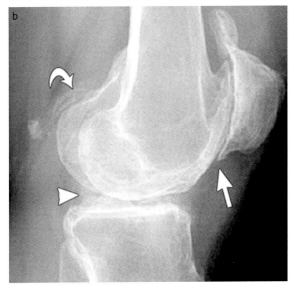

图 8.28 膝关节羟磷灰石钙沉积病。前后位（a）和侧位 X 线片（b）显示软骨钙质沉着症累及半月板（箭头）及透明软骨，明显的髌股关节骨关节炎（直箭）和腓肠肌腱起点钙化灶（弯箭）（Jacobson et al. 2008）

风湿关节炎，MRI 能非常敏感地检测到滑膜增厚、积液、软骨异常、腘窝囊肿和关节囊内韧带撕裂（超声常不能显示囊内韧带撕裂如前交叉韧带撕裂），也可显示超声所不能显示的骨质重塑区域的骨髓水肿。研究表明，对于类风湿关节炎患者滑膜增生和关节积液与滑膜炎活跃程度有关。不过，为了鉴别关节腔积液和滑膜增生，可能需钆对比增强扫描，因为两者在 T2WI、STIR 序列均呈高信号。

与标准 MRI 或关节造影相比，MR 关节造影对诊断半月板撕裂伤、剥脱性骨软骨炎的敏感性更高。

骨扫描：核素骨扫描敏感性高，但特异性低。

关节穿刺术适应证

包括不明原因的单关节炎[**]、结晶性关节病[**]、关节积血[**]、不明原因关节积液[**]、感染疾病所致关节局部破坏[**]以及大量积液症状缓解[**]等。

膝关节注射适应证

以下是膝关节注射主要适应证（Calmbach and Hutchens 2003a; Zuber 2002）：

- 骨关节炎[**]
- 炎性关节病（类风湿关节炎）[**]
- 结晶性关节炎（痛风和 CPPD）[**]
- 过度使用综合征[**]
  - 髌股综合征（髌骨软化症）[**]
  - 内侧滑膜皱襞综合征（残留胚胎组织在膝关节形成滑膜皱襞，容易导致炎症和损伤）（Calmbach and Hutchens 2003b）[**]

禁忌证

膝关节介入治疗的四个主要禁忌证包括：①急性损伤（ACL、PCL、MCL、LCL、内侧半月板、外侧半月板以及骨软骨骨折）[**]；②关节积血[**]；③计划施行关节手术者（计划数天内）；④关节假体[**]。

（曾利川、刘东、曹骁、谢建平、杜勇）

8.2.2.2 注射治疗髂胫束综合征（图 8.29）

解剖

髂胫带 / 束是阔筋膜张肌肌肉一个外侧加强的肌腱样部分。髂胫束起源于髂嵴前方，向下覆盖于大腿外侧包括大转子（尤其转子滑囊），继续下行并附着于股骨外上髁及胫骨外侧髁的 Gerdy 结节，在其下部髂胫带分裂为髂髌束并汇入外侧支持带与髌骨外侧连接。臀大肌、臀中肌在其近端插入髂胫束。

功能

髂胫束连接于股骨远端与胫骨近端，起着保持膝关节外侧稳定的作用。

临床表现

当阔筋膜张肌与髂胫束紧张时将发生髂胫束综合征（iliotibial band syndrome），髂胫束在膝关节外侧和股骨髁外侧产生摩擦，在这些部位可出现疼痛，此外大转子区域偶尔也可发生摩擦。在髂胫束表现尤其是 Gerdy 结节区可出现触痛。在爬楼梯、蹲坐及奔跑时疼痛可加重。该综合征常见于长跑运

动员、骑自行车者、网球选手及新兵。该综合征可伴发髋关节弹响综合征（外侧型），也称为髋关节外外侧弹响综合征。

注射部位

注射点选择在髂胫带最大压痛点，常位于股骨外侧髁。

病因学

病因可包括长跑、长时间蹲坐或爬楼梯等。

鉴别诊断

鉴别诊断包括腘绳肌拉伤[**]、退行性关节病[**]、肌筋膜疼痛、过度使用损伤、内侧[**]或外侧副韧带损伤[**]、髌股综合征[**]、半月板损伤[**]、转子滑囊炎[**]、股二头肌腱炎[**]及腘肌腱炎[**]。

影像学 / 放射学

通常无需影像检查，但有助于临床表现模糊不清或对治疗 / 注射不起反应的患者。

X 线平片：平片有助于排除其他病因如骨折或关节炎。

超声：实时扫描可显示髂胫带在 Gerdy 结节表面的突然运动，但超声具有高度操作依赖性。

MRI：T2WI 脂肪抑制序列 MRI 可显示髂胫束和股骨外侧髁间的水肿，也可见髂胫束增厚及髂胫束深部脂肪的强化。髂胫束完全破坏或撕裂可表现为预期部位的正常结构缺如（图 8.30 和图 8.31）。

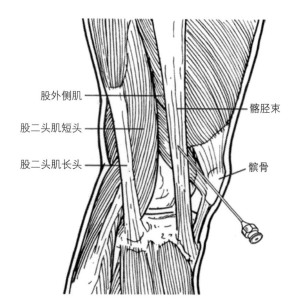

图 8.29　髂胫束注射治疗（Weiss 2007g, 图 4-17）

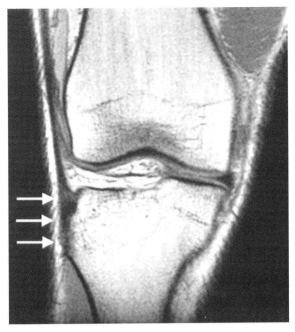

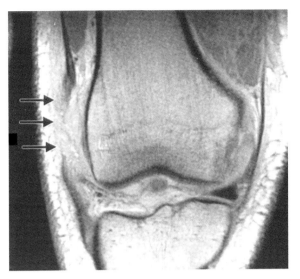

图 8.31 患者，男性，34 岁，髂胫束损伤。冠状位快速自旋回波序列质子密度加权成像显示髂胫束纤维的断裂（箭）（ Haims et al. 2003 ）（如图中所示的髂胫束完全撕裂后对注射治疗反应欠佳）

图 8.30 患者，女性，24 岁，髂胫束正常表现。冠状位快速自旋回波质子密度加权序列显示髂胫束浅层纤维（箭）连接于胫骨前方 Gerdy 结节（ Haims et al. 2003 ）

适应证

注射治疗的主要适应证为髂胫带综合征（ Khaund and Flynn 2005 ）[**]。

（曾利川、刘东、陈志仁、张青、徐晓雪）

8.2.2.3 注射治疗髌前滑囊炎（ Housemaid′s Knee ）（ 图 8.32 ）

解剖

髌前滑囊是一个浅表解剖结构，位于髌骨上方的皮下组织内。

功能

髌前滑囊的功能是隔离髌骨与皮肤，起着减少皮肤与髌骨摩擦的作用。

临床表现

髌前滑囊炎（ prepatellar bursitis ）表现为膝关节前方疼痛，局限于髌骨区域伴有局部肿胀。

病因学

病因包括创伤或长期跪姿。可能存在因表浅创伤而导致的感染[**]。常见于某些职业如地毯铺设、煤炭开采、盖屋顶、园艺及管道工作等，也可见于类风湿关节炎[**]或痛风患者。

鉴别诊断

鉴别诊断包括 Morel-Lavallee 积液[**]，这是一种脱套样损伤（ degloving injury ），常为皮肤及皮下脂肪与邻近深部筋膜的分离，常见于摔跤手和足球运动员。

鉴别诊断还包括以下疾病：髌股综合征[**]、髌骨其他病变[**]、股神经病[**]、膝关节韧带[**]、软骨[**]或关节病变[**]以及股四头肌腱炎[**]。

注射部位

注射治疗常采用前入路法，穿刺进针角度与髌骨平行。

影像学/放射学

X 线平片：平片可发现软组织肿胀。如果曾有滑囊内出血病史，囊内可见相应钙化灶。除非临床上需要排除骨折或脱位等病变，一般情况下无需进行平片检查。

CT 和 MRI：这两种检查方法常在临床治疗或关节注射无效时使用。征象包括髌骨前方囊状液体积聚，伴相应滑囊壁增厚（图 8.33 ）。

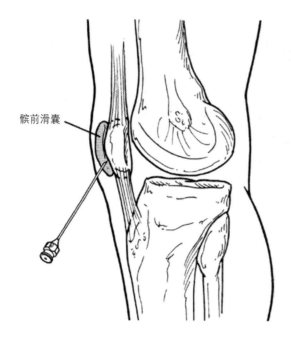

髌前滑囊

图 8.32 髌前滑囊注射（Weiss 2007h, 图 5-11）

适应证

髌前滑囊（注射）治疗的主要适应证为髌前滑囊炎（女仆膝、摔跤手膝）[**]。

（曾利川、刘东、余进洪、李杨、杜勇）

8.2.2.4 注射治疗髌下滑囊炎（Clergyman's Knee）（图 8.34）

解剖

有两种髌下囊，表浅滑囊位于髌韧带下方皮肤深面，深部滑囊位于髌韧带深面，但位于胫骨前上方的浅表，邻近髌韧带附着区。

功能

两个滑囊均能减少髌韧带与邻近结构之间的摩擦。

临床表现

髌下滑囊炎（infrapatellar bursitis）表现为膝关节前部疼痛以及滑囊肿胀，与髌下肌腱炎或肌腱病类似。

病因学

髌下滑囊炎病因包括过度使用（反复跪姿）及

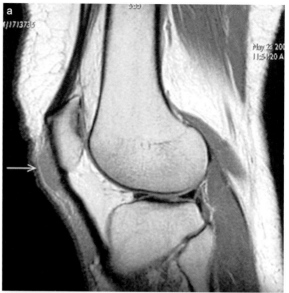

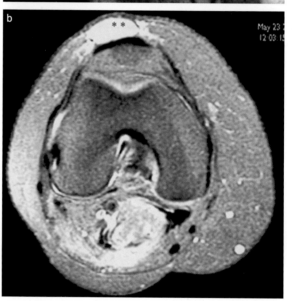

图 8.33 女仆膝（housemaid's knee）。（a）膝关节矢状位 T1WI 显示髌前滑囊积液（箭）。（b）轴位脂肪抑制中间加权 MRI 也显示髌前滑囊积液（星号）（Lee et al. 2004）

创伤[**]。

鉴别诊断

鉴别诊断包括膝关节韧带损伤[**]、髌下肌腱炎[**]、半月板撕裂[**]、髌骨软骨软化症[**]，关节炎[**]、肌腱损伤[**]及 Osgood-Schlatter 病[**]。

注射部位

注射方法与髌下肌腱注射类似。

影像学/放射学

X线平片：平片常不能显示或无帮助。

超声：表浅滑囊超声上表现为无回声液性聚集区，前壁增生肥厚。

MRI：MRI 可显示髌下滑囊积液及软组织肿胀。MRI 常可用于诊断以及排除其他疾病（图 8.35 及图 8.36）。

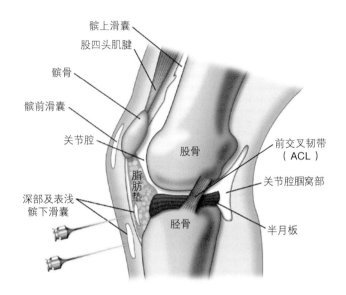

图 8.34　髌下滑囊解剖
（http://www.kneeguru.co.uk/KNEEnotes/infrapatellar-bursitis）

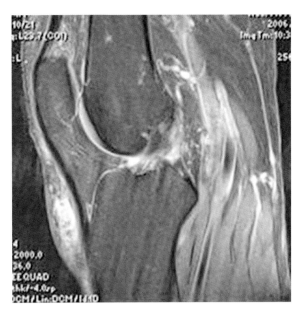

图 8.36　矢状位 T2 脂肪抑制 MRI 显示髌下滑囊积液。
[http://www.mskcases.com/ index.php?module=article&view=40（Courtesy of Elvedin Kulenovic）]

适应证

髌下滑囊注射主要适应证为髌下滑囊炎。

（曾利川、刘东、陈志仁、杨汉丰、杜勇）

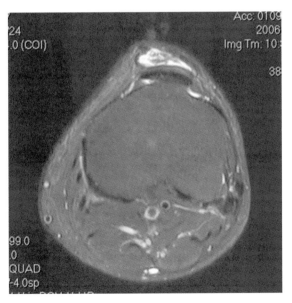

图 8.35　轴位质子加权脂肪抑制 MR 显示髌下滑囊积液。
[http://www.mskcases. com/index.php?module=article&view=40（Courtesy of Elvedin Kulenovic, MD, Ph.D. ）]

8.2.2.5 注射治疗髌下肌腱炎 / 肌腱病（Jumper's Knee）(图 8.37)

解剖

髌下韧带将髌骨连接于胫骨结节上。该肌腱由腱旁的疏松结缔组织所包绕，而非滑液鞘。因此，容易发生腱鞘周围炎而非腱鞘炎。

功能

该肌腱负责膝关节伸展。

临床表现

髌下肌腱炎（infrapatellar tendinitis/tendinopathy）表现为膝关节前方疼痛，局限于髌骨下方，伴有局部触痛。常与跳高或奔跑（慢性负重）相关。

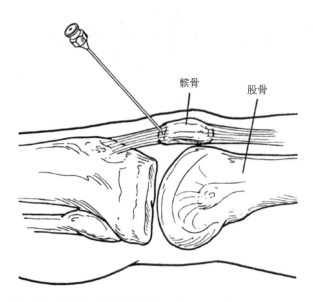

髌骨   股骨

图 8.37 髌下肌腱注射治疗（Weiss 2007i，图 4-19）

病因学

髌下肌腱炎的病因为过度使用，常与跳高、奔跑或创伤等相关。

鉴别诊断

鉴别诊断包括：

• 与髌下韧带相关的撕脱性骨折[**]（patellar sleeve fracture，髌骨套状骨折[**]）

• Sinding-Larsen-Johansson 综合征[**]：累及髌骨附着区的慢性过度使用综合征

• Osgood-Schlatter 病[**]：累及胫骨附着点的慢性过度使用综合征

• 髌下滑膜皱襞损伤[**]：为髌下滑膜皱襞病理性增厚

• 髌韧带-股骨外侧髁摩擦综合征[**]：包括髌骨外侧方半脱位伴有髌下韧带外侧部炎症，邻近股骨外侧髁

• Hoffa 综合征[**]：为髌下脂肪垫的创伤相关病变

注射部位

注射治疗常采用前方入路，穿刺点选择在髌骨下方的压痛点。

影像学／放射学

X 线平片：平片可检测肌腱内的钙化。

超声：部分学者推荐超声作为检查方法。超声

可快速动态成像，空间分辨率优于 MRI。但其具有操作依赖性，而且在美国多数的超声科医师缺乏评价髌下韧带的经验。髌下肌腱病表现为肌腱增厚及部分区域回声减低。钙化常表现为局部高回声灶。肌腱周围炎或腱旁组织炎症可表现为肌腱边缘回声的中断。在超声上肌腱部分撕裂可与肌腱病相似。因此须根据临床基础进行鉴别。完全性撕裂可表现为肌腱内裂隙。

MRI：当超声检查未发现异常或需要排除其他病变时，可采用 MRI 检查。MRI 对临床怀疑肌腱撕裂的手术计划制订也有帮助。肌腱病可表现为局部的 T1WI 中等信号，T2WI 高信号（图 8.38 及图 8.39）。常累及邻近髌骨的韧带后份。在髌骨下极内可见骨髓水肿，钙化灶表现为局灶低信号影。与超声检查一样，部分性撕裂 MRI 表现可与肌腱病相似，同样也需要依据临床表现进行鉴别诊断。完全性撕裂表现为韧带内裂隙。

适应证

髌下肌腱注射主要适应证为髌下肌腱炎。不过，因存在肌腱断裂的风险，肌腱注射仍存争议。

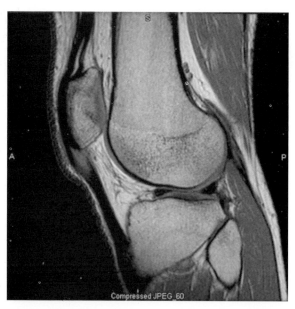

图 8.38 跳高者膝（jumper's knee）矢状位质子加权 MRI 显示髌下肌腱炎。注意髌骨下方髌韧带内可见异常信号影。[http:// www.mskcases.com/index.php?module=article&view=news&PAGER_limit=34&PAGER_start=102&PAGER_section=4（Courtesy of Elvedin Kulenovic, MD, Ph.D.）]

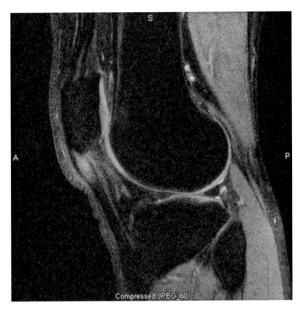

图 8.39 患者，跳高者膝关节（jumper's knee）或髌下肌腱炎，矢状位质子加权脂肪抑制序列 MRI 图像。注意髌骨下方髌韧带内可见异常信号影。(http://www.mskcases.com/index.php?module=article&view=news&PAGER_limit=34&PAGER_start=102&PAGER_section=4) [Courtesy of Elvedin Kulenovic, MD, Ph.D.]

并发症

肌腱下注射的主要并发症为髌下韧带断裂[**]。

（曾利川、刘东、陈志仁、徐晓雪、谢建平）

8.2.2.6 腘窝囊肿注射和 / 或抽吸（图 8.40）

解剖

腘窝囊肿（popliteal cyst）是一个内衬滑膜充满液体的结构，位于膝关节后内侧在半膜肌和腓肠肌肌腱之间，通过一个狭长的颈部与膝关节相通。

功能

一般认为腘窝囊肿在关节腔积液时，可通过活瓣样的机制，起着为关节间隙减压的作用，从而减少关节腔压力，防止关节破坏。

临床表现

腘窝囊肿可表现为腘窝内肿块伴钝性酸痛，可伴有膝关节积液。因腘窝囊肿可压迫腘静脉并导致静脉阻塞，其表现可与血栓性静脉炎表现类似。

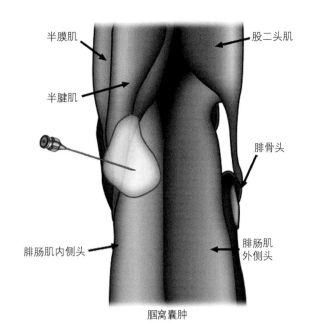

图 8.40 腘窝囊肿（由 Michael Dobryzcki 供图）

病因

腘窝囊肿的起因可能源于各种关节炎，包括：骨关节炎[**]、类风湿关节炎[**]、痛风[**]、Reiter's 病[**]、银屑病关节炎[**]以及系统性红斑狼疮[**]。也可能涉及创伤包括骨折[**]或韧带损伤[**]、终末期肾病[**]、色素沉着绒毛结节性滑膜炎[**]及结节病[**]等。

鉴别诊断

腘窝囊肿鉴别诊断包括动脉瘤[**]、囊性动脉外膜疾病（cystic adventitial disease）[**]、肿瘤[**]、半月板囊肿[**]、腱鞘囊肿[**]、腓肠肌撕裂[**]、深静脉血栓[**]以及血肿[**]。

注射部位

使用超声介导的后入路法可能非常有用。一般情况下，首先进行囊肿抽吸，且可注射类固醇药物。

影像学 / 放射学

X 线平片：平片可显示病灶内钙化，骨质侵蚀以及对钙化腘动脉的压迫征象（图 8.41），同时也可确定关节炎的各种征象。

超声：超声成像非常有用，是常用的影像诊断手段。超声可显示积液位于典型部位，常位于半膜肌与腓肠肌内侧肌腱之间，并与膝关节腔后部相通

（图 8.42）。超声可排除动脉瘤或深静脉血栓。除非囊肿很大，否则超声检查常难以显示病灶与关节之间的连接部。超声也可用于引导囊肿抽吸治疗。

CT：CT 常表现为膝关节后内侧部，半膜肌与腓肠肌肌腱之间的一个液性结构。

MRI：MRI 表现为一囊性肿块。通过轴位成像确认囊肿颈与膝关节相连，MRI 特别有助于明确诊断。囊颈常位于腓肠肌内侧头肌腱和半膜肌（图 8.43）之间。MRI 有助于排除其他囊性肿块。此外，它可用于超早期阶段关节炎的检测和评估，如类风湿关节炎。脂肪饱和抑制 T2WI 成像常作为轴位成像协议的部分序列。增强扫描可能有助于评估滑膜炎。MRI 常作为胭窝囊肿诊断的金标准，而超声检查可与其媲美（Ward et al. 2001）。

适应证

介入治疗主要适应证是胭窝囊肿或 Baker 囊肿**。

禁忌证

胭动脉瘤的表现可能类似于胭窝囊肿。因此，介入治疗之前，必须通过多普勒超声检查排除胭动脉动脉瘤**。

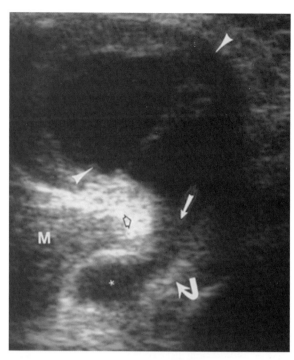

图 8.42 患者，女性，60 岁，Baker 囊肿。膝关节后部轴位超声显示含液（实直箭）Baker 囊肿（箭头）位于半膜肌肌腱（弯箭头）和腓肠肌内侧肌腱（空箭）之间。Baker 囊肿的腓肠肌下部分（星号）。图像顶部为后方，图像右侧为内侧。M 表示腓肠肌内侧肌肉（Ward et al. 2001）

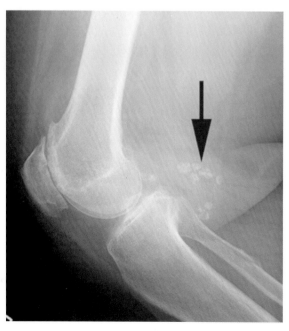

图 8.41 患者，女性，64 岁，胭窝囊肿，伴多发骨化游离体。X 线侧位片显示多发骨化游离体（箭），与 MRI 片上局灶类圆形低信号影像相对应。此病例强调了滑囊解剖知识的重要性，以及 MRI 影像与 X 线平片的相关性（Stacy and Dixon 2007）

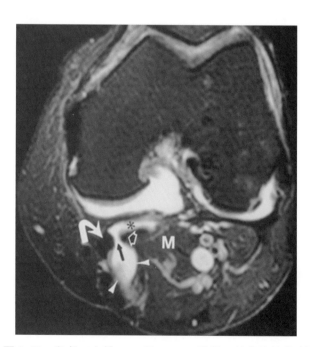

图 8.43 患者，女性，60 岁，Baker 囊肿。轴位脂肪抑制质子密度加权 MRI 显示含液（黑箭）Baker 囊肿（箭头），其位于半膜肌肌腱（弯箭头）和腓肠肌内侧肌腱（空箭）之间。注意 Baker 囊肿的腓肠肌下部分（星号）。M 表示腓肠肌内侧肌肉（Ward et al. 2001）

并发症

两个主要并发症分别为：①在腘窝处胫神经损伤所致的下肢无力及感觉异常；②腘动脉或静脉损伤[**]。

（孙凤、刘东、陈志仁、徐晓雪、谢建平）

8.2.2.7 注射治疗鹅足滑囊炎（Pes Anserine Bursitis）（图 8.44）

解剖

鹅足滑囊位于膝关节内侧，位于缝匠肌、股薄肌及半腱肌肌腱附着点之间，将这些肌腱与胫骨平台分离开来。由于受限于三根肌腱，感染滑囊呈三根管状，形似于"鹅的足掌"，故名"鹅足滑囊炎"（pes anserine bursitis）。其邻近膝关节内侧副韧带（图 8.45）。

功能

鹅足滑囊分隔内侧胫骨平台与缝匠肌、股薄肌及半腱肌的联合肌腱。

临床表现

鹅足滑囊炎常表现为由坐位变站立位或爬位尤其是下楼梯时，膝关节内侧疼痛。常伴沿膝关节内侧的肿胀及压痛。

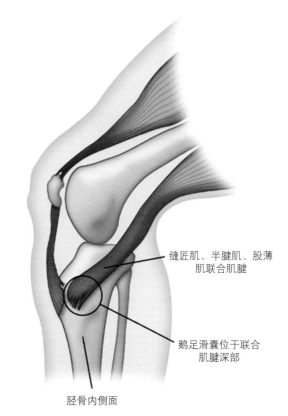

图 8.45 鹅足滑囊炎（由 Michael Dobryzcki 供图）

病因

鹅足滑囊炎常见于慢性过度使用，例如需要快速侧向移动及改变身体位置的体育运动（篮球、足球、网球及游泳"蛙踢"等），也可见于跑步运动。鹅足滑囊炎常伴有扁平足[**]、肥胖、退行性骨关节病[**]、膝外翻[**]及创伤[**]等。

鉴别诊断

鉴别诊断包括：
• 滑膜囊肿[**]和半月板撕裂[**]伴半月板囊肿[**]（鹅足滑囊炎无半月板或内侧副韧带的撕裂，且不与膝关节相通）
• 胫骨骨膜腱鞘囊肿（periosteal tibial ganglion）[**]
• 胫侧副韧带滑囊炎[**]（液体聚集于内侧副韧带深面）
• 半膜肌–胫侧副韧带滑囊炎[**]
• 半膜肌、肌腱炎[**]或者腱鞘炎[**]伴部分撕裂[**]

注射部位

内侧入路法穿刺部位选择内侧胫骨平台上缘向下 3~4cm 处，即鹅足联合肌腱插入胫骨处，穿刺针穿透联合肌腱进入相关滑囊。

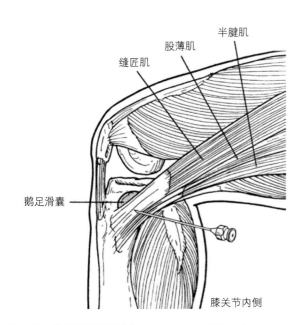

图 8.44 鹅足滑囊炎注射（Weiss 2007j, 图 5-9）

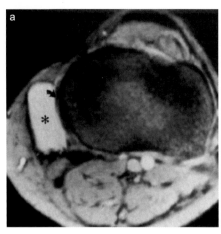
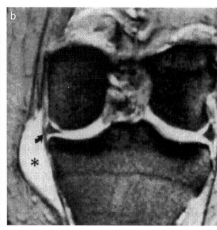

图 8.46 （a, b）鹅足滑囊炎。轴位（a）及冠状位（b）梯度回波 T2-MRI 显示一扩张性鹅足滑囊（星号）位于胫骨近端内侧、胫侧副韧带表面（箭）（Richard Eddy, Victoria, B.C. 供图）（Janzen et al. 1994）

影像表现

X 线平片：由于骨皮质重塑，在胫骨近端内侧可见骨皮质呈扇贝形改变。

超声：超声有助于引导穿刺；不过，一些小研究提示超声在诊断评估方面敏感性较低（Unlu et al. 2003）。

MRI：MRI 常显示为内侧胫骨平台邻近一个囊性（含水）结构，T1WI 呈低信号，T2WI 呈明亮高信号，且不与关节腔相通（图 8.46）。常不伴内侧半月板或内侧副韧带撕裂。MRI 也有助于鹅足滑囊炎与半月板撕裂及其他病变的鉴别（Beaman and Peterson 2007）。

适应证

鹅足滑囊炎[**]是治疗（注射）的主要适应证。

（孙凤、刘东、陈志仁、徐晓雪、杜勇）

8.2.3 踝关节和足

8.2.3.1 踝关节注射（图 8.47）

解剖

踝关节又称距小腿关节，是一个滑膜铰链关节，关节面覆盖软骨。踝关节将胫骨、腓骨与距骨连接起来。

关节内侧，三角韧带连接内踝与载距突、跟舟韧带及足舟骨和距骨的内侧；关节外侧，前后距腓韧带连接外踝至距骨的前部及后部。跟腓韧带连接跟骨的外侧面至外踝（图 8.48）。

功能

踝关节可背屈和跖屈。

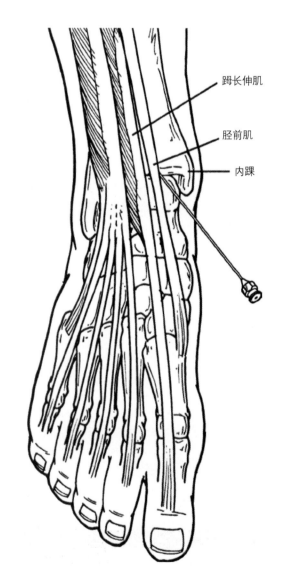

跨长伸肌

胫前肌

内踝

图 8.47 踝关节注射治疗（Weiss 2007k, 图 3-29）

踝关节炎的临床表现

临床表现包括踝关节疼痛和僵硬，其活动后恶化以及关节活动范围减小。

病因

病因包括骨关节炎[**]、类风湿关节炎[**]、CPPD[**]、创伤性关节炎[**]、Reiter 病[**]、痛风[**]、混合性结缔组织病[**]、色素沉着绒毛结节性滑膜炎[**]及感染性关节炎[**]。

鉴别诊断

鉴别诊断包括：
- Charcot 关节炎（神经性关节炎）[**]
- 色素沉着绒毛结节性滑膜炎[**]
- 骨肉瘤三角综合征[**]
- 前外侧撞击综合征[**]
- 跗骨窦综合征[**]
- 结核、结节病及真菌感染[**]
- 骨折[**]

- 滑囊炎[**]
- 肌腱炎[**]
- 韧带损伤[**]

穿刺部位

常采用前内侧入路法，穿刺针从踝关节上方胫前肌腱内侧刺入。

影像表现

X 线平片：X 线平片对早期骨质受侵及软组织炎性改变不敏感，但有助于发现关节内游离体及骨折和关节炎。平片检查也可提示感染（化脓性关节炎）。

超声：如果平片检查阴性，超声检查可能有帮助，如显示关节和软组织的早期关节改变，包括关节滑膜炎及肌腱鞘膜炎。

CT：CT 有助于排除骨折以及评估关节内游离体（骨软骨成分）。

MRI：如果平片显示阴性，MRI 有助于发现关节炎（图 8.49），MRI 对滑膜炎和腱鞘炎非常敏感。即使超声显示阳性，MRI 对临床情况非常复杂的病

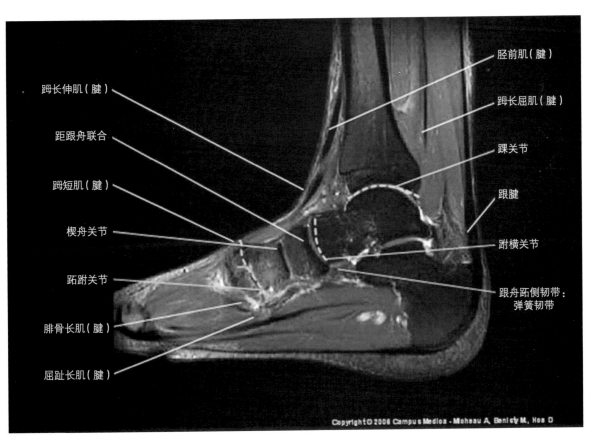

图 8.48　解剖：踝关节矢状位观——PD-SPIR 加权像。（http://www.e-anatomy.org/anatomy/human-body/limbs-skeletal/ankle-foot.html）（图片来源于 e-Anatomy - Micheau A, Hoa D, www.imaios.com）

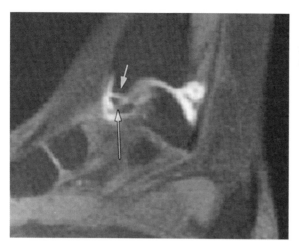

图 8.49 患者，女性，曲棍球运动员，胫距关节炎，临床表现为前内侧撞击。矢状位脂肪抑制 T1WI 图像显示胫距关节前内侧骨赘形成（箭）（Robinson and White 2002）

例也很有帮助。

适应证

踝关节注射治疗的三个主要适应证为：①关节炎（骨关节炎、类风湿关节炎、晶体性关节病及创伤性）[**]；②混合性结缔组织病[**]；③滑膜炎[**]。

（孙凤、刘东、严志汉、徐晓雪、杜勇）

8.2.3.2 注射治疗跟腱炎（Injection for Achilles Tendinitis）（图 8.50）

解剖

跟腱连接腓肠肌、比目鱼肌至跟骨后部。跟腱没有直接的血液供应，而是通过腱鞘或肌腱旁获得滋养。当存在跟腱肌腱病变时，部分作者认为，使用跟腱肌腱病一词比肌腱炎更好，因为可能仅仅存在肌腱内的退变而无明显的炎症。

功能

跟腱在走、跑、跳运动时负责跖屈，由于腓肠肌和比目鱼肌将巨大压力传递至跟腱上，使其容易受到损伤。

临床表现

跟腱炎常表现为活动时后踝疼痛，与使用薄跟

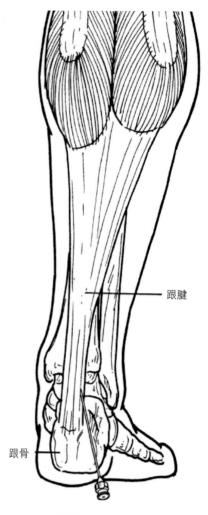

图 8.50 跟腱注射治疗（Weiss 2007l，图 4-15）

鞋相比，使用厚跟鞋疼痛可得到改善。

病因

跟腱病的病因包括过度使用，过度内旋，全身性疾病如糖尿病、痛风[**]，或其他形式的关节炎[**]。

鉴别诊断

鉴别诊断包括症状性肌腱末端骨赘[**]、跖肌腱断裂[**]、Haglund 病[**]（由于跟腱后滑囊压迫跟骨后外侧突，形成慢性刺激导致跟骨结节肥大，其常见征象是正常的跟骨后滑囊过度积液、跟腱后滑囊积液，伴跟骨结节肥大，也称为"凹凸泵"）及腓骨肌腱脱位[**]。

穿刺部位

注射选取跟腱的跟骨附着区近端数厘米处。

影像表现

X 线平片：一般为阴性。可有一些无特异性的跟腱炎征象，包括肌腱炎相关的肌腱钙化或跟腱跟骨附着区的肌腱末端骨赘。

超声：实时扫描可动态观察肌腱并测量肌腱病理性增厚。与邻近比目鱼肌相比，肌腱呈低回声。与 CT 或 MRI 比较，超声检查的优势是操作快捷、价格便宜；其局限是操作者依赖性，且不能鉴别肌腱炎与肌腱部分断裂。

在腱鞘炎（腱鞘感染）或肌腱周围炎（肌腱邻近组织感染），表现为腱鞘内液体回声围绕高回声肌腱；肌腱炎与肌腱部分断裂，超声表现可能非常相似，均表现为肌腱回声减低、增粗伴肌腱边缘模糊；肌腱完全断裂表现为肌腱裂隙伴断端收缩。超声有助于引导注射治疗。

CT：对于大多数疾病包括腱鞘炎、肌腱周围炎、肌腱炎、肌腱断裂、肌腱脱位或半脱位方面的检测，CT 均不如 MRI。在发现肌腱变性及炎性积液方面，CT 的敏感性也不如 MRI。此外，CT 也很难区分疤痕和水肿。然而，CT 在某些方面却优于MRI，如显示钙化、骨碎片或骨刺等，这些情况可能使肌腱脱位或断裂更为复杂；CT 在检测后踝沟凸出先天性畸形也优于 MRI。（当腓骨远端的后踝沟正常呈凹型时，可维持腓骨肌腱的稳定；在轴位上后踝沟呈外凸型时，腓骨肌腱易于脱位或损伤。）参见鉴别诊断章节。

MRI：当怀疑完全或不完全肌腱断裂时，MRI可用于术前及顽固性病例的评估，与其他影像学方法相比，MRI 是最好的检查方法。腱鞘炎和肌腱周围炎，可在肌腱内或周围发现积液，且可见上述结构为低信号腱鞘所包绕；血管翳和瘢痕可显示为肌腱周围的中等信号影；肌腱炎在 T1WI 及 PDWI 上均表现为肌腱内信号增高；慢性肌腱炎或肌腱周围炎表现为肌腱肥大，伴 T1WI 及 T2WI 肌腱信号均降低（CT 常常不能发现）（图 8.51）；肌腱破裂时，早期或 I 型肌腱断裂表现为肌腱增粗伴信号不均匀增加（图 8.52），Ⅱ 型肌腱断裂表现为肌腱断裂处局限性肌腱变细，完全型（Ⅲ 型）肌腱断裂，表现为肌腱内裂隙，伴断端收缩（Schweitzer and Karasick 2000; Cheung et al. 1992）。

适应证

注射治疗的主要适应证是跟腱炎[**]（Ryan et al.

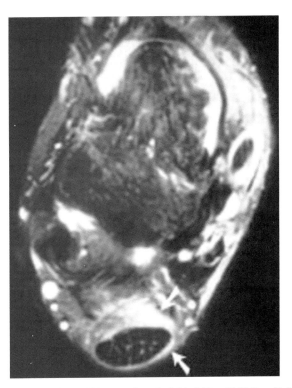

图 8.51　患者，男性，47 岁，跑步运动员，腱鞘炎。轴位 T2 加权脂肪抑制 MRI（TR/ TE 为 4000/78）显示跟腱周围薄层部分环状高信号（箭），提示轻度腱鞘炎。可见肌腱内、肌腱间黏液样变性信号（Schweitzer and Karasick 2000）

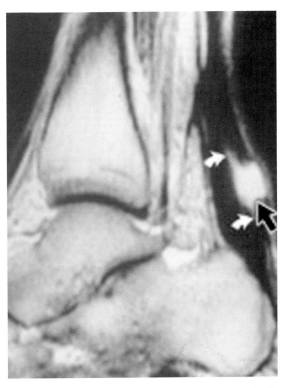

图 8.52　患者，女性，58 岁，跟腱部分撕裂。矢状位 T2 加权 MRI（TR/ TE 为 6000/80）显示跟腱后份部分撕裂（黑箭），还可见肌腱内纵向间质撕裂（白箭），以及增厚肌腱内潜在缺氧退行性表现（Schweitzer and Karasick 2000）

2010），但由于存在肌腱断裂的风险，肌腱内注射仍存有争议。

并发症

跟腱注射治疗的主要并发症是跟腱断裂[**]。

（孙凤、刘东、严志汉、徐晓雪、杜勇）

8.2.3.3 距下关节注射治疗跗骨窦综合征（图8.53 和 8.54）

解剖学

跗骨窦是距骨颈部与跟骨前上份、跟距舟关节、距下关节后份之间的一个间隙。跗骨窦含脂肪、血管、关节囊及神经，间隙内含 5 条韧带包括距骨颈韧带、距跟骨间韧带以及下伸肌的内、中及外侧根。上述所有韧带均涉及维持后足的稳定。跗骨窦综合征（sinus tarsi syndrome；距下撞击综合征，subtalar impingement syndrome）常因足外翻时跗骨窦间隙内反复撞击所致。

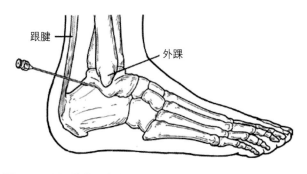

图 8.53 距下关节注射治疗（外侧入路）（Weiss 2007m，图 3-33）

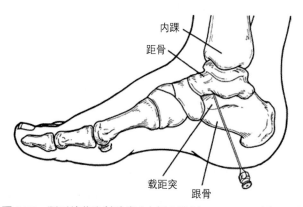

图 8.54 距下关节注射治疗（内侧入路）（Weiss 2007n，图 3-31）

临床表现

踝关节外侧、前部疼痛，长时间负重可加重疼痛，伴外踝肿胀及压痛。距下关节镜检查可明确诊断。

穿刺部位

可选择外踝与跟腱之间外侧入路，也可选择载距突与内踝之间的内侧入路。

病因

病因包括创伤[**]、距跟骨间韧带撕裂[**]、距下关节失稳[**]、纤维跗骨联合[**]、慢性炎症[**]、距下关节骨软骨损伤[**]、强直性脊柱炎[**]、类风湿关节炎[**]、痛风[**]、腱鞘囊肿[**]、足部畸形（弓形足[**]及扁平足[**]）以及色素沉着绒毛结节性滑膜炎[**]（Frey et al. 1999）。

鉴别诊断

鉴别诊断包括关节炎[**]、距小腿关节前外侧撞击综合征[**]及慢性距小腿关节扭伤[**]。

影像学/放射学

X 线平片：X 线平片一般表现正常，但有时可发现距下关节退行性骨关节病。

透视和超声：对于大部分病例，有经验的医生可通过解剖标志触诊安全且准确地完成注射治疗；对于部分复杂病例，透视或超声有助于引导治疗。超声可避免损伤重叠其上的神经血管束或肌腱。目前关于超声诊断评估跗骨窦或距下关节方面同行评审文献不多。

CT：当 CT 发现跗骨窦内脂肪组织为软组织或液体取代时，可诊断骨间韧带断裂。冠状位薄层 CT 可显示正常韧带，而在韧带撕裂时常不能显示正常韧带。

MRI：常采用 MRI 多平面薄层扫描（层厚：1～3mm），包括 3D 冠状位梯度回波序列。可显示跗骨窦内脂肪的炎症及或纤维化改变（图 8.55）。MRI 可显示距-跟骨间韧带撕裂、距骨颈韧带撕裂，此外，还可确认滑膜增厚。不过，应当注意，MRI 对发现距跟骨间韧带撕裂上尚不如关节镜。MRI 在显示软组织肿块和韧带方面优于 CT（Lee et al. 2008），MR 关节造影联合 3D–MRI 成像可进一步提高跗骨窦骨间韧带撕裂诊断的敏感性（Lektrakul et al. 2001）。

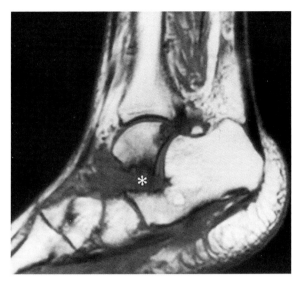

图 8.55 患者，类风湿关节炎跗骨窦综合征。矢状位 T1 加权 MRI 显示距下关节（星号）脂肪信号消失，取而代之的是液体样信号区（Rosenberg et al. 2000）

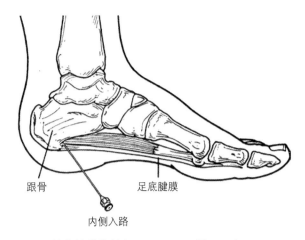

图 8.56 足底筋膜注射（Weiss 2007o, 图 4-13）

适应证

跗骨窦综合征的四个主要指征：①扭伤[**]；②外侧副韧带撕裂[**]；③生物力学应变（扁平足畸形患者继发性胫后肌腱撕裂）[**]；④类风湿关节炎[**]。

（孙凤、刘东、严志汉、徐晓雪、杨汉丰）

8.2.3.4 足底筋膜炎注射治疗（Plantar Fasciitis Injection）（图 8.56）

解剖

足底筋膜是一种被称为腱膜的纤维组织结构，其在跟骨结节内侧，连接附着于跟骨基底部与近节趾骨之间。足底筋膜炎实际上并无明显炎症改变，更准确些应归为肌腱病。病理性改变为成纤维细胞过度活跃而胶原纤维缺乏机化。

功能

足底筋膜维持足弓形态，扁平足患者其长度略增加，而弓形足患者其长度略减少。

临床表现

成年人足跟痛最常见的病因是足底筋膜炎。足跟痛的特点是早晨起床负重初始几步时疼痛最重，继续活动疼痛可减轻，但长时间负重后疼痛又可加重，常伴内侧跟骨结节压痛。

病因

病因包括过度使用（跑步）、肥胖以及反复创伤。

鉴别诊断

鉴别诊断包括：
- 症状性跟骨骨刺[**]
- 足底筋膜断裂[**]
- 足底外侧神经卡压 / 踝管综合征[**]
- 胫后神经跟骨内侧分支损伤或神经病[**]
- 小趾外展肌神经卡压[**]
- 神经病
- 足跟挫伤[**]
- 胫后肌腱炎[**]
- 跟骨肌腱附着点炎[**]
- 跟骨应力性骨折[**]
- Paget 病[**]
- 跟骨肿瘤[**]

注射部位

注射部位选择沿跟骨内侧的足内侧面。

影像学 / 放射学

X 线平片：X 线平片价值有限。可显示肌腱附着点骨赘（跟骨骨赘）及相应软组织内钙化。但足底筋膜肌腱起始处的骨赘并非特异性，在无症状患者中也可见到。平片可用以评价足跟痛的其他病因，例如骨髓炎、异物或骨折。

超声：慢性足底筋膜炎表现为足跟腱膜增厚，厚度可达 6 ~ 10mm，而正常为 2 ~ 4mm。完全性撕裂超声可表现为腱膜局部连续性中断。

MRI：MRI 通常没有必要用以诊断足底筋膜炎，可用于保守治疗无效的难治性患者，以排除其他鉴别诊断。慢性足底筋膜炎的足底筋膜增厚常大于 5mm，伴周围软组织水肿（图 8.57）。T1WI 显示足底筋膜信号增高以及邻近跟骨骨髓水肿。MRI 也可显示足底肌腱附着点骨赘。足底筋膜撕裂表现为足底筋膜连续性中断。在 STIR 序列表现为足底筋膜内线状高信号影。

核素显像：核医学骨扫描对诊断足底筋膜炎的灵敏度较高，但特异性低。足底筋膜炎表现为在跟骨结节足底筋膜附着点局灶活性增加。

适应证

注射治疗的主要适应证是足底筋膜炎[**]。

并发症

足底筋膜炎注射治疗的主要并发症是足底筋膜肌腱破裂[**]（图 8.58）。

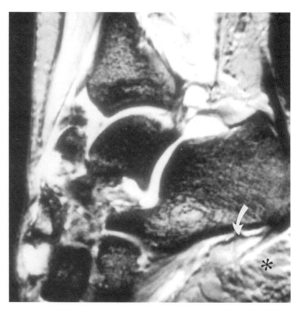

图 8.58　足底筋膜撕裂。矢状位 T2* 加权梯度回波 MRI 显示足底筋膜跟骨附着处（箭）连续性中断及腱内部分撕裂。注意皮下软组织水肿（星号）（Rosenberg et al. 2000）

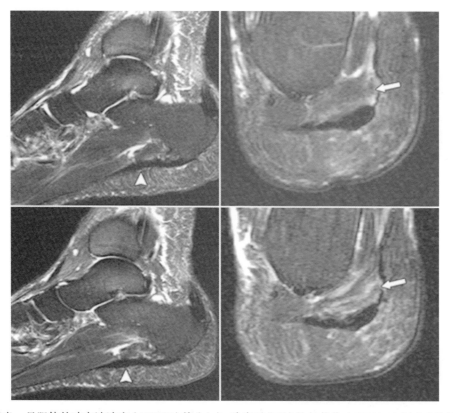

图 8.57　足底筋膜炎。足跟体外冲击波治疗（ESWT）前（上）、治疗后（下）的矢状位（4000/108）（左）和冠状位（4000/108）（右）T2 加权脂肪饱和快速自旋回波序列图像。在 ESWT 治疗前的图像中，清晰显示软组织、筋膜周围的轻度水肿（箭）以及足底筋膜增厚（箭头）；ESWT 治疗后筋膜和周围软组织水肿增加，而足底筋膜厚度影响不大（矢状位治疗前为 9.0mm，治疗为 9.2mm，而冠状位治疗前后均为 9.1mm）（Zhu et al. 2005）

（孙凤、刘东、严志汉、徐晓雪、杨汉丰）

8.2.3.5 注射治疗第一跖趾关节炎（Arthritis）（图 8.59）

解剖

第一跖趾关节（first metatarsophalangeal joint）是一个髁状类型的滑膜关节，第一跖骨末端呈凸形，而第一趾骨近端基底部呈轻度凹形。在第一趾骨近端基底部及跖骨远侧颈部之间为关节囊所包绕。此关节的稳定性由韧带、籽骨复合体（sesamoid complex）、跖板（plantar plate）及周围肌腱共同参与维持，并有内、外侧副韧带跨越关节。伸肌腱延伸至关节，在关节背侧面起着稳定关节的作用。在踇趾屈肌肌腱头部内含小籽骨，籽骨的上面与第一跖骨末端形成关节（跖籽关节）。籽骨也可存在于关节囊的增厚部分，称为跖板。

功能

第一跖趾关节可完成屈曲和背伸，并可轻微向内及向外偏移或环形运动。

临床表现

第一跖趾关节炎表现第一跖趾关节疼痛、僵硬，尤其在运动时加重，可伴活动范围缩小。

病因

病因包括：骨关节炎[**]、痛风[**]、炎性关节炎[**]（类风湿关节炎[**]、银屑病性关节炎[**]和 Reiter's 病[**]）及感染[**]。

鉴别诊断

鉴别诊断包括人工草皮趾（turf toe）[**]（第一跖趾关节囊及韧带在足底面的撕裂或扭伤）、神经卡压累及足底趾神经内侧分支、Freiberg 骨折（第一跖骨远端缺血性坏死）以及籽骨缺如[**]。

注射部位

注射点选择第一跖趾关节伸肌侧。

影像学／放射学

X 线平片：骨关节炎表现为关节间隙变窄、软骨下骨硬化、骨赘及囊性变。

痛风特征性表现为第一跖骨末端内侧背面骨质侵蚀伴边缘外突，其骨质密度正常，关节间隙变窄可发生于晚期且为不均匀狭窄。常有关节周围软组织肿胀，可形成"浮云样"改变（痛风石）伴无定形钙化。骨内可有斑点样硬化结代表骨内痛风石。

类风湿关节炎表现为边缘骨质侵蚀性关节间隙狭窄、囊变、关节周围骨质疏松及软组织肿胀。

银屑病性关节炎表现为关节面侵蚀，可形成杯中铅笔征（pencil-in-cup）畸形。可发生于关节囊外侧，常伴有骨质增生改变包括骨膜反应。

CPPD 可出现痛风相似的软组织肿胀、关节周围钙化等，尤其是在第一跖趾关节的内侧面。进展期关节炎可出现踇外翻畸形和跖籽关节半脱位。

超声：对于骨关节炎，超声较平片可更好地发现骨赘及关节间隙变窄。此外，超声灰阶图像能发现滑膜炎，能量超声多普勒可显示炎症导致的信号增强。超声还有助于评价跖趾关节和趾间关节有无腱鞘炎。在发现类风湿关节炎的骨质侵蚀和炎性改变方面，较平片和临床检查更为敏感（Szkudlarek et al. 2004）。

痛风性关节炎，超声可发现软骨表面的尿酸钠晶体沉积以及第一跖趾关节内痛风石（Thiele and Schlesinger 2007）。此外，能量多普勒成像可显示骨质侵蚀、积液和滑膜增厚以及血管增多，这些征象是痛风的特异性改变，超声可提供一种非侵入性的诊断手段。与平片相比，超声诊断痛风性关节炎更为敏感。

CT：CT 发现骨质侵蚀略优于平片，对滑膜炎的敏感性则不如超声或 MRI。在痛风患者可发现关节旁结节或钙化。CT 可明确痛风骨质受侵及痛风石的大小（Dalbeth and McQueen 2009）。

MRI：对于类风湿关节炎，MRI 是最敏感的检查手段，可观察到早期炎性及破坏性改变，包括：

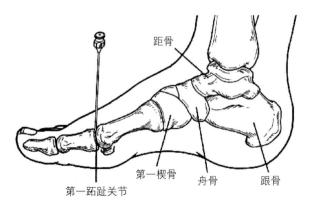

图 8.59 第一跖趾关节注射治疗（Weiss 2007p, 图 3-37）

骨质受侵、滑膜炎、骨髓水肿、腱鞘炎和肌腱附着
点炎（Szkudlarek et al. 2004）。

　　痛风性关节炎的典型特点包括关节积液、骨髓
及软组织水肿以及关节周围表面强化。另外，MRI
可显示痛风石，其 MRI 信号特点根据其钙化程度和
含水量的变化而表现不同。在治疗过程中 MRI 有助
于监测痛风石的大小（图 8.6）。

　　MRI 常用于诊断 Freiberg 不全骨折，尤其是当
平片显示阴性时。

　　放射性核素显像：骨扫描常显示关节处活性增
加，其对各种关节炎的敏感性高，但特异性低。

适应证

　　第一跖趾关节注射治疗三个适应证为：①关节
炎（痛风、骨性、CPPD 及类风湿）[**]；②人工草皮
趾（足球前锋常见的创伤性关节病）[**]；③滑膜炎[**]。

　　　　　　　　（孙凤、刘东、陈志仁、徐晓雪、杨汉丰）

8.3　下肢神经阻滞

8.3.1　闭孔神经阻滞（图 .8.61）

8.3.1.1 解剖

　　闭孔神经起源于 $L_2 \sim L_4$ 腰丛腹支，它们在腰大
肌内联合在一起，在腰大肌内缘形成单一神经并沿
髂骨翼继续向下、向前走行至髂总血管后方，并继
续走行至小骨盆的外缘，此时闭孔神经位于输尿管
外侧及髂内血管的外侧。而后在进入闭孔上份之后
分成前、后两支。

8.3.1.2 功能

　　闭孔神经支配整个大腿内侧的皮肤感觉，可延
伸至膝关节下方。它还提供运动神经支配外展肌群
（闭孔外肌、长收肌、短收肌、大收肌、内收肌及
股薄肌）。

8.3.1.3 临床表现

　　闭孔神经卡压或损伤表现为运动相关的腹股沟
区疼痛及耻骨区内收肌起始处的疼痛。疼痛可放射
到大腿内侧至膝关节，也可有大腿内侧感觉减退。

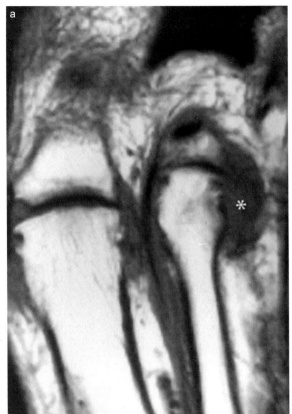

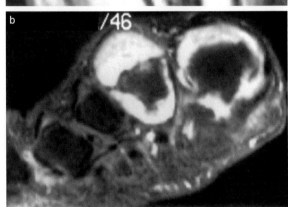

图 8.60　痛风，第一和第二跖趾关节。长轴位 T1WI（a）
和对比增强脂肪饱和 T1WI（b）MRI 显示邻近第二跖趾关
节的痛风石（星号），图（a）表现为低信号，图（b）为高
信号。注意图（b）上第一跖趾关节的第二颗强化的痛风石
（Rosenberg et al. 2000）

患者可出现下肢的行走困难或不稳。也可出现耻骨
区内收肌起始处疼痛，并从大腿内侧放射至膝关节。
当神经病变较为严重时，可出现闭孔神经所支配肌
肉的肌无力。

8.3.1.4 病因

　　病因包括骨折 / 肿瘤[**]、骨盆创伤[**]、分娩（分
娩过程中，胎头或胎儿下肢的压迫）、外科手术[**]

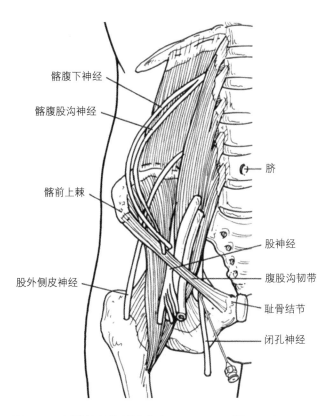

图 8.61 闭孔神经注射治疗（Weiss 2007q，图 6-23）

（全髋关节置换术[**]）及长期下肢位置不正。

8.3.1.5 鉴别诊断

鉴别诊断包括上位腰椎神经根病[**]、股神经病[**]、髂腹股沟神经病、髂腹下神经病及生殖股神经病。

8.3.1.6 注射部位

注射多采用大腿近端内侧入路，选择耻骨结节外 4cm 处，穿刺针方向稍向下进入闭孔上内侧。

8.3.1.7 影像表现

X 线平片：平片价值有限，但能用以排除髋臼骨折或软骨下囊肿。透视检查介导注射治疗。

超声：超声可显示囊肿，也可直接显示神经。另外，超声可用于引导囊肿抽吸及闭孔神经阻滞（Akkaya et al. 2009）。

MRI：闭孔外肌、股薄肌及内收肌在 T2WI 和 STIR 序列可显示为信号增强（失神经水肿），在 T1WI 序列可显示脂肪性萎缩（图 8.62）。闭孔神经在矢状位 T1WI 上显示为膀胱外侧盆腔脂肪组织内的低信号索状结构（虽然不太可靠）（Marhofer et al. 2000）。有时可确认髋臼盂唇囊肿导致的神经压迫。

8.3.1.8 适应证

闭孔神经注射治疗主要适应证为闭孔神经痛或闭孔神经病。

8.3.1.9 并发症

闭孔动脉穿刺形成血肿是闭孔神经注射的并发症之一。

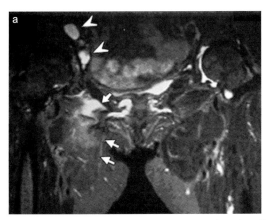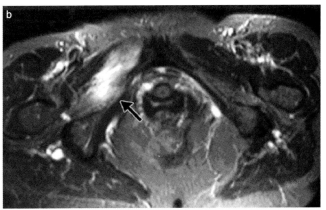

图 8.62 （a，b）患者，女性，75 岁，闭孔神经病，伴右腹股沟区及大腿前内侧疼痛。（a）冠状位 STIR 图像（TR/TE 为 6000/60，TI 130ms）显示小骨盆外壁多发囊性病灶（箭头）及闭孔外肌和内收肌信号增高（箭）。（b）轴位 STIR 图像（TR/TE 为 6000/60，TI 130ms）显示闭孔外肌和内收肌信号增高（箭）（Yukata et al. 2005）

（孙凤、刘东、陈志仁、杨汉丰、谢建平）

8.3.2 股神经注射（图 8.63）

8.3.2.1 解剖

股神经是腰丛神经的最大分支，起源于 $L_2 \sim L_4$ 神经根。股神经在腰大肌外侧缘形成，向下走行于腰大肌与髂腰肌之间，继续走行至腹股沟韧带下方，股总动脉的外侧（图 8.64）。

8.3.2.2 功能

股神经感觉支支配大腿前上份，肌支支配股四头肌。其最大分支为股外侧皮神经，此外，还发出一支股内侧皮神经支配大腿远端内侧及膝关节感觉。它也支配髌上及髌骨区，该区也受隐神经支配。

8.3.2.3 临床表现

股神经病常导致腹股沟区的疼痛以及大腿前部和小腿前内侧的疼痛或麻木。常伴随隐神经分布区

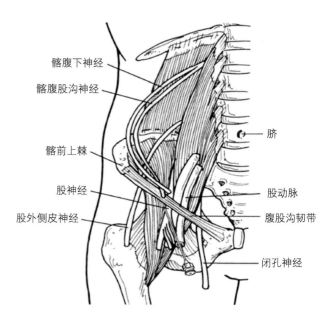

图 8.63　股神经注射治疗（Weiss 2007r, 图 6-25）

的感觉缺失 / 疼痛及股四头肌肌无力。神经卡压病常发生于腹股沟韧带或其下方。

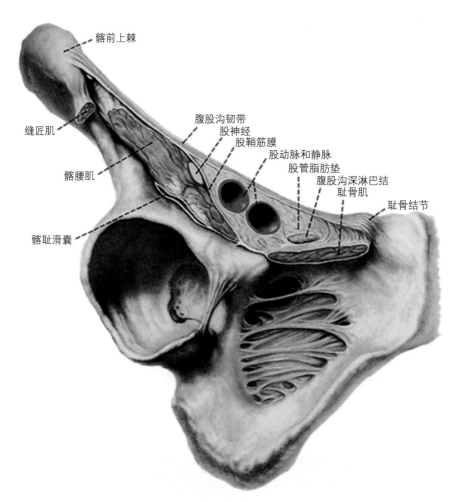

图 8.64　图解股管和股鞘。长收肌（图中未显示）位于耻骨肌的内前方（Shadbolt et al. 2001）（彩图见书后插页）

8.3.2.4 病因

股神经病可能起源于盆腔或腹股沟的损伤，可为医源性，如穿刺或外科手术牵引等。不过，最常见的病因是糖尿病性肌萎缩。损伤可发生于全髋关节置换术[**]（甲基丙烯酸甲酯所致热损伤）、盆腔手术[**]、难产、骨盆骨折[**]、急性大腿过伸损伤、骨盆放射性损伤[**]、阑尾[**]或肾脓肿[**]/肿瘤[**]以及植入导管后或PTCA[**]术后所致的腹膜后出血[**]或腹股沟出血[**]。

8.3.2.5 鉴别诊断

鉴别诊断包括腰丛神经病[**]、腰神经根病[**]、闭孔神经病[**]、股外侧皮神经病[**]及生殖股神经病[**]。

8.3.2.6 注射部位

在腹股沟韧带股管的外侧。

8.3.2.7 影像学/放射学

超声：超声可能有助于沿股神经走行检测肿块。超声可用于引导股神经阻滞也可用于引导对一些导致疼痛的囊性结构如髂腰肌滑囊等进行减压（Gruber et al.2003。）

CT：急诊时，CT有助于评估与手术/动脉插管或创伤相关的出血（导致股神经损伤）及其他腹部疾病（急性或慢性），如肿瘤、脓肿或动脉瘤（图8.65）。

MRI：如果CT检查为阴性，MRI同样有助于

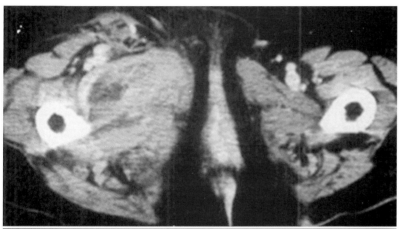
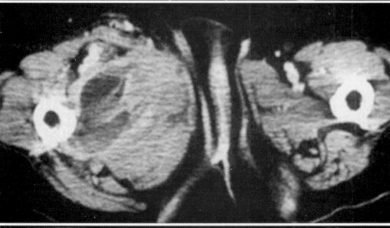
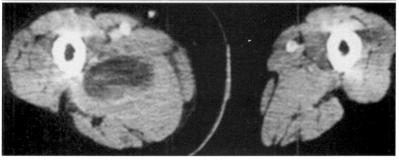

图 8.65　患者，女性，77岁，PTCA术后，右侧腹股沟及大腿血肿CT扫描。血肿主要累及内侧肌群，包括耻骨肌、大收肌及长收肌（Trerotola et al.1991）。此类血肿可导致股神经损伤

评估肿块样病变（Weiss and Tolo 2008）。股四头肌的去神经水肿常可提示股神经病。

8.3.2.8 适应证

股神经注射的主要适应证是股神经病。

（冯林、孙凤、刘东、杨汉丰、谢建平）

8.3.3 隐神经注射（图 8.66 和图 8.67）

8.3.3.1 解剖

隐神经起源于股神经，是其在腹股沟最长的分支，与股浅动脉伴行，在缝匠肌深面，大收肌的下部进入收肌管。隐神经在此处离开股浅动脉走行至膝关节内侧。在股骨内侧髁近侧约 10cm 处收肌管的浅面穿过结缔组织移行为表浅皮支。一分支形成髌下神经丛，隐神经主干延伸至小腿和足的内侧。

8.3.3.2 功能

隐神经支配膝关节前、内侧皮肤以及足背及其内侧皮肤。隐神经不提供运动神经支配。

8.3.3.3 临床表现

隐神经的神经卡压表现为大腿及膝关节内侧疼痛，伴该神经分布范围的小腿及足部的感觉异常。在屈曲膝关节或任何形式的外部加压均可伴随出现膝关节以下的麻木和感觉异常加剧。隐神经卡压可能与直接创伤有关。

8.3.3.4 病因

病因包括在手术过程膝关节保护或头部支持不当、隐神经在收肌管内卡压、压迫综合征（股血管、鹅足滑囊炎[**]及肿瘤[**]）、股腘动脉旁路术或大隐静脉剥脱术[**]、创伤[**]、肿瘤（外生骨疣[**]及平滑肌肉瘤[**]）以及半月板囊肿[**]。

8.3.3.5 鉴别诊断

鉴别诊断包括腰部神经根病[**]、下肢血管功能不全[**]及其他可导致膝关节内侧疼痛的疾病。

8.3.3.6 注射部位

主要有 2 个注射部位：①大腿远端内侧：该注射法常选择在神经形成卡压处的近侧完成。可选择神经在收肌管内以一锐角发出穿破表浅结缔组织处（股骨内侧髁近侧约 10cm），此处常为压痛点。②踝关节内侧：另一个注射部位是内踝，邻近内踝掌侧，胫骨前部的内侧。

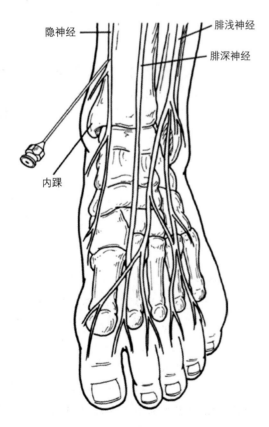

图 8.66 在踝关节处隐神经注射治疗（Weiss 2007s，图 6-27）

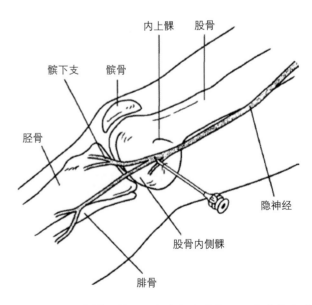

图 8.67 图示隐神经越过股骨内侧髁的行程，分为终末感觉支。注意在膝关节内侧的注射点（Raj and Lou，图 26-9）

8.3.3.7 影像学 / 放射学

超声：超声检查可用于引导治疗。超声也能显示肿块包括囊肿与神经走行的关系（Tsui and Ozelsel 2009）。

MRI：MRI 可直接、全程显示隐神经，也能评估隐神经全程的占位病灶，并排除其他病变（图 8.68）。

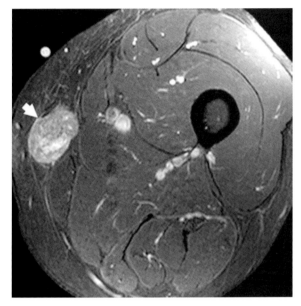

图 8.68 患者，男性，53 岁，起源于大隐静脉的平滑肌肉瘤。轴位 T1WI（675/17）脂肪抑制 SE 序列增强 MRI 显示肿块均匀中等程度强化（箭）（Murphey et al. 1999）。此侵袭性肿瘤可导致隐神经介导的疼痛

8.3.3.8 适应证

隐神经神经病是隐神经注射治疗的主要适应证。

（冯林、陈志仁、韩福刚、杨汉丰、杜勇）

8.3.4 腘窝内坐骨神经注射治疗（图 8.69）

8.3.4.1 解剖

坐骨神经（sciatic nerve）沿臀大肌下缘进入大腿。继续沿大收肌及股二头肌长头深面下行。坐骨神经在腘窝内分为胫神经和腓总神经。胫神经起源于坐骨神经后穿过腘窝，进入比目鱼肌深面。

胫神经在腘窝内发出几个分支支配腓肠肌，比目鱼肌、胫肌和足底肌，有一个分支支配膝关节，还有一感觉支移行为腓肠神经。腓肠神经及腓总神经的数小分支行于小腿后侧支配足的外侧部分。胫神经走行紧邻胫骨，位于比目鱼肌下，支配胫骨后肌，踇长屈肌及趾长屈肌。胫神经经内踝后方继续下行进入足部，在该处胫神经毗邻胫后动脉（胫后神经）并由屈肌支持带所包绕。

腓总神经、腓浅神经和腓深神经解剖将在其相应章节中讨论。

8.3.4.2 功能

在膝关节以下，坐骨神经发出运动神经支配踝关节的屈曲和伸展。此外，坐骨神经还支配膝关节后外侧、全部小腿、足和趾的感觉。

8.3.4.3 注射部位

患者取俯卧位，可在腘窝皮肤折痕处行超声横切扫描。结合在其近端和远端的扫描常用于识别坐骨神经分为胫、腓神经的分支点。坐骨神经阻滞应选择在分支点之前进行。腘动脉旁外侧显示的高回声结构就是坐骨神经。

8.3.4.4 影像学 / 放射学

超声：超声检查可用于坐骨神经定位，常选择在坐骨神经通过腘窝并发出分支之前（图 8.70）。

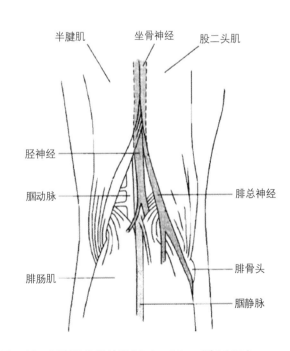

图 8.69 腘窝处坐骨神经（Raj and Lou, 图 26-22）

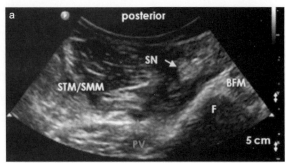

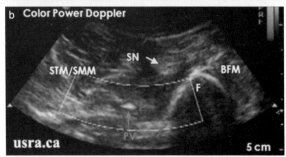

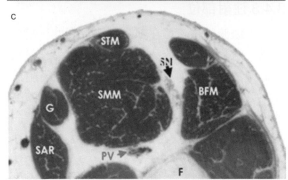

图 8.70 （a–c）BFM，股二头肌；F，股骨；G，股薄肌；PV，腘血管；SAR，缝匠肌；SN，坐骨神经（箭）；SMM，半膜肌；STM，半腱肌（http://www.usra.ca/sb_sciaticpopliteal）（选图经过 Vincent Chan, MD, FRCPC 的同意）（彩图见书后插页）

8.3.4.5 适应证

坐骨神经注射主要适应证包括：足和踝部手术镇痛、缓解恶性肿瘤导致的疼痛及下肢损伤的急性疼痛等。

（冯林、陈志仁、沈江、杨汉丰、杜勇）

8.3.5 腓总神经阻滞（图 8.71）

8.3.5.1 解剖

腓总神经进入由腓骨长肌腱形成的腓管。当腓总神经走行于邻近腓骨颈的腓管内时就可能受压。这种情况常见于跖屈或足内翻时。腓总神经卡压是

下肢最常见的神经卡压综合征（图 8.72）。

8.3.5.2 功能

腓总神经（$L_4 \sim S_2$）提供感觉支支配小腿前外侧及足背部，它还提供运动支支配股二头肌短头（屈小腿）、胫骨前肌、腓骨肌及足背屈、翻转和趾内收的伸肌群。

8.3.5.3 临床表现

腓总神经卡压表现为疼痛及腓管被覆区的压痛。足内翻动作将使腓总神经感觉分布区的疼痛加剧。更为晚期患者，其行走过程中，常有腓总神经支配的整个皮区麻木感伴足下垂及扁平足。

8.3.5.4 病因

除重复使用损伤（如跑步、划船和下蹲）外，还可见于创伤（腓骨头骨折[**]及膝关节脱位[**]等）、外科手术（全膝关节置换术后[**]及胫骨截骨术[**]等）以及囊性病变如滑膜囊肿[**]或腱鞘囊肿[**]。也可见于肿瘤可为软组织性[**]或骨性[**]（外生骨疣[**]）以及腘动脉动脉瘤[**]。也可见于解剖变异及体重快速减轻。

8.3.5.5 鉴别诊断

鉴别诊断包括胫骨应力性骨折[**]、腰神经根病/坐骨神经痛[**]和过劳性胫部痛（shin splints）。

8.3.5.6 注射部位

常采用腿稍弯曲的外侧入路。采用触诊针尖指向腓骨颈。

8.3.5.7 影像学 / 放射学

X 线平片：平片可显示钙化灶或骨性异常（骨软骨瘤）以及创伤时显示骨折。不过，平片检查常为阴性。

超声：高分辨率超声可显示腓总神经从腘窝起始处至腓骨上段。超声可识别占位病灶（腱鞘囊肿等）及神经走行区的炎性神经病，多普勒和彩色超声可发现腘窝内的腘动脉瘤（图 8.73）。

CT：CT 对沿着腓总神经走行中的骨性病变很敏感，但不像 US 和 MRI 那样能直接显示腓总神经。

MRI：MRI 能识别腓总神经及其分支。MRI 还可评估大腿远侧及小腿包括腘窝，用于检测占位病灶（腱鞘囊肿等）及神经病变包括炎症（图 8.74）。

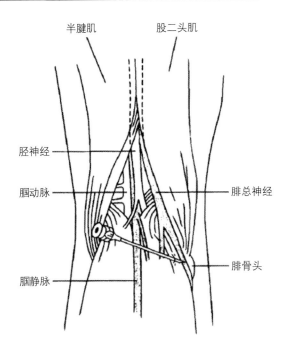

图 8.71 腓总神经阻滞治疗（Raj and Lou, 图 26-21 ）

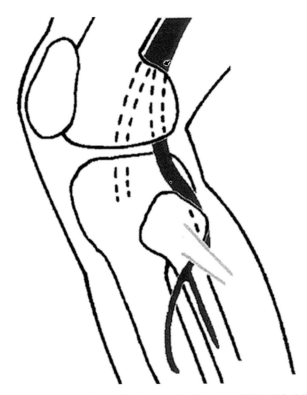

图 8.72 腓骨颈处的腓总神经。腿部前外侧简图示腓总神经的走行（深灰色区域）及其浅、深分支。浅灰色区代表腓骨长肌起始部（Martinoli et al. 2000 ）

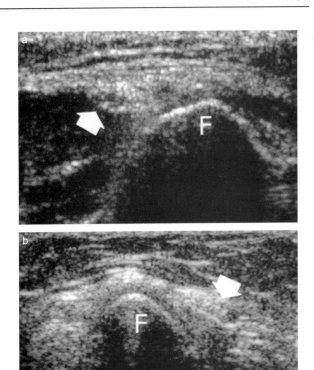

图 8.73 腓骨颈处腓总神经。（a，b）5M～12 MHz 的 US 横断面扫描显示腓总神经（箭）绕腓骨颈前（图 a）和后（图 b）。注意神经与腓骨（F）表面的密切关系（Martinoli et al. 2000 ）

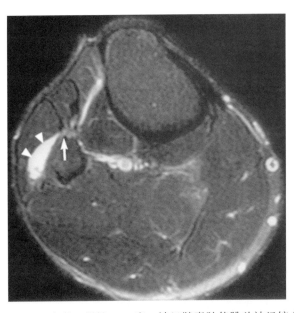

图 8.74 患者，男性，25 岁，神经鞘囊肿伴腓总神经综合征。MRI 显示一液体信号的肿块（箭头）邻近腓骨近端的前外侧及腓总神经（箭）（Murphey et al. 1999 ）

MRI 可检测涉及股二头肌的远侧和后部的变异，在此处股二头肌会形成一管道，其中有腓总神经穿过，易致腓总神经受压。MRI 还可检测肌肉的失神经萎缩及水肿（Hochman et al. 2004 ）。

8.3.5.8 适应证

腓总神经注射的主要适应证包括腓总神经病（与外科手术法相比，注射治疗可使部分患者受益）和坐骨神经根性痛（证据存疑）。

（冯林、陈志仁、刘东、杨汉丰、杜勇）

8.3.6 腓浅神经注射治疗腓浅管综合征（图 8.75）

8.3.6.1 解剖

腓浅神经（superficial peroneal nerve）由腓总神经在腓骨颈处分出。在腓骨长肌和短肌之间向小腿前方走行，并支配这些肌肉。而后在小腿下部穿出深筋膜，分为内侧和背侧皮神经，并继续向远侧下行。浅支继续进入足外侧背部，并进入伸肌支持带〔伸肌支持带为小腿前部筋膜的延伸，起着防止

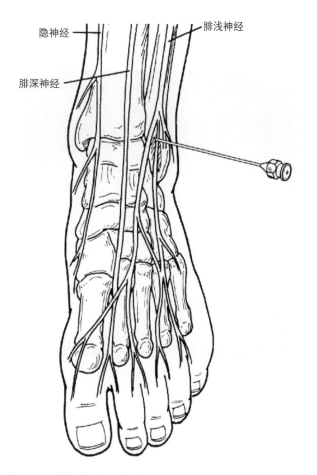

图 8.75　腓浅神经注射治疗（Weiss 2007t, 图 6-33）

前踝部伸肌腱呈弓弦状态（bowstringing）的作用〕。腓浅神经的浅支继续沿踝关节的前外侧走行，位于腓骨前方及𧿹长伸肌的外侧。在腓浅神经穿出深筋膜处常有束带形成，即腓管，在此处腓浅神经易受卡压。

8.3.6.2 功能

在踝关节处，腓浅神经的远侧部分提供感觉支配，支配除了第一、二脚趾间的第一趾间隙以外的足背大部分感觉；腓浅神经的近侧部分支配小腿外侧的感觉。腓浅神经还提供运动神经支配腓骨长、短肌，此肌肉使足外翻。如果腓浅神经近端部分受影响，可导致足外翻。在踝关节及其以下无运动神经支配。

8.3.6.3 临床表现

腓浅神经病导致前足部疼痛及足背部麻木和感觉异常。第一趾间间隙无受累。肌无力提示腓浅神经近侧受压或腓深神经受累。

8.3.6.4 病因

病因包括长期压迫（鞋过紧）；由于长期翻转或屈跖导致的过度牵拉性损伤（牵张性神经病），可发生于舞者；胫骨远端骨折[**]；创伤[**]；以及反复踝关节损伤[**]。

8.3.6.5 鉴别诊断

鉴别诊断包括腰部神经根病[**]、坐骨神经病[**]、周围神经病[**]、腓总神经病[**]、更近端的腓深神经病[**]、腰丛神经病[**]和𧿹短伸肌肥大[**]导致压迫及胫前肌间隔综合征。

8.3.6.6 注射部位

针尖置于踝关节前外侧，沿踝关节水平𧿹长伸肌腱外侧及腓骨跖侧。

8.3.6.7 影像学 / 放射学

X 线平片：创伤时，平片用于排除骨折。

超声：超声可检测神经走行的全程，并可显示神经增粗，提示病变（Canella et al. 2009）。

CT：CT 可排除骨质异常或软组织肿块。

MRI：MRI 能直接显示腓浅神经，也可排除占位病灶和神经病变（Delfaut et al. 2003）（图 8.76）。

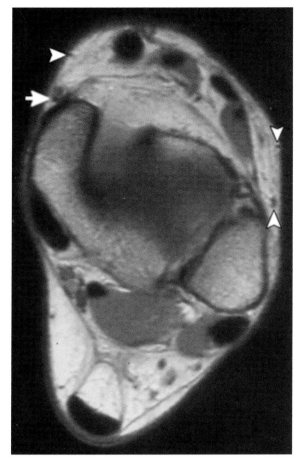

图 8.76 踝关节处腓浅神经（SPN）的正常解剖。斜冠位自旋回波 T1 加权 MRI 显示腓浅神经皮支（箭头）和大隐静脉（箭）(Delfaut et al. 2003)

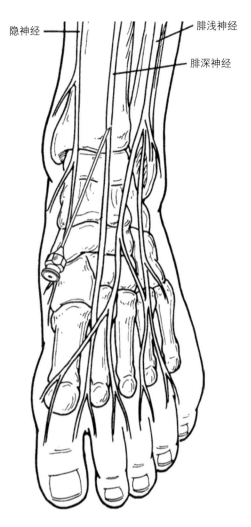

图 8.77 腓深神经注射治疗（Weiss 2007u. 图 6-31）

8.3.6.8 适应证

腓浅神经阻滞的主要适应证是前踝或前外踝的腓浅神经病。

（冯林、陈志仁、刘东、杨汉丰、杜勇）

8.3.7 腓深神经注射（前踝管综合征）（图 8.77）

8.3.7.1 解剖

前踝管综合征（anterior tarsal tunnel syndrome）是由于腓深神经（deep peroneal nerve）在踝关节下伸肌支持带下方受累。该段神经可在足背部受压。腓总神经在腓骨颈下方分为浅、深两支。腓深神经在小腿胫前间隔下行，继续至踝关节伸肌支持带下方，紧邻其内侧的拇长伸肌及其外侧的趾长伸肌。在踝关节附近腓深神经分为支配第一趾间间隙的感觉支和支配趾短伸肌的运动支。

8.3.7.2 功能

腓深神经提供运动神经支配除腓骨长肌和腓骨短肌之外的小腿胫前间隙肌群。趾短伸肌也受其支配。在踝关节伸肌支持带的远侧，腓深神经提供感觉支配第一趾间间隙（包括前两个脚趾）的伸侧。

8.3.7.3 临床表现

前踝管综合征表现为足远端的背内侧疼痛，休息时加重。第一跖趾间间隙有麻木和刺痛感，通常不会出现肌无力的表现。晚期病例可出现趾短伸肌无力。如果出现了趾短伸肌以外的肌无力（如小腿胫前间隔肌群）表现时，应怀疑前踝管以外上部神经受压。

8.3.7.4 病因

病因包括创伤[**]（足球运动员）、鞋过紧（滑雪者）、距舟关节骨赘[**]、慢性长期压迫（穆斯林祈祷者）、间隙占位性病灶如腱鞘囊肿[**]、重复运动和反转伤[**]。

8.3.7.5 鉴别诊断

鉴别诊断包括腰部神经根病[**]、坐骨神经病、周围神经病、腓总神经病[**]、更近侧的腓深神经病[**]、腓浅神经病[**]、腰丛神经病[**]和跨短伸肌肥大[**]所致的压迫。

8.3.7.6 注射部位

针尖置于踝关节水平前踝趾伸肌腱内缘邻近。腓深神经位于伸肌支持带深面。

8.3.7.7 影像学 / 放射学

X 线平片：平片可显示距舟、舟楔联合及楔跖关节的骨赘。

超声：超声可显示软组织解剖，包括神经增粗，则提示神经损伤或损害。超声也有助于引导穿刺。

CT：CT 可显示骨性解剖，尤其是骨赘，以及创伤时显示骨折，也可显示软组织肿块。

MRI：MRI 能更好地显示软组织解剖。前踝管内的神经血管束可得到直接显示。此外，它也可显示软组织水肿、血肿、趾长伸肌腱鞘炎、关节炎、腱鞘囊肿及静脉曲张等（Delfaut et al. 2003）（图 8.78）。

8.3.7.8 适应证

腓深神经注射主要适应证是腓深神经卡压（前踝管综合征）[**]。

（冯林、陈志仁、刘东、杨汉丰、杜勇）

8.3.8 腓肠神经注射治疗（图 8.79）

8.3.8.1 解剖

腓肠神经（sural nerve）（$L_5 \sim S_1$）由腓总神经和胫神经分支组成。腓肠神经起始于膝关节下方，

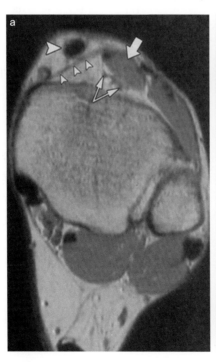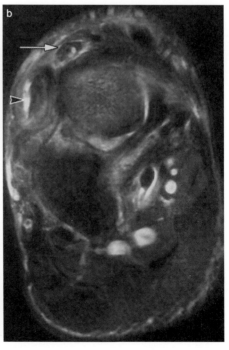

图 8.78 （a）前踝管正常解剖。质子密度加权 MRI（3500/19）显示胫前肌腱（大箭头）、跨长屈肌及肌腱（粗箭）、下伸肌支持带（小箭头）、足背动脉和腓深神经（DPN）的外侧及内侧终末支（细箭）。（b）炎症性关节炎及多发腱鞘炎患者伴足部隐痛和肿胀。对比增强脂肪饱和 T1 加权 MRI（700 / 12）显示趾长伸肌肌腱（箭头）腱鞘炎，腓深神经神经血管束（箭）周围对比剂强化（Delfaut et al. 2003）

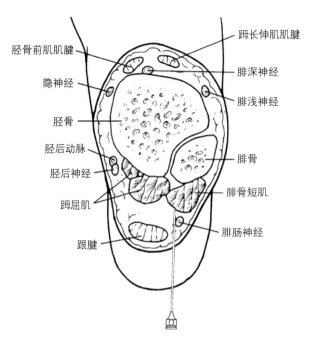

图 8.79 腓肠神经注射治疗（Weiss 2007v, 图 6-35）

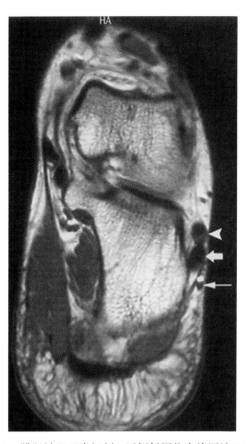

图 8.80 腓肠神经正常解剖。近侧斜冠位自旋回波 T1 加权 MRI（400 / 12）显示腓肠神经和血管（细箭）邻近腓骨短肌（箭头）及腓骨长肌腱（粗箭）（Delfaut et al. 2003）

并在小腿后侧皮下走行。腓肠神经在小腿下部常位于后中线，跟腱的外侧，而后走行至外踝的后方，继续至腓骨肌腱鞘的下方。

8.3.8.2 功能

腓肠神经提供感觉神经支配小腿后外侧及足外侧包括第五个脚趾。

8.3.8.3 临床表现

腓肠神经损伤导致足外侧及第五趾麻木及相关疼痛。

8.3.8.4 病因

病因包括足外侧软组织或骨创伤，以及腓骨肌腱或跟腱的损伤。小隐静脉消融术后或后外踝术后也可出现神经损伤。

8.3.8.5 鉴别诊断

鉴别诊断包括 S_1 神经根病[**]（影响大腿后侧及腓肠神经分布区）、外周神经、坐骨神经、胫神经[**]、腓神经[**]及腰丛神经病[**]。

8.3.8.6 注射部位

注射选择在小腿后部远侧，外踝水平，紧邻跟腱外侧缘。

8.3.8.7 影像学 / 放射学

X 线平片：平片可显示后踝骨折。

超声：超声可显示神经横截面积的增加（Cartwright et al. 2008），识别囊肿及肿块，还可引导腓肠神经阻滞（Redborg et al. 2009）。

CT：CT 可排除邻近骨质异常或软组织肿块。

MRI: MRI 能准确显示腓肠神经，且能很好地评估占位病灶包括腱鞘囊肿。MRI 还可确认软组织损伤或跟腱及腓骨肌腱疾病形成的压迫（Delfaut et al. 2003）（图 8.80）。

（冯林、陈志仁、严志汉、杨汉丰、杜勇）

8.3.9 胫后神经注射（踝管）（图 8.81）

8.3.9.1 解剖

胫后神经（posterior tibial nerve）（$L_4 \sim S_3$）是足部和踝部最常易受卡压的神经。卡压可发生于胫后神经自身或其任一分支。对于近侧踝管综合征，卡压部位常在内踝后方的纤维骨管内；对于远侧踝管综合征，卡压部位常在远侧分支累及内侧或外侧足底神经。

踝管（tarsal tunnel）的边界由距骨的内侧面、足舟骨的下缘和内缘、载距突及跟骨的内侧面所构成。屈肌支持带构成踝管的纤维性部分。胫后神经自身起源于坐骨神经，其在膝关节下方小腿内走行于比目鱼肌两头之间；在小腿近侧，走行于胫骨后肌和趾长屈肌之间；在小腿远端，由趾长屈肌和𧿹长屈肌所包绕。然后走行在内踝后方踝管内，在此处胫后神经分支为内侧和外侧足底神经。

8.3.9.2 功能

在踝管水平，胫后神经分支之前，结合了内侧和外侧足底神经的支配。外侧足底神经提供运动神经支配足底方肌、屈小指肌、𧿹内收肌、骨间肌、三根蚓状肌及小趾展肌，并提供感觉支支配外侧足底及第 5 趾和第 4 趾外侧半；内侧足底神经提供运动神经支配第一蚓状肌、𧿹展肌、趾短屈肌和𧿹短肌，并提供感觉支支配内侧足底、及第 1 ~ 3 趾和第 4 趾内侧半。

8.3.9.3 临床表现

近侧踝管综合征会导致足部广泛疼痛。足底常有烧灼样疼痛伴感觉异常 / 麻木。负重时疼痛加剧，休息后可缓解。疼痛可放射至小腿内。背屈也可加剧疼痛。远侧踝管综合征累及足底外侧神经时，常有与负重相关的足跟慢性烧灼样疼痛；累及足底内侧神经时，疼痛累及足弓内侧，可放射至内侧足趾，疼痛也常与负重有关。

8.3.9.4 病因

踝管综合征与各种形式外部压迫疾病有关，如腱鞘囊肿[**]、创伤性软组织或骨性损伤[**]、静脉曲张[**]、良性和恶性肿瘤[**]以及先天性踝管狭窄[**]。动脉[**]或肌肉[**]的变异也可压迫胫后神经。此外，邻近肌腱病[**]、跗骨联合[**]或关节炎[**]也能导致胫后神经压迫。

8.3.9.5 鉴别诊断

鉴别诊断包括 S1 神经根病[**]、周围神经病复杂区域疼痛综合征（交感神经营养不良）[**]、足底筋膜炎[**]、跟骨滑囊炎[**]、肌腱病[**]、腱鞘炎[**]和外周动脉性疾病[**]。

8.3.9.6 注射部位

注射选择在内踝后侧胫后神经走行的体表，疼痛近侧 2cm 处进行。注射应在相对表浅的皮下组织内完成。

8.3.9.7 影像学 / 放射学

X 线平片：后足轴位 X 线摄片可显示骨赘、跗骨联合及其他骨性病变。

CT：CT 是显示骨性病变的最准确方法。

超声：超声可有助于显示踝管结构，并评价占位性病变。

MRI：MRI 能采用轴位、冠状位和矢状位，在 T1 和 T2 加权序列上更好地显示踝管的解剖结构。MRI 也能很好地显示占位性病变并排除其他鉴别诊断疾病（Hochman and Zilberfarb 2004）（图 8.82）。

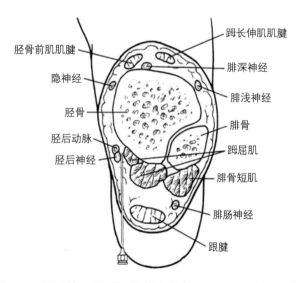

图 8.81　胫后神经（踝管）注射治疗（Weiss 2007w, 图 6-29）

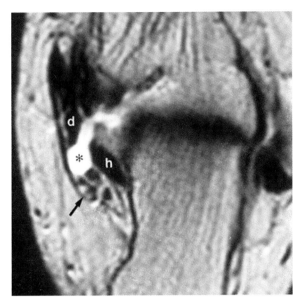

图 8.82 患者，腱鞘囊肿导致踝管综合征。轴位 T2 加权 MRI 显示腱鞘囊肿（星号）夹插于趾长屈肌（d）和踇长屈肌肌腱（h）之间，并紧靠相邻的神经血管束（箭）（Rosenberg et al. 2000）

8.3.9.8 适应证

主要适应证是踝管综合征。踝管内含有胫后神经，任何情况压迫踝管间隙均可导致踝管综合征。

（冯林、陈志仁、严志汉、杨汉丰、谢建平）

8.3.10 趾间神经注射治疗 Morton 神经瘤（图 8.83）

8.3.10.1 解剖

Morton 神经瘤（Morton's neuroma）指的是趾间神经（interdigital nerves）的增粗扩大，其走行于跖骨头或趾骨之间或之下。趾间神经起源于内侧和外侧足底神经。Morton 神经瘤常发生于第 3 和第 4 跖骨间隙，但也可发生在其他趾骨间隙。该病常因趾间神经在足底与跖骨间横韧带之间慢性受压所致。

8.3.10.2 功能

趾间神经提供足趾感觉神经支配。

8.3.10.3 临床表现

Morton 神经瘤表现为间歇性、渐进性加重的神经病理性疼痛（烧灼样疼痛伴刺痛或麻木），还可出现穿鞋后异物感。可进行 Mulder 点击测试（Mulder

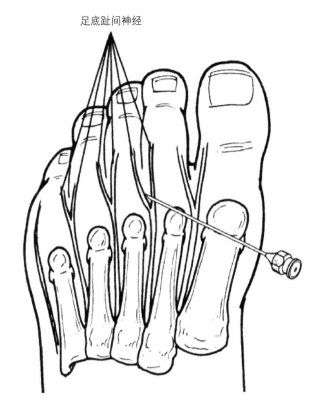

足底趾间神经

图 8.83 下肢趾间神经注射治疗（Weiss 2007x，图 6-38）

click test），表现为当压迫远侧跖骨时，患者感觉在足底与跖骨远端之间突然出现一包块。

8.3.10.4 病因

本病常因穿着鞋头过于狭窄的鞋子或跑步或网球运动所致的慢性反复损伤所致。

8.3.10.5 鉴别诊断

鉴别诊断包括应力性骨折[**]、肌腱腱鞘囊肿[**]、累及跖趾关节结合部滑囊炎[**]、纤维瘤[**]和肿瘤[**]。

8.3.10.6 注射部位

穿刺针置入两相邻远侧跖骨之间的足背侧组织内。

8.3.10.7 影像学 / 放射学

X 线平片：平片通过排除骨疾病（包括骨折）或 X 线阳性异物，有助于明确诊断。有时可显示跖骨间间隙较正常增宽，而间接提示有软组织肿块存在。

超声：当不能直接做出诊断或临床诊断不清时，超声成像扫描可能有帮助。Morton 神经瘤在超声上表现为卵圆形低回声结构，并沿跖骨长轴排列。一般其直径大于 5mm 在超声上就可显示（Lee et al.

2007）。在实时或动态成像中 Mulder 点击测试阳性可支持本诊断。超声也有助于排除滑囊炎或滑膜炎，但超声有操作者依赖性。

　　MRI：在临床上怀疑 Morton 神经瘤但临床表现不典型时常需进行 MRI 检查。在美国，MRI 是大多数放射科医生首选的检查方式。Morton 神经瘤在 T1 和 T2 加权成像上表现为卵圆形的低信号结构，在脂肪饱和 T1 加权增强扫描表现为各种各样的增强类型（图 8.84）。当肿块直径大于 5mm 时，MRI 表现与临床相关较好。有学者报道，在大部分可疑 Morton 神经瘤的患者中，MRI 已经可影响临床决策并改变后续的治疗计划（Zanetti et al. 1999）。MRI 准确性大于 90%。

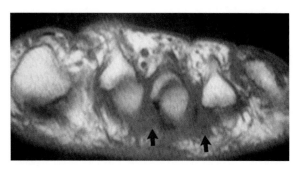

图 8.84　多发 Morton 神经瘤。足部斜冠状位 T1 加权 MRI 显示第 2、3 跖骨间间隙内低信号包块（箭）（Rosenberg et al. 2000）

8.3.10.8 适应证

　　主要为 Morton 神经瘤[**]。

　　　　　　　（冯林、刘东、陈志仁、张青、杨汉丰）

参考文献

Chatha DS, Cunningham PM, Schweitzer ME. MR imaging of the diabetic foot: diagnostic challenges. Radiol Clin North Am. 2005;43(4):747-59

Weiss LD. Easy injections. Philadelphia: Elsevier, 2007a, p. 41

Weiss LD. Easy injections. Philadelphia: Elsevier, 2007b, p. 42

Peterson JJ, Fenton DS, Czervionke LF. Mayo Foundation for Medical Education and Research. Image-guided musculoskeletal intervention. Philadelphia: Saunders/Elsevier, 2008

Manaster BJ. From the RSNA Refresher Courses. Radiological Society of North America. Adult chronic hip pain: radiographic evaluation. Radiographics. 2000;20 Spec No:S3-25

Pourbagher MA, Ozalay M, Pourbagher A. Accuracy and outcome of sonographically guided intra-articular sodium hyaluronate injections in patients with osteoarthritis of the hip. J Ultrasound Med. 2005;24(10):1391-5

Shadbolt CL, Heinze SB, Dietrich RB. Imaging of groin masses: inguinal anatomy and pathologic conditions revisited. Radiographics. 2001;21 Spec No:S261-71

Petersilge CA. From the RSNA Refresher Courses. Radiological Society of North America. Chronic adult hip pain: MR arthrography of the hip. Radiographics. 2000;20 Spec No:S43-52

Schmid MR, Nötzli HP, Zanetti M, Wyss TF, Hodler J. Cartilage lesions in the hip: diagnostic effectiveness of MR arthrography. Radiology. 2003;226(2):382-6

Mauffrey C, Pobbathy. Hip Joint Injection Technique Using Anatomic Landmarks: Are We Accurate? A Prospective Study. Int J Orthop Surg. 2006;3(1). http://www.ispub.com/ostia/index.php?xmlFilePath=journals/ijos/vol3n1/hip.xml

Fluoroscopically guided steroid injection effective in hip osteoarthritis. http://www.medicexchange.com/mall/departmentpage.cfm/MedicExchangeUSA/_81696/2365/departments-contentview

Wisniewski SJ, Grogg B. Femoroacetabular impingement: an overlooked cause of hip pain. Am J Phys Med Rehabil. 2006;85(6):546-9

Crawford JR, Villar RN. Current concepts in the management of femoroacetabular impingement. J Bone Joint Surg Br. 2005; 87(11):1459-62

Liang C, Ma R. Ultrasound-guided intra-articular hylan G-F 20 injection for hip pain due to avascular necrosis: a case report. Arch Phys Med Rehabil. 2008, 89(11):e74-e74

Weiss LD. Easy injections. Philadelphia: Elsevier, 2007c, p. 91

Kong A, Van der Vliet A, Zadow S. MRI and US of gluteal tendinopathy in greater trochanteric pain syndrome. Eur Radiol. 2007;17(7):1772-83. Epub 2006 Dec 6

Pfirrmann CW, Chung CB, Theumann NH, Trudell DJ, Resnick D. Greater trochanter of the hip: attachment of the abductor mechanism and a complex of three bursae–MR imaging and MR bursography in cadavers and MR imaging in asymptomatic volunteers. Radiology. 2001;221(2):469-77

Fang C, Teh J. Imaging of the hip. Imaging. 2003;15:205-16

Cvitanic O, Henzie G, Skezas N, Lyons J, Minter J. MRI diagnosis of tears of the hip abductor tendons (gluteus medius and gluteus minimus). AJR Am J Roentgenol. 2004;182(1): 137-43

Feldman F, Staron RB. MRI of seemingly isolated greater trochanteric fractures. AJR Am J Roentgenol. 2004;183(2):323-9

Jones DL, Erhard RE. Diagnosis of trochanteric bursitis versus femoral neck stress fracture. Phys Ther. 1997;77(1):58-67

Morelli V, Smith V. Groin injuries in athletes. Am Fam Physician. 2001;64(8):1405-14

Adler RS, Buly R, Ambrose R, Sculco T. Diagnostic and therapeutic use of sonography-guided iliopsoas peritendinous injections. AJR Am J Roentgenol. 2005;185(4):940-3

Weiss LD. Easy injections. Philadelphia: Elsevier, 2007d, p. 94

Cho KH, Lee SM, Lee YH, Suh KJ, Kim SM, Shin MJ, Jang HW. Non-infectious ischiogluteal bursitis: MRI findings. Korean J Radiol. 2004;5(4):280-6

Robinson P, Salehi F, Grainger A, Clemence M, Schilders E, O'Connor P, Agur A. Cadaveric and MRI study of the musculotendinous contributions to the capsule of the symphysis pubis. AJR Am J Roentgenol. 2007;188(5):W440-5

O'Connell MJ, Powell T, McCaffrey NM, O'Connell D, Eustace SJ. Symphyseal cleft injection in the diagnosis and treatment of osteitis pubis in athletes. AJR Am J Roentgenol. 2002; 179(4):955-9

Omar IM, Zoga AC, Kavanagh EC, Koulouris G, Bergin D, Gopez AG, Morrison WB, Meyers WC. Athletic pubalgia and "sports hernia": optimal MR imaging technique and findings. Radiographics. 2008;28(5):1415-38

Ross JJ, Hu LT. Septic arthritis of the pubic symphysis: review of 100 cases. Medicine (Baltimore). 2003;82(5):340-5

Weiss LD. Easy injections. Philadelphia: Elsevier, 2007e, p. 45

Weiss LD. Easy injections. Philadelphia: Elsevier, 2007f, p. 46

Mesgarzadeh M, Schneck CD, Bonakdarpour A. Magnetic resonance imaging of the knee and correlation with normal anatomy. Radiographics. 1988;8(4):707-33

Jacobson JA, Girish G, Jiang Y, Sabb BJ. Radiographic evaluation of arthritis: degenerative joint disease and variations. Radiology. 2008;248(3):737-47

Calmbach WL, Hutchens M. Evaluation of patients presenting with knee pain: part II. Differential diagnosis. Am Fam Physician. 2003a;68(5):917-22

Zuber TJ. Knee joint aspiration and injection. Am Fam Physician. 2002;66(8):1497-500; 1503-4; 1507

Calmbach WL, Hutchens M. Evaluation of patients presenting with knee pain: part I. History, physical examination, radiographs, and laboratory tests. Am Fam Physician. 2003b; 68(5):907-12

Weiss LD. Easy injections. Philadelphia: Elsevier, 2007g, p. 81

Haims AH, Medvecky MJ, Pavlovich R Jr, Katz LD. MR imaging of the anatomy of and injuries to the lateral and posterolateral aspects of the knee. AJR Am J Roentgenol. 2003; 180(3):647-53

Khaund R, Flynn SH. Iliotibial band syndrome: a common source of knee pain. Am Fam Physician. 2005;71(8):1545-50. Review

Weiss LD. Easy injections. Philadelphia: Elsevier, 2007h, p. 98

Lee P, Hunter TB, Taljanovic M. Musculoskeletal colloquialisms: how did we come up with these names? Radiographics. 2004;24(4):1009-27

Weiss LD. Easy injections. Philadelphia: Elsevier, 2007i, p. 83

Stacy GS, Dixon LB. Pitfalls in MR image interpretation prompting referrals to an orthopedic oncology clinic. Radiographics. 2007;27(3):805-26; discussion 827-8

Ward EE, Jacobson JA, Fessell DP, Hayes CW, van Holsbeeck M. Sonographic detection of Baker's cysts: comparison with MR imaging. AJR Am J Roentgenol. 2001;176(2):373-80

Weiss LD. Easy injections. Philadelphia: Elsevier, 2007j, p. 96

Unlu Z, Ozmen B, Tarhan S, Boyvoda S, Goktan C. Ultrasonographic evaluation ofpes anserinus tendino-bursitis in patients with type 2 diabetes mellitus. J Rheumatol. 2003; 30(2):352-4

Beaman FD, Peterson JJ. MR imaging of cysts, ganglia, and bursae about the knee. Radiol Clin North Am. 2007;45(6):969-82; vi

Janzen DL, Peterfy CG, Forbes JR, Tirman PF, Genant HK. Cystic lesions around the knee joint: MR imaging findings. AJR Am J Roentgenol. 1994;163(1):155-61

Weiss LD. Easy injections. Philadelphia: Elsevier, 2007k, p. 48

Robinson P, White LM. Soft-tissue and osseous impingement syndromes of the ankle: role of imaging in diagnosis and management. Radiographics. 2002;22(6):1457-69; discussion 1470-1

Weiss LD. Easy injections. Philadelphia: Elsevier, 2007l, p. 78

Schweitzer ME, Karasick D. MR imaging of disorders of the Achilles tendon. AJR Am J Roentgenol. 2000;175(3):613-25

Cheung Y, Rosenberg ZS, Magee T, Chinitz L. Normal anatomy and pathologic conditions of ankle tendons: current imaging techniques. Radiographics. 1992;12(3):429-44

Ryan M, Wong A, Taunton J. Favorable outcomes after sonographically guided intratendinous injection of hyperosmolar dextrose for chronic insertional and midportion achilles tendinosis. AJR Am J Roentgenol. 2010;194(4):1047-53

Weiss LD. Easy injections. Philadelphia: Elsevier, 2007m, p. 53

Weiss LD. Easy injections. Philadelphia: Elsevier, 2007n, p. 51

Frey C, Feder KS, DiGiovanni C. Arthroscopic evaluation of the subtalar joint: does sinus tarsi syndrome exist? Foot Ankle Int. 1999;20(3):185-91

Lee KB, Bai LB, Park JG, Song EK, Lee JJ. Efficacy of MRI versus arthroscopy for evaluation of sinus tarsi syndrome. Foot Ankle Int. 2008;29(11):1111-6

Lektrakul N, Chung CB, Lai Ym, Theodorou DJ, Yu J, Haghighi P, Trudell D, Resnick D. Tarsal sinus: arthrographic, MR imaging, MR arthrographic, and pathologic findings in cadavers and retrospective study data in patients with sinus tarsi syndrome. Radiology. 2001;219(3):802-10

Rosenberg ZS, Beltran J, Bencardino JT. From the RSNA Refresher Courses. Radiological Society of North America. MR imaging of the ankle and foot. Radiographics. 2000;20 Spec No:S153-79

Weiss LD. Easy injections. Philadelphia: Elsevier, 2007o, p. 75

Zhu F, Johnson JE, Hirose CB, Bae KT. Chronic plantar fasciitis: acute changes in the heel after extracorporeal high-energy shock wave therapy–observations at MR imaging. Radiology. 2005;234(1):206-10. Epub 2004 Nov 24

Weiss LD. Easy injections. Philadelphia: Elsevier, 2007p, p. 56

Szkudlarek M, Narvestad E, Klarlund M, Court-Payen M, Thomsen HS, Østergaard M. Ultrasonography of the metatarsophalangeal joints in rheumatoid arthritis: comparison with magnetic resonance imaging, conventional radiography, and clinical examination. Arthritis Rheum. 2004;50(7):2103-12

Thiele RG, Schlesinger N. Diagnosis of gout by ultrasound. Rheumatology (Oxford). 2007;46(7):1116-21. Epub 2007 Apr 27

Dalbeth N, McQueen FM. Use of imaging to evaluate gout and other crystal deposition disorders. Curr Opin Rheumatol. 2009;21(2):124-31

Weiss LD. Easy injections. Philadelphia: Elsevier, 2007q, p. 136

Akkaya T, Ozturk E, Comert A, Ates Y, Gumus H, Ozturk H, Tekdemir I, Elhan A. Ultrasound-guided obturator nerve block: a sonoanatomic study of a new methodologic approach. Anesth Analg. 2009;108(3):1037-41

Marhofer P, Nasel C, Sitzwohl C, Kapral S. Magnetic resonance imaging of the distribution of local anesthetic during the three-in-one block. Anesth Analg. 2000;90(1):119-24

Yukata K, Arai K, Yoshizumi Y, Tamano K, Imada K, Nakaima N. Obturator neuropathy caused by an acetabular labral cyst: MRI findings. AJR Am J Roentgenol. 2005;184(3 Suppl): S112-4

Weiss LD. Easy injections. Philadelphia: Elsevier, 2007r, p. 138

Gruber H, Peer S, Kovacs P, Marth R, Bodner G. The ultrasonographic appearance of the femoral nerve and cases of iatrogenic impairment. J Ultrasound Med. 2003;22(2): 163-72

Trerotola SO, Kuhlman JE, Fishman EK. CT and anatomic study of postcatheterization hematomas. Radiographics. 1991;11(2): 247-58

Weiss JM, Tolo V. Femoral nerve palsy following iliacus hematoma. Orthopedics. 2008;31(2):178

Weiss LD. Easy injections. Philadelphia: Elsevier, 2007s, p. 141

Raj PP, Lou L, Erdine S et al. Radiographic Imaging for Regional Anesthesia and Pain Management ISBN 0-443-06596-9

Tsui BC, Ozelsel T. Ultrasound-guided transsartorial perifemoral artery approach for saphenous nerve block. Reg Anesth Pain Med. 2009;34(2):177-8; author reply 178

Murphey MD, Smith WS, Smith SE, Kransdorf MJ, Temple HT. From the archives of the AFIP. Imaging of musculoskeletal neurogenic tumors: radiologic-pathologic correlation. Radiographics. 1999;19(5):1253-80

Martinoli C, Bianchi S, Gandolfo N, Valle M, Simonetti S, Derchi LE. US of nerve entrapments in osteofibrous tunnels of the upper and lower limbs. Radiographics. 2000;20 Spec No:S199-213; discussion S213-7. Erratum in: Radiographics 2000;20(6):1818

Hochman MG et al. Nerves in a pinch: imaging of nerve compression syndromes. Radiol Clin N Am. 2004;42:221-45

Weiss LD. Easy injections. Philadelphia: Elsevier, 2007t, p. 149

Canella C, Demondion X, Guillin R, Boutry N, Peltier J, Cotten A. Anatomicstudy of the superficial peroneal nerve using sonography. AJR Am J Roentgenol. 2009;193(1):174-9

Delfaut EM, Demondion X, Bieganski A, Thiron MC, Mestdagh H, Cotten A. Imaging of foot and ankle nerve entrapment syndromes: from well-demonstrated to unfamiliar sites. Radiographics. 2003;23(3):613-23

Weiss LD. Easy injections. Philadelphia: Elsevier, 2007u, p. 147

Weiss LD. Easy injections. Philadelphia: Elsevier, 2007v, p. 152

Cartwright MS, Passmore LV, Yoon JS, Brown ME, Caress JB, Walker FO. Cross-sectional area reference values for nerve ultrasonography. Muscle Nerve. 2008;37(5):566-71

Redborg KE, Sites BD, Chinn CD, Gallagher JD, Ball PA, Antonakakis JG, Beach ML. Ultrasound improves the success rate of a sural nerve block at the ankle. Reg Anesth Pain Med. 2009;34(1):24-8

Weiss LD. Easy injections. Philadelphia: Elsevier, 2007w, p. 144

Hochman MG, Zilberfarb JL. Nerves in a pinch: imaging of nerve compression syndromes. Radiol Clin North Am. 2004;42(1):221-45

Weiss LD. Easy injections. Philadelphia: Elsevier, 2007x, p. 154

Lee MJ, Kim S, Huh YM, Song HT, Lee SA, Lee JW, Suh JS. Morton neuroma: evaluated with ultrasonography and MR imaging. Korean J Radiol. 2007;8(2):148-55

Zanetti M, Strehle JK, Kundert HP, Zollinger H, Hodler J. Morton neuroma: effect of MR imaging findings on diagnostic thinking and therapeutic decisions. Radiology. 1999;213(2):583-8

彩 图

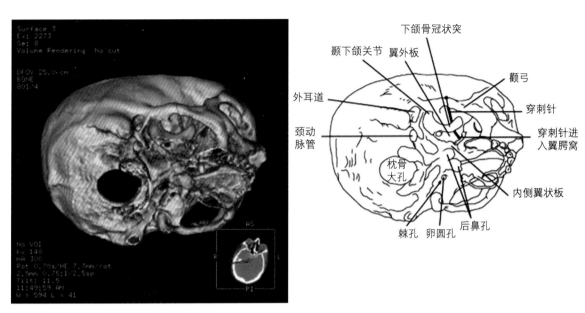

彩图 2.4 重建 CT 图像显示位于翼腭窝内的穿刺针（Vallejo et al. 2007）

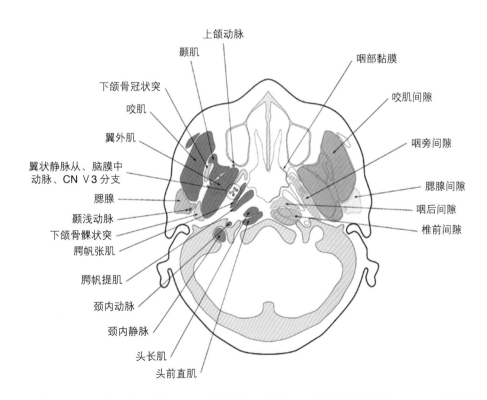

彩图 2.6 经上颌窦上部平面的轴位解剖结构。左侧显示解剖结构，右侧显示解剖间隙。CN：脑神经（Gupta et al. 2007a）

彩图 2.31　枕区及上颈椎后视图，显示枕大神经走行（G）与可能受到压迫的部位：F 由于寰枢关节疾病；M 为枕大神经穿越斜方肌腱（Z）部位；T 为枕大神经穿入寰枢椎腱膜（用半透明亮蓝色描绘）；以及 C_1 后弓和 C_2 椎体之间。注意枕大神经（G）和 C_1 神经（i）及 C_3 神经（ii）之间相通。O，枕骨。（Kapoor et al. 2003）

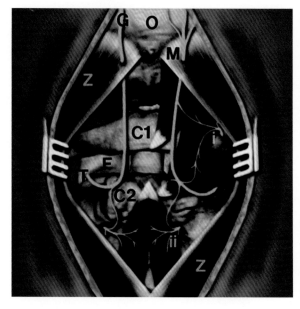

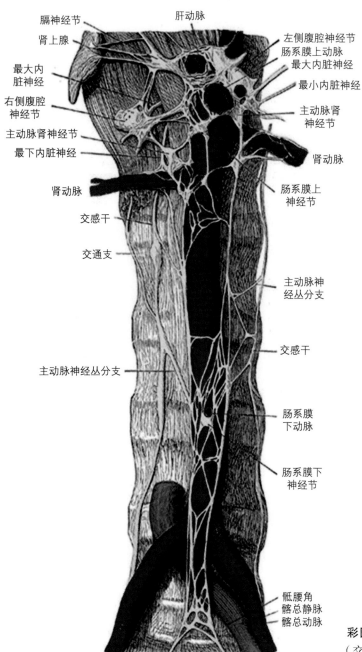

彩图 4.10　交感干的腹段、腹腔神经丛和腹下丛（交感干标示于图中及左侧）（Gray 1918）

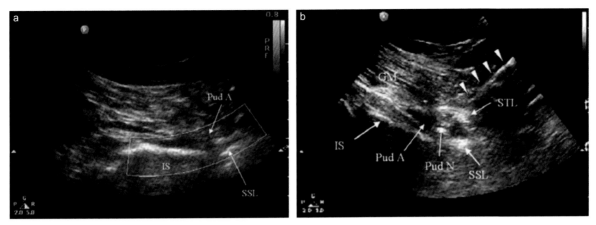

彩图 5.24　阻滞注射前和注射中的阴部神经超声图。（a）彩色多普勒显示坐骨棘平面的阴部动脉。（b）超声图像示韧带间间隙平面，以及针穿入后注入局麻药和类固醇。STL：骶结节韧带，SSL：骶棘韧带，Pud A：阴部动脉，Pud N：阴部神经，IS：坐骨棘平面的坐骨，GM：臀大肌。穿刺针用实箭标出（Peng and Tumber 2008）

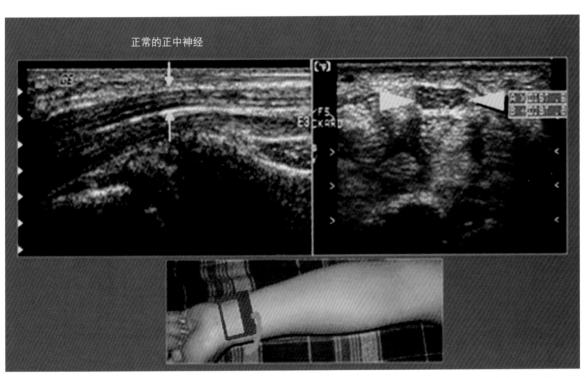

彩图 6.3　图示（下图）正常正中神经。超声矢状面（左图）显示正中神经表现为平行线性回声（箭），轴位（右图）上呈网格状（箭头）（Chiou et al. 2003）

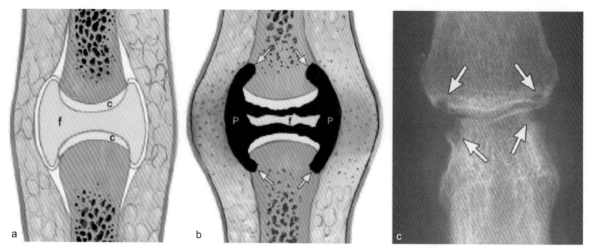

彩图 7.62　（a）滑膜关节示意图显示关节积液（f）和关节软骨（c）。（b，c）示意图（b）和 X 线平片（c）显示炎性关节炎、滑膜炎和血管翳（P）导致软骨破坏。可见边缘性骨质破坏（箭），此外软骨下骨板暴露于关节内滑膜炎 f 液体。（Jacobson et al.2008）

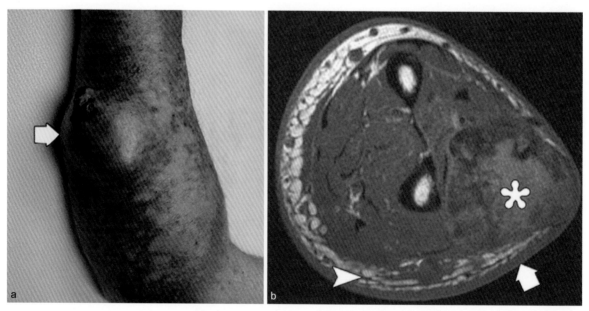

彩图 7.66　上肢神经注射的适应证。（a,b）患者，男性，85 岁，左前臂高级多形性未分化肉瘤，已接受术前放射性治疗（剂量 6250 cGy）。（a）初始放射治疗后 3 个月照片显示前臂掌侧一巨大局限性突起肿块（箭），伴溃疡和广泛放射性皮炎。（b）轴位 T1 加权成像显示软组织肿块（星号），皮肤（箭）及皮下软组织（箭头）的放射诱导性改变（Garner et al. 2009）

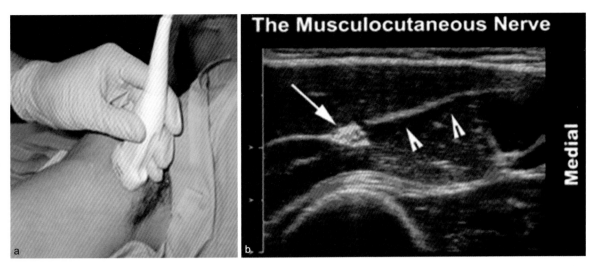

彩图 7.69 （a）肌皮神经超声。（b）箭示肌皮神经。箭头示穿刺针穿过肱二头肌（Schafhalter-Zoppoth and Gray 2005）

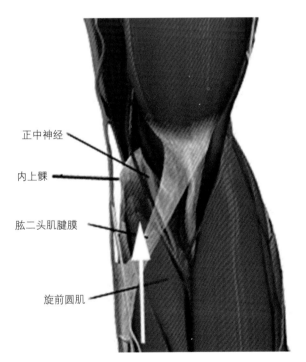

正中神经

内上髁

肱二头肌腱膜

旋前圆肌

彩图 7.79 　正中神经注射治疗旋前圆肌综合征。白箭表示注射部位（www.primalpictures.com ）

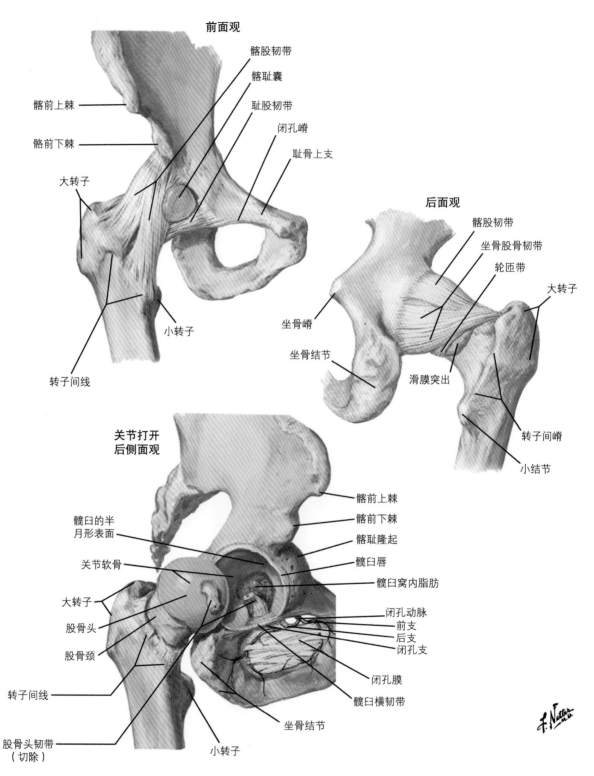

前面观

髂股韧带
髂耻囊
耻股韧带
闭孔嵴
耻骨上支

髂前上棘
髂前下棘
大转子
小转子
转子间线

后面观

髂股韧带
坐骨股骨韧带
轮匝带
大转子
坐骨嵴
坐骨结节
滑膜突出
转子间嵴
小结节

**关节打开
后侧面观**

髋臼的半
月形表面
关节软骨
大转子
股骨头
股骨颈
转子间线
股骨头韧带
（切除）
小转子

髂前上棘
髂前下棘
髂耻隆起
髋臼唇
髋臼窝内脂肪
闭孔动脉
前支
后支
闭孔支
闭孔膜
髋臼横韧带
坐骨结节

彩图 8.3 髋关节前面观、后面观及侧位观（http://www.netterimages.com/）

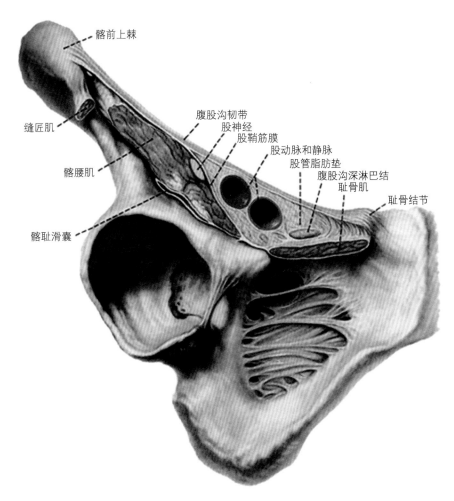

彩图 8.64　图解股管和股鞘。长收肌（图中未显示）位于耻骨肌的内前方（Shadbolt et al. 2001）

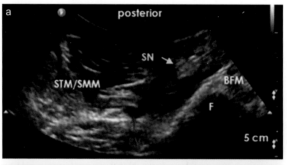

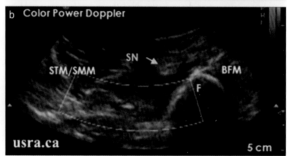

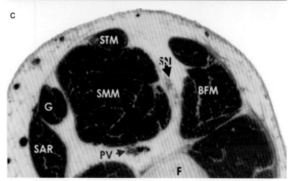

彩图 8.70 （a–c）BFM，股二头肌；F，股骨；G，股薄肌；PV，腘血管；SAR，缝匠肌；SN，坐骨神经（箭）；SMM，半膜肌；STM，半腱肌（ http://www.usra.ca/sb_sciaticpopliteal ）（选图经过 Vincent Chan, MD, FRCPC 的同意）